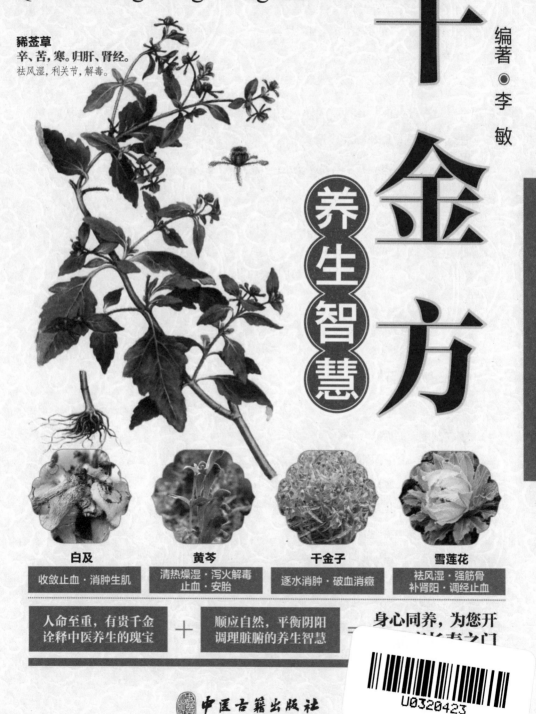

【揭示百岁药王的养生秘笈】

QianJinFang YangShengZhiHui

稀莶草
辛、苦,寒。归肝、肾经。
祛风湿,利关节,解毒。

千金方

养生智慧

编著 ◉ 李 敏

白及
收敛止血·消肿生肌

黄芩
清热燥湿·泻火解毒
止血·安胎

千金子
逐水消肿·破血消癥

雪莲花
祛风湿·强筋骨
补肾阳·调经止血

人命至重,有贵千金
诠释中医养生的瑰宝 ＋ 顺应自然,平衡阴阳
调理脏腑的养生智慧 ＝ 身心同养,为您开
延年益寿之门

中医古籍出版社
Publishing House of Ancient Chinese Medical Books

U0320423

图书在版编目（CIP）数据

千金方养生智慧 / 李敏编著 . -- 北京 ：中医古籍
出版社，2017.8

ISBN 978-7-5152-1623-2

Ⅰ．①千… Ⅱ．①李… Ⅲ．①《千金方》－养生（中
医）Ⅳ．① R289.342

中国版本图书馆 CIP 数据核字 (2017) 第 278733 号

千金方养生智慧

编 著：	李敏	
责任编辑：	于峥	
出版发行：	中医古籍出版社	
社 址：	北京市东直门内南小街 16 号（100700）	
印 刷：	北京彩虹伟业印刷有限公司	
发 行：	全国新华书店发行	
开 本：	710mm×1000mm 1/16	
印 张：	15	
字 数：	310 千字	
版 次：	2018年1月第1版 2018年1月第1次印刷	
书 号：	ISBN 978-7-5152-1623-2	
定 价：	48.00 元	

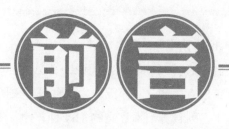

前言

孙思邈(541年~682年)是我国医史上的巨人,被后人誉为"药王",对祖国医学的发展做出了巨大的贡献,一生著书八十多种,其中以《千金要方》《千金翼方》影响最大,两部巨著60卷,药方论6500首。《千金要方》和《千金翼方》合称为《千金方》,它是唐代以前医药学成就的系统总结,被誉为我国最早的一部临床医学百科全书,对后世医学的发展影响很深远。

汉唐时期,道、儒、佛思想盛行,三家之说影响着当时整个社会。并且互相渗透、融合。当时的道家思想——黄老哲学,已经融进了儒、墨、法、阴阳等诸家之说。而佛教的传入,也并非全部照搬,而多利用老、庄学说来译解佛经。实际上,被翻译过来的佛学理论,在一定程度上已经融合了中国的哲理。这种融合、渗透,自然也影响到中国医学。这一时期的著名医家之所以在学术上有所创新、发展,也往往是受其影响。不少医家于道、儒、佛之说有精深的研究,他们据自己的理解和认识,从不同角度,不同方面吸收、融合、汇通了道、儒、佛的理论观点,使之成为医学理论的组成部分之一,充实、丰富和发展了养生学内容。在这一方面,最有代表性的医家,即是唐代的孙思邈。

孙思邈精通道、佛之学,广集医、道、儒、佛诸家养生之说,结合自己多年丰富的实践经验,著成养生专论。不仅在《千金要方》中有大量养生论述,还著有《摄养枕中方》,内容丰富,功法众多,在我国养生发展史上,具有承前启后的作用。其在养生学方面的贡献,大要有五:

第一,继承和发展了《黄帝内经》"治未病"的思想,以此为养生原则,提出了"养性"之说,在《千金要方·养性·序》中反复强调"善养性者,则治未病之病,是其义也","是以圣人消未起之患,治未病之疾,医之于无事之前，不追于既逝之后"。

第二，奠定了我国食养学的基础。他说："安身之本，必资于食"，"不知食宜者，不足以存生也"。孙氏认为饮食是养生防病的重要手段，他在《千金要方》中，列食养、食疗食物154种，分谷米、蔬菜、果实、鸟兽四类，多为日常食品，并论述其性味、功效，以供人们酌情选用。此外，他还提出了老人饮食的具体要求。孙思邈的食养、食疗学术思想，对后世产生了重大影响。

第三，强调房中补益。在《千金要方·房中补益》中指出："凡觉阳事辄盛，必谨而抑之，不可纵心竭意，以自贼也"，强调不可纵欲。为防止性生活不当而诱发某些疾病，在《千金要方·养性禁忌》中指出："男女热病未差，女子月血，新产者，皆不可合阴阳"。这些观点，都是很科学的性保健内容。

第四，重视妇幼保健。在《千金要方》一书中，他破历代医书之惯例，首例妇科三卷，次列儿科二卷，除疾病治疗外，对妇幼保健的论述甚详。算得上是世界上从社会角度强调妇幼保健的第一人。

第五，融道、佛、儒、医于一体，收集、整理、推广养生功法。由于孙思邈用于道、佛之学，对其养生之理论及养生之术皆有精研，故在他的《千金要方》中，既有"道林养性""房中补益""食养"等道家养生之说，也有"天竺国按摩法"等佛家养生功法。不仅丰富了养生内容，也使得诸家传统养生法得以流传于世，是我国养生发展史上有价值的医学文献。

《千金方养生智慧》全面诠释药王孙思邈"上医医未病之病"的养生精髓。教您如何增强自身的防御系统功能，一学就会，一用就灵，将疾病拒于身体之外；同时系统讲解传承千年的道家医术。教您如何缓解激烈社会竞争中累积的强大精神压力。身心同养，为您开启健康长寿之门。

编　者

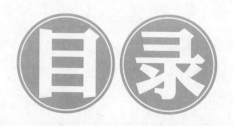

第三章

饮食养生

第四章

顺时养生法

第五章

情志养生

第六章

房事有节可保天年

第七章
睡眠养生

第八章
运动养生

第九章

药物养生

第十章

部位养生

附录
流行很广的小偏方

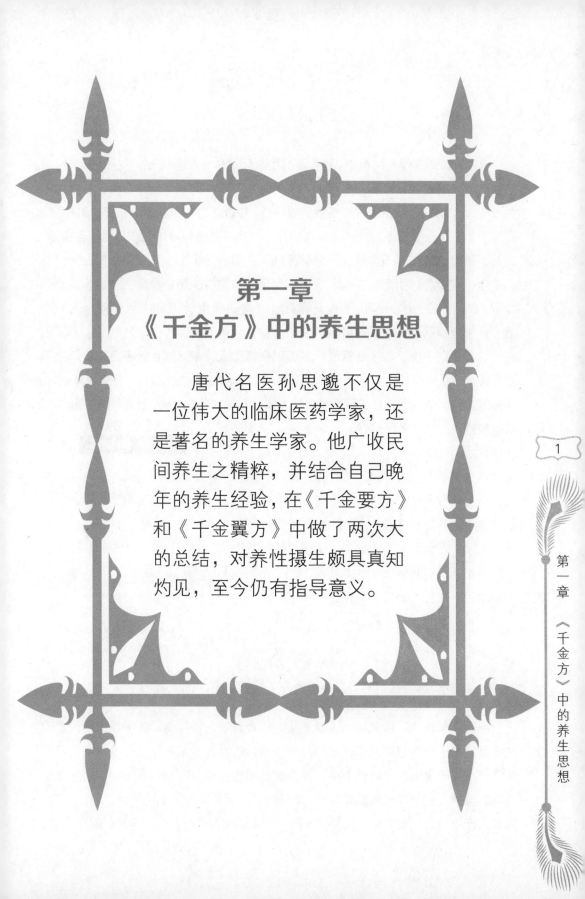

第一章
《千金方》中的养生思想

　　唐代名医孙思邈不仅是一位伟大的临床医药学家，还是著名的养生学家。他广收民间养生之精粹，并结合自己晚年的养生经验，在《千金要方》和《千金翼方》中做了两次大的总结，对养性摄生颇具真知灼见，至今仍有指导意义。

抑情啬神

在《千金要方·养性》篇中，孙思邈引述古代养生家嵇康语云：养性有五难："名利不去为一难，喜怒不除为二难，声色不制为三难，滋味不觉为四难，神虑精散为五难"。以此说明调摄精神和情欲的重要性，并为此进一步指出抑情要"慎言语"、不"浮思妄想"啬神还"常当习黄帝内视法"及"彭祖和神导气法"等保健措施。为此，孙思邈还在《千金要方·道林养性》中倡导"十二少"原则，他认为"善摄生者，常少思，少念，少欲，少事，少语，少笑，少愁，少乐，少喜，少怒，少好，少恶行。此十二少者，养性之都契也。"并进而用"十二多"以诠释"十二少"谓"多思则神殆，多念则志散，多欲则志昏，多事则形劳，多语则气乏，多笑则脏伤，多愁则心慑，多乐则意溢，多喜则妄错昏乱，多怒则百脉不定，多好则博迷不理，多恶则憔悴无欢，此十二多不除，则营卫失度，血气妄行，丧生之本也"。故孙思邈提出的抑情养性实际上想保持人体精气神的动态平衡，使之"阴平阳秘"，故他概括说："无多无少者，几乎道矣。"即是指此养生之道而言。

孙思邈提出的"抑情"，并非要压抑所有的情欲，其所指出的"喜怒不除"有"声色不制"，决非全不要喜怒和声色，唯希其发乎情，止乎礼，不可太过，过则为害。此诚如《黄帝内经》所云："恬淡虚无，真气从之；精神内守，病安从来。"孙思邈可谓为善用经旨之楷模。

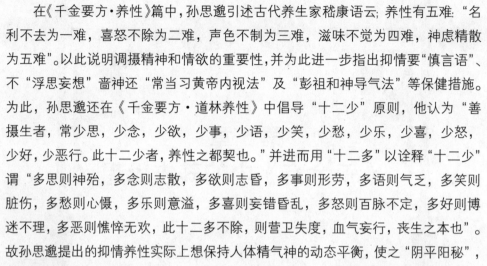

精、气、神示意图

寡欲保精

祖国医学认为：精气神为人身三宝，三者必须充盈平调，既不能太过，也不能不及。由于阴生则阳长，神与气均关于精，故古代医家很重视在养生上的保精护阴。在《千金要方·养性》中，孙思邈曾箴告一些纵欲泄精者云："昼则次酵酒淋其骨髓，夜则以房室输其血气，耳听淫声，目乐邪色，晏内不出，游外不返，以致生产不时，于育太早，或童孺而擅气，或疾病而媾精，精气薄恶，血脉不充，既出胞藏，养护无法。"针对这类"以酒为业，以妄为常，醉以入房，以欲竭其精。"(《黄帝内经》)的纵欲无度，耗损阴精等情况，孙思邈在《千金要方·养性》中着重倡导需"务存节欲，以广养生"之旨，并指出："能一月再泄（泄精两次），一岁二十四泄，皆得两百岁，有颜色，无疾病。若加以药，则可长生也。"随之，孙思邈又区别不同年龄层次，明确提出可供参考的泄精频率，宜为"人年二十者，四日一泄。三十者，八日一泄。四十者，十六日一泄。五十者，二十日一泄。六十者，闭精勿泄，若体力尤壮者，一月一泄"的节欲少泄保精观点。为贯彻此平时景仰之养生法，他还

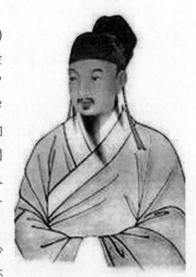

要求年轻时即应遵行，并说"所患少年时不知道，知道亦不能信行之，至老乃知道，便已晚矣。晚而自保，尤得延年益寿。"对妊娠妇女谆嘱当戒房事，"不为力事，寝必安静"，"居必静处，男子勿劳。"孙思邈在《房中补益篇》对房事禁忌提出了经验之谈。如谓：人有所怒，血气未定，因以交合，令人发痈疽。又不可忍小便交合，使人淋茎中痛，面无血色。及远行疲乏未入房，为五劳虚损。少子。妇人月事未经而因为孕期纵欲，有伤肾气，可致真阴亏耗，任脉虚损，胎无不固，殃及母子。至于"生产不时"，"子育太早"则更不利女子阴精的固护，多易夭殃。男子若日则沉迷醉酒，夜则性事频仍，耳目淫邪，病中尤媾，则更难保精，何能延寿。

小劳养形

　　生命在于运动，这点孙思邈早已十分重视。如他在《千金要方·道林养性》中曾云："非但老人须知膳食将息节度，极须知调身按摩，摇动肢节，导引行气，故流水不腐，户枢不蠹，义在斯矣。能知此者可得一二百年。"并进而强调"不得安于其处，以致壅滞"，"养性之道，常欲小劳，便莫大疲及强所不能堪耳"。孙思邈在此提出的"常欲小劳"，就是要求人们适当运动，这可使经气运行有度而不致壅滞，且气行则血行，气血调匀，自可却病延龄。但他提出，在小劳时"莫大疲"，也不要"强所不能堪"。故他说"不欲甚劳，不欲甚逸，不欲流汗，不

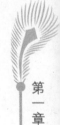

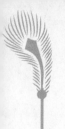

欲多唾，不欲奔走车马，不欲极目远望。"因过劳的运动和操作，每可使形体伤损，气血失调，是为太过。这点从今日科学保健的现象来看，仍然是很正确的，为此，孙思邈进而倡导一些适当的强身健体的方法，如华佗五禽戏，天竺国按摩十八法，老子按摩法等。他认为，这些方法不仅平日可用，病时亦可择取以达治疗目的。如《千金要方·居处法》云："小有不好，即按摩，令百节通利，泄其邪气"即其例证。此外，他还主张每日食后散步，和以手揉摩腹脐，疏通气机，有助消化。这些都反映了孙思邈赞赏"小劳养形"的进步养生观点。

起居有常

孙思邈在《千金要方·卷二十七》中十分重视"行不妄失，起居有常"的养生措施。并明确提出："冬时天地气闭，血气伏藏，人不可作劳出汗，发泄阳气，有损于人也。"又云："冬日冻脑，春秋脑足俱冻，此圣人之常法也。春欲晏卧早起，夏及秋欲侵夜乃卧早起，冬欲早卧而晏起，皆益人。虽云早起，莫在鸡鸣前；虽言晏起，莫在日出后。凡冬日勿有大热之时，夏月忽有大凉之时，皆勿受之。"孙思邈认为，人与大自然息息相通，在天人相应的思想指导下，明确提出"衣食寝赴，皆适能顺时气者，始尽养生之道。"(《千金要方》)此外，孙思邈还主张生活起居中宜不为太过，他说"是以养性之士，唾不至远，行不急步，耳不极听，目不极视，坐不久处，立不至疲"，"冬不欲极温，夏不欲穷凉"等。

对于居处环境孙思邈强调要"背山临水，气候高爽，土地良沃，泉水清美"及"山林深处，固是佳境"。现在世界各地几乎都把山清水秀、鸟语花香、空气清新、环境幽静处作为疗养胜地，可见药王对居住环境的要求是有道理的。在住室方面他又指出："但令雅素洁净，无风雨暑湿地为佳。"

孙思邈的这些起居有度的养生思想，很明显是继承和发展了《黄帝内经》中有关学术的观点。但起居问题不单只涉及人与天地的相应，其他各方面还宜与本书所述各点相参。

饮食宜淡、鲜、节

孙思邈主张以素食为主，宜清淡新鲜，食有节制。他在《千金翼方》中多次提出"厨膳勿使脯肉丰盈，常令俭约为佳"，这即是说，饮食不宜常进膏粱厚味，清淡俭朴即可，并认为肉食宜新鲜，腐烂发臭者忌用，云："苦得肉，必须新鲜，似有气息，则不宜食，烂脏损气，切须慎之戒之。"他还十分重视平时的因地制宜的药物疗法和食物疗法，如他强调"身在田野，尤宜备赡，须识罪福之事，不可为食损命。所有资身，在药菜而已。料理如法，殊益于人。枸杞、柑橘、牛膝、苜蓿苗嫩时采食之，或煮或炒下饭甚良"，"春秋嫩韭，四时采薤甚良"。对于老年人，更提倡食谱宜"常学淡食"，"常宜轻清甜淡之物，大小麦面，粳米等为佳。"并认为这样"则可延年益寿矣。"

此外，孙思邈还在进食的量、次上十分讲究。"食欲数而少，不欲顿而多，多则难消也，常欲令如饱中饥，饥中饱耳。"孙思邈还在《千金翼方·卷十二》中指出："食噉鲜肴，务令简少，饮食当争节俭"，"不欲极饥而食，食不可饱，不欲极渴而饮，饮不欲过多"，"不欲多噉生冷"等。在饮食卫生方面，孙思邈还强调："勿食生菜、生米、陈臭物"，"勿食生肉伤胃"，"久饮酒者，伤神损寿"，"人不得夜食"，"食毕当漱，数过令人牙齿不败，口香"等。

防治未病

孙思邈的养生理论，是基于他对人的寿限并不是不可改变的宝贵认识，如他一再强调"每日必须调气补泻，按摩导引为佳，勿以康健为常然。常须安不忘危，预防诸疾"，凭此可以延年益寿。如"恣其性欲，则命同朝露"。

除上述之养老保健观点外，孙思邈还反复强调："善养性者，则治未病之病，是其义也。是以至人消未起之患，治未病之疾，医之于无事之前，不追于既逝之后"（《千金要方·卷二十七》）。在防病方面他强调养性，故云："曼常服饵，而不知养性之木，亦堆以长生也"，"故养性者，不但饵药，飧霞，其在兼于百行。百行周备，虽觉药饵，是以遇年。德行不克，纵服玉液金丹，未能延年。"在此防未病理论的指导下，除前述的调气、补泻、按摩、导引等具体措施外，还强调"凡居家常戒均内、外、长、幼，有不快即须早道，勿使隐忍。"孙思邈这

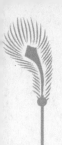

些防未病的医学思想，既继承了《素问·四气调神大论》所述"不治已病治未病，不治已乱治未乱"的预防医学思想，又在具体防治原则和方法上多所创新和发展，为我国人民的健康长寿，民族的繁荣昌盛做出了不可磨灭的巨大贡献。

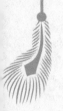

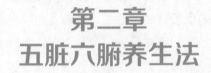

第二章
五脏六腑养生法

　　《千金方》告诉我们，人就是一个以五脏六腑为核心的有机整体，脏腑关系着人的生、长、壮、老。凡是人体有了病，无论大小，不管轻重缓急，都和五脏六腑有着密切关系。无论是风邪外感，还是情志内伤，只要殃及脏腑令其功能失调，疾病也就随之上身。人的健康是由里及表的，只有脏腑平衡，气血精津才能充盈畅达，身体才能健康安泰。

养生先养心，心养则寿长

※ 心主神

《千金要方·心脏》曰："心主神。神者，五脏专精之本也。为帝王监领四方。"心主神，是心脏的一个重要生理功能。主，就是管理。而神是什么呢？神有广义和狭义之分。广义的神，是指我们整个人体生命活动的外在表现，如整个人体的形象以及面色、眼神、言语、应答、肢体活动姿态等，无不包含于神的范围。换言之，凡是机体表现于外的"形征"，都是机体生命活动的外在反映，也就是我们经常说的"神气"。狭义的神，就是心所主之神志，是指人的精神、意识、思维活动。由于人的精神、意识、思维活动不仅仅是人体生理功能的重要组成部分，而且在一定条件下，又能影响整个人体各方面生理功能的协调发展，所以《素问·灵兰秘典论》说："心者，君主之官也，神明出焉"。

人的精神、意识和思维活动，是大脑的生理功能，即大脑对外界事物的反映。这早在《内经》已有明确的论述。但在中医学脏象中则将人的精神、意识、思维活动不仅归属于五脏，而且主要归属于心的生理功能。《灵枢·本神》说："所以任物者谓之心"。任，是接受、担任义，即是具有接受外来信息的作用。古人之所以把心称作"五脏六腑之大主"，是与心主神明的功能分不开的。所以《类经》中说："心为脏腑之主，而总统魂魄，并该意志，故忧动于心则肺应，思动于心则脾应，怒动于心则肝应，恐动于心则肾应，此所以五志唯心所使也"，又说："情志之伤，虽五脏各有所属，然求其所由，别无不从心而发"。人的精神意识思维活动，虽可分属于五脏，但主要归属于心主神明的生理功能。因此，心主神志的生理功能正常，则精神振奋，神志清晰，思维敏捷，对外界信息的反应灵敏和正常。如果心主神志的生理功能异常，不仅可以出现精神意识思维活动的异常，如失眠、多梦、神志不宁，甚至谵狂，或反应迟钝、精神萎靡，甚则昏迷、不省人事等，而且还可以影响其他脏腑的功能活动，甚至危及整个生命。

※ 心主血脉

心主血脉，指心有主管血脉和推动血液循行于脉中的作用，包括主血和主脉两个方面。血就是血液。脉，即是脉管，又称经脉，为血之府，是血液运行的通道。心脏和脉管相连，形成一个密闭的系统，成为血液循环的枢纽。心脏不停地搏动，推动血液在全身脉管中循环无端，周流不息，成为血液循环的动力。所以说："人心动，则血行于诸经，……是心主血也"（《医学入门·脏腑》）。由此可见，心脏、脉和血液所构成的这个相对独立系统的生理功能，都属于心所主，都有赖于心脏的正常搏动。

心脏有规律的跳动，与心脏相通的脉管亦随之产生有规律的搏动，称之为"脉搏"。中医通过触摸脉搏的跳动，来了解全身气血的盛衰，作为诊断疾病的依据之一，称之为"脉诊"。在正常生理情况下，心脏的功能正常，气血运行通畅，全身的机能正常，则脉搏节律调匀，和缓有力。否则，脉搏便会出现异常改变。

心要完成主血脉的生理功能，必须具备两个条件：其一，心之形质无损与心之阳气充沛。心气与心血、心阳与心阴既对立又统一，构成了心脏自身的矛盾运动，以维持心脏的正常生理功能。心脏的正常搏动，主要依赖于心之阳气作用。心阳气充沛，才能维持正常的心力、心率和心律，血液才能在脉内正常地运行。其二，血液的正常运行，也有赖于血液本身的充盈和脉道的滑利通畅。所以，心阳气充沛，血液充盈和脉道通利，是血液运行的最基本的前提条件。其中任何一个因素异常，都可改变血液循行状态。

心主血脉的生理作用有二：一是行血以输送营养物质。心气推动血液在脉内循环运行，血液运载着营养物质以供养全身，使五脏六腑、四肢百骸、肌肉皮毛，整个身体都获得充分的营养，藉以维持其正常的功能活动。二是生血，使血液不断地得到补充。胃肠消化吸收的水谷精微，通过脾主运化、升清散精的作用，上输给心肺，在肺部吐故纳新之后，贯注心脉变化而赤成为血液。

心脏功能正常，则心脏搏动如常，脉象和缓有力，节律调匀，面色红润光泽。若心脏发生病变，则会通过心脏搏动、脉搏、面色等方面反映出来。如心气不足，血液亏虚，脉道不利，则血液不畅，或血脉空虚，而见面色无华，脉象细弱无力等，甚则发生气血瘀滞，血脉受阻，而见面色灰暗，唇舌青紫，心前区憋闷和刺痛，脉象结、代、促、涩等。

※ 心与中医意象

正是因为心脏对人体健康决定性的作用，我们平常要加强对心脏的养护，还要多注意自身的变化，以便尽早发现心脏疾病。

第一，在体合脉

即是指全身的血脉都属于心。心气的强弱，心血的盛衰，可从脉象反映出来。心合脉，成了切脉的理论根据之一。

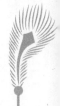

第二章　五脏六腑养生法

第二，在窍为舌

《千金要方·心脏》说:"舌者，心之官。故心气通于舌，舌和则能审五味矣。心在窍为耳。夫心者火也，肾者水也，水火相济，心气通于舌，舌非窍也。其通于窍者，寄见于耳"。

心开窍于舌，是指舌为心之外候，"舌为心之苗"。心经的经筋和别络，均上系于舌。心的气血通过经脉的流注而上通于舌，以保持舌体的正常色泽形态和发挥其正常的生理功能。所以，察舌可以测知心脏的生理功能和病理变化。心的功能正常，则舌体红活荣润，柔软灵活，味觉灵敏，语言流利。若心有病变，可以从舌上反映出来。心主血脉功能失常时，如心阳不足，则舌质淡白胖嫩；心血不足，则舌质淡白；心火上炎，则心尖红赤；心脉瘀阻，则舌紫，瘀点瘀斑；如心主神志的功能异常，则可现舌强、舌卷、语謇或失语等。

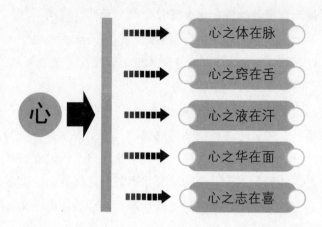

心 ➡ 心之体在脉
心之窍在舌
心之液在汗
心之华在面
心之志在喜

第三，在液为汗

《千金要方·心脏》说:"在气为吞，在液为汗。"汗液的生成、排泄与心血、心神的关系十分密切。心主血脉，血液与津液同源互化，血液中的水液渗出脉外则为津液，津液是汗液化生之源。心血充盈，津液充足，汗化有源，既可滋润皮肤，又可排出体内代谢后的废水。汗出过多，津液大伤，必然耗及心精、心血，可见心慌、心悸之症。

第四，其华在面

心其华在面，是说心的功能正常与否，常可从面部的色泽反映出来。心主血脉，面部血脉极为丰富，全身气血皆可上注于面，所以面部的色泽能反映出心气的盛衰，心血的多少。心功能健全，血脉充盈，循环通畅，则面色红润光泽；反之，心脏功能失调，可引起面部色泽异常。如心气不足，心血亏少，则面白无华；心脉瘀阻，则面色青紫。

第五，在志为喜

《千金要方·心脏》说:"心在声为笑，在变动为忧，在志为喜，喜伤心，精气并于心则喜，心虚则悲，悲则忧，实则笑，笑则喜。"是指心的生理功能与喜志有关。喜乐愉悦有益于心主血脉的功能，喜乐过度则可使心神受伤；精神亢奋使人喜笑不休；精神萎靡使人易于悲哀；心阴的宁静作用，能制约和防止精神躁动。但过度的喜乐，则可损伤心神。如，心藏神功能过亢，可出现喜笑不休，心藏神功能不及，又易使人悲伤。由于心能统领五志，故五志过极皆能伤心。

※ 心脏养生保健

保养心脏的主要方法是保持心情平静、舒畅，不妄耗心神，正如《内经》所述："恬淡虚无"，"精神内守，病安从来"。《类经》指出："设能善养此心而居处安静，无为惧惧，无为欣欣，宛然从物而不争，与时变化而无我，则志意和，精神定，悔怒不起，魂魄不散，五藏俱安，邪亦安从奈我哉。"阐明了调养心主神志的功能指导养生的道理。另外，注意适寒温，慎起居，保持身体健康，配之以导引、吐纳等方法，通过调整呼吸和适当运动，使气机通畅，血脉调和，则效果更佳。

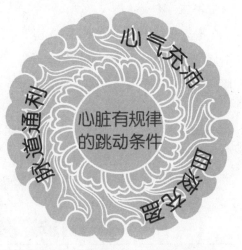

心气充沛
脉道通利
血量充足
心脏有规律的跳动条件

※ 心实热

心实热即指心经实热。因实热、痰火犯上所见的邪气盛实的症候。《千金要方·心脏》说："左手寸口人迎以前脉阴实者，手少阴经也，病苦闭大便不利，腹满，四肢重，身热，名曰心实热也。"治以清泄心经热邪。传统中医学认为，心实热证大致可分为以下四种情况：

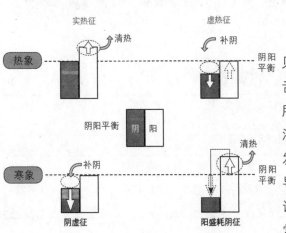

实热征　清热　虚热征　补阴
热象　阴阳平衡
阴阳平衡　阴　阳
补阴　清热
寒象　阴阳平衡
阴虚征　阳盛耗阴征

第一，心火上炎

指心经虚火上升的病证。症见舌生疮，口腔糜烂，心烦失眠，舌尖红绛等。本证是为心火内盛所表现的实热证候。其证多因六淫传里化火；或情志郁极火自内发；或过食辛辣之品；或温补过度，导致阳热内盛，形成内火上炎的证候。本证病位在心，证候属实，常移热于小肠形成小肠实热；亦

第二章　五脏六腑养生法

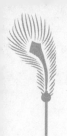

可波及脾、肝形成心脾积热和心肝火旺等症。治宜导赤清心。

第二，饮邪阻遏

饮邪阻遏的特点为胸闷心悸、不得平卧，症状变现为两颧紫暗、畏寒、背冷、头晕、胸闷、喘满，下肢水肿、舌质淡、舌体胖而有齿痕、舌苔白腻、脉沉细滑。治饮邪阻遏宜温助心阳、益气逐饮。

第三，痰火扰心

肝气郁结，气郁化火，肝火引动心火，心肝火旺，煎熬津液为痰。痰与火结，上扰心神，则心神失守，清窍闭塞；或外感温热之邪，挟痰内陷心包，而成痰火扰心之候，以神志错乱为主要临床特点。治宜清热化痰，宁心安神。

第四，心血瘀阻

心脉寒滞，或痰浊凝聚，血脉郁阻不畅均可导致心血瘀阻。劳倦感寒，或情志刺激常可诱发或加重。治宜活血化瘀、温通心阳。

《千金方》中针对心实热的不同症状，分别开出了以下方剂：

泻心汤

组　成	人参、甘草、黄芩、橘皮、瓜蒌根各3克，黄连6克，半夏9克，干姜4.5克。
功能主治	和中止痢。主治卒大下痢热，唇干口燥，呕逆引饮。
用法用量	以上诸药切碎，以水1600毫升煎煮，煮取500毫升，分3次服用。
方义方解	泻心汤专治心下痞满，然以按之不痛为虚，故取半夏泻心汤分解冷热虚痞。缘有唇口干燥，故加瓜蒌根、橘皮，以滋虚热燥渴。

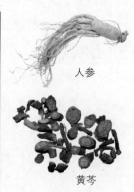

人参

黄芩

竹沥汤

组　成	淡竹沥30毫升，石膏48克，芍药、白术、栀子仁、人参各9克，知母、茯神、赤石脂、紫菀各6克，生地黄汁30毫升。
制　法	上11味药，切碎。
功能主治	清心安神。治心经实热，梦中喜笑，惊悸恐惧不安。
用法用量	用水900毫升，煮后十味，取300毫升，去滓；下竹沥更煎，取300毫升，分二次服。

茯神煮散

组　　成	茯神、麦门冬各 4.5 克，通草、升麻各 3.75 克，紫菀、桂心各 2.25 克，知母 3 克，赤石脂 5.25 克，大枣 20 枚，淡竹茹 20 克。
制　　法	上为粗散。
功能主治	清心泻热。心实热，口干烦渴，睡眠不宁。
用法用量	以帛裹 1 克，用水 500 毫升煎煮，煮取 180 毫升，为 1 服，每日 2 次。
用药禁忌	忌生葱、酢物。
方义方解	以肺燥不能胜热，故用麦门冬、桂心蒸发津气于上，又以升麻、通草上升下泄，辅佐清热导火之力。

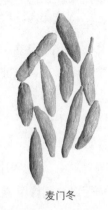

麦门冬

安心煮散

组　　成	远志、白芍药、宿姜各 6 克，茯苓、知母、紫菀、赤石脂、石膏、麦门冬各 5.25 克，桂心、麻黄、黄芩各 3.75 克，菖蒲 4.5 克，人参 3 克，甘草 1.25 克。
制　　法	上为粗散。
功能主治	心热满，烦闷惊恐。
用法用量	先取淡竹叶 10 克用水 1000 毫升煎煮，取汁 600 毫升，去渣，取药散 1 克用布包成药包，入汤中煎煮，时时搅动，取汁 160 毫升，顿服，每天两次。
方义方解	此兼竹沥、茯神散二方之制，方中麻黄、远志、菖蒲即茯苓散中升麻、桂心、麦冬之义，人参、甘草、黄芩，即竹沥汤中人参、白术、栀子之义，三方合究其微，则滋中寓清，清中寓散，散中寓清之法。

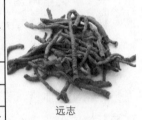

远志

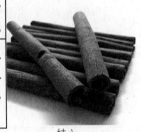

桂心

※ 心虚证

心虚证是指心气心血不足所致的证候。《千金要方·心脏》说："左手寸口人迎以前脉阴虚者，手少阴经也。病苦悸恐不乐，心腹痛难以言，心如寒恍惚，名曰心虚寒也。"传统中医学认为，心虚证大致分为以下两种情况：

第一，心气不足

心气不足多由久病体虚，或年高脏气衰弱，或汗下太过耗气，或禀赋不足等

因素所引起。因心气是推动血液循行的动力，心气不足，其基本病理变化是心脏本身主血脉功能减退。由于血液为神志的物质基础，心气虚衰，鼓动力弱，血脉不充，则心神失养，所以既有心神不足之病，又有全身气虚之变。临床上以心悸气短，动辄益甚，神疲乏力等为重要特征。

第二，心阳虚

心阳不足多系心气不足病情严重发展而来；亦可由于寒湿、痰饮之邪阻抑心阳；或素体阳虚，心阳不振；或思虑伤神，心气受损；或久病失养等所致。阳虚则寒自内生，气虚则血运无力，心神失养。故心阳虚的基本病理变化主要表现在心神不足、阳虚阴盛和血运障碍等几个方面。

其一，心神不足。心主神志的生理功能失去阳气的鼓动和振奋，则精神、意识和思维活动减弱，易抑制而不易兴奋。临床可见精神萎靡、神思衰弱、反应迟钝、迷蒙多睡、懒言声低等病理表现。

其二，阳虚阴盛。阳虚则寒，心阳不足，温煦功能减退，故临床可见畏寒喜暖、四肢逆冷等虚寒之象。心气虚与心阳虚相比较，心气虚为虚而无寒象，而心阳虚则是虚而有寒象。

其三，血运障碍。血得温则行，得寒则凝。心阳不足，心主血脉的功能减退，血行不畅而致血瘀，甚则凝聚而阻滞心脉，形成心脉瘀阻之证。可见形寒肢冷，面色苍白或青紫，心胸憋闷、刺痛，脉涩或结代等。

若心阳虚极，或寒邪暴伤阳气，或瘀痰闭阻心窍，均可导致心阳衰败而暴脱，从而出现大汗淋漓、四肢厥逆、神识模糊、脉微欲绝等宗气大泄，阳气将亡之危候。

《千金方》中针对心虚证的不同症状，分别开出了以下方剂：

茯苓补心汤

组　　成	茯苓12克，桂心6克，大枣20枚，紫石英3克，甘草6克，人参3克，赤小豆14枚，麦门冬9克。
功能主治	养心安神。主治心气不足，善悲愁恚怒，衄血，面黄烦闷，五心热，或独语不觉，喉咽痛，舌本强，冷涎出；善忘，恐走不定；妇人崩中，面色赤。
用法用量	以水1400毫升，煮取500毫升，分3服用。
方义方解	人参、茯苓补手少阴气分；石英、桂心补手少阴血分；甘草、大枣乃参、苓之匡佐；麦门冬、赤小豆乃英、桂之报使，并开泄心包旺气，以疗喉舌诸疾；紫石英兼行足厥阴，而主妇人崩中，以其能温经散结也。

牛髓丸

组　　成	牛髓 12 克，羊髓 12 克，白蜜 200 毫升，酥 200 毫升，枣膏 30 克，茯苓（一方茯神）2.5 克，麦门冬 2.5 克，川芎 2.5 克，桂心 2.5 克，当归 2.5 克，甘草 2.5 克，羌活 2.5 克，干姜 3.25 克，干地黄 2.5 克，人参 3 克，五味子 3 克，防风 3 克，细辛 2.25 克，白术 5.25 克。
制　　法	上 19 味，切捣 14 味，再筛别研，枣膏和散，次与诸髓、蜜和散，搅令相得，纳铜钵中，于釜汤中煎之，取为丸，如梧桐子大。
功能主治	百病虚瘠羸乏。
用法用量	每服 30 丸，稍加至 40 丸，以酒送下，1 日 2 次。

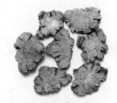

川芎

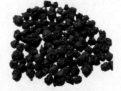

五味子

半夏补心汤

组　　成	半夏 12 克，宿姜 10 克，茯苓、桂心、枳实、橘皮各 6 克，白术 8 克，防风、远志各 4 克。
用法用量	上九味切碎。以水 1 升，煮取 400 毫升，分二次服。
功　　用	温胃健脾，理气化饮。
主　　治	脾胃虚弱，寒饮内停，脘腹胀满，悲忧不乐，夜多异梦。

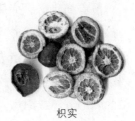

枳实

补心丸

组　　成	当归 3 克，防风 3 克，川芎 3 克，附子 3 克，芍药 3 克，甘草 3 克，蜀椒 3 克，干姜 3 克，细辛 3 克，桂心 3 克，半夏 3 克，厚朴 3 克，大黄 3 克，猪苓 3 克，茯苓（1 方用茯神）6 克，远志 6 克。
制　　法	上为末，炼蜜为丸，如梧桐子大。
功能主治	脏虚，善恐怖如魇状；及女人产后余疾，月经不调。
用法用量	每服 30 丸，稍加至 40 丸，以酒送下，1 日 2 次。
方义方解	恐怖虽属心肾之虚，然如魇状，乃虚阳鼓激痰涎涌塞心包，而成正虚邪实之象。虚能受热，故用姜、附；实能受寒，故用大黄；独倍用远志引领诸药，归就心包，以建补虚逐实之功。诸脏安和，则君主泰然，又何必专用补心之药乎。

第二章　五脏六腑养生法

大补心汤

组　成	黄芩 3 克，附子 3 克，甘草 9 克，茯苓 9 克，桂心 9 克，石膏 12 克，半夏 12 克，远志 12 克，生姜 18 克，大枣 20 枚，饴糖 48 克，干地黄 9 克，阿胶 9 克，麦门冬 9 克。
功能主治	虚损不足，心气弱悸，或时妄语，颜色不荣。小儿愈后，风冷留滞于心络，使心气不和，语声不发。
用法用量	水煎服。

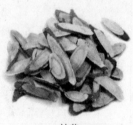

甘草

※ 心腹痛

寒气突然侵袭五脏，就会突然发作心痛胸痹。如果感受了寒邪，轻微的会咳嗽，严重的则发痛下泻。《千金要方·心脏》说："厥心痛与背相引，善瘛如物从后触其心。身佝偻者肾心痛也。厥心痛腹胀满。心痛甚者，胃心痛也。厥心痛如以针锥刺其心，心痛甚者脾心痛也。厥心痛，色苍苍如死灰状，终日不得太息者，肝心痛也。厥心痛，卧若从心间痛，动作痛益甚，色不变者，肺心痛也。真心痛手足青至节，心痛甚，旦发夕死，夕发旦死。"中医学认为胸痹心痛是由于正气亏虚，饮食、情志、寒邪等所引起的以痰浊、瘀血、气滞、寒凝痹阻心脉，以膻中或左胸部发作性憋闷、疼痛为主要临床表现的一种病证。轻者偶发短暂轻微的胸部沉闷或隐痛，或为发作性膻中或左胸含糊不清的不适感；重者疼痛剧烈，或呈压榨样绞痛。常伴有心悸、气短、呼吸不畅，甚至喘促、惊恐不安、面色苍白、冷汗自出等。多由劳累、饱餐、寒冷及情绪激动而诱发，亦可无明显诱因或安静时发病。

《千金方》中针对心腹痛的不同症状，分别开出了以下方剂：

增损当归汤

组　成	当归、升麻各 9 克，黄芩、朴硝、桔梗、柴胡各 12 克，芍药 4.5 克（一方有厚朴 3 克）。
功能主治	和中止痛。主治心腹中痛，发作肿聚，往来上下，痛有休止，多热喜涎出，是蛔虫咬也，服温中当归汤 2～3 剂不效者。
用法用量	以水 1600 毫升煎煮，煮取 500 毫升，分 2 次服用。

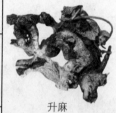

升麻

温中当归汤

组　成	当归、人参、干姜、茯苓、厚朴（炙）、青木香、桂心、桔梗、芍药、甘草各6克。
功能主治	温中止痛。主治暴冷心腹刺痛，面目青，肉冷汗出，欲作霍乱吐下；及伤寒毒冷下清水，变作青白滞下者。发作肿聚，往来上下，痛有休止，多热喜涎出，是蚘虫咬。
禁　忌	忌海藻、菘菜、猪肉、醋物、生葱等。
用法用量	以水1600毫升，煮取600毫升，分温3次服用，每日3次。不耐青木香者，以犀角3克代替。

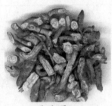

青木香

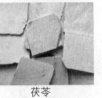

茯苓

桂心三物汤

组　成	桂心6克，胶饴24克，生姜6克。
功能主治	温阳行气。主治心中痞，诸逆悬痛。
用法用量	以水1200毫升煎煮，煮取600毫升，去滓纳入胶饴烊化，分3次服用。
方义方解	桂心通心气，散血结；生姜去秽气、通神明；胶饴和脾气，缓急痛。凡心痛之属虚冷者宜之。

生姜

高良姜汤

组　成	高良姜15克，厚朴6克，当归、桂心各9克。
功能主治	温里散寒，下气行滞。心腹突然绞痛如刺，两胁支满烦闷不可忍。
用法用量	以水800毫升，煮取400毫升，一日二次分服。若一服痛止，便停，不须更服。

高良姜

生姜汤

组　成	生姜48克（取汁），蜂蜜24克，醍醐12克。
功能主治	散寒止痛。主治胸腹中卒痛。
用法用量	上药微火上微微煎熬，使其混合均匀。适寒温服60毫升，一日3次。
方义方解	胸腹中卒痛，审无宿滞固结，但需生姜以散虚火之逆，酥、蜜以滋津血之燥，不烦猛剂峻攻也。

温脾汤

组　成	大黄15克，当归、干姜各9克，附子、人参、芒硝、甘草各6克。
功能主治	温补脾阳，攻下冷积。主治冷积便秘，或久利赤白，腹痛，手足不温，脉沉弦。（阳虚寒积证。腹痛便秘，脐下绞结，绕脐不止，手足不温，苔白不渴，脉沉弦而迟。）（本方常用于急性单纯性肠梗阻或不全梗阻等属中阳虚寒，冷积内阻者。）
用法用量	以水1400毫升，煮取600毫升，分服，一日三次。临熟下大黄（现代用法：大黄后下，水煎服）。
方义方解	本证多由脾阳不足，阴寒内盛，寒积中阻所致。治疗方法以攻下冷积，温补脾阳为主。寒实冷积阻于肠间，腑气不通，故便秘腹痛、绕脐不止；脾阳不足，四末失于温煦，则手足不温；脉沉弦而迟，是阴盛里实之征。本方证虽属寒积便秘，但脾阳不足是为致病之本，若纯用攻下，必更伤中阳；单用温补，则寒积难去，惟攻逐寒积与温补脾阳并用，方为两全之策。方中附子配大黄为君，用附子之大辛大热温壮脾阳，解散寒凝，配大黄泻下已成之冷积。芒硝润肠软坚，助大黄泻下攻积；干姜温中助阳，助附子温中散寒，均为臣药。人参、当归益气养血，使下不伤正为佐。甘草既助人参益气，又可调和诸药为使。诸药协力，使寒邪去，积滞行，脾阳复。

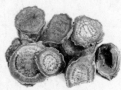

大黄

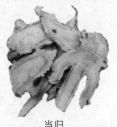

当归

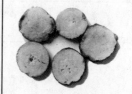

附子

※ **胸痹**

《千金要方·心脏》说："胸痹之病，令人心中坚满痞急痛，肌中苦痹绞急如刺，不得俯仰，其胸前皮皆痛，手不得犯，胸中愊愊而满，短气咳唾引痛，咽塞不利，习习如痒，喉中干燥，时欲呕吐，烦闷，自汗出，或彻引背痛，不治之，数日杀人。"

中医学认为，胸痹是指以胸部闷痛，甚则胸痛彻背，喘息不得卧为主要表现的一种疾病，轻者感觉胸闷，呼吸欠畅，重者则有胸痛，严重者心痛彻背，背痛彻心。本病证发生多与寒邪内侵，饮食失调，情志失节，劳倦内伤，年迈体虚等因素有关。胸痹常见的症状有以下几种：

第一，心血瘀阻证

血行瘀滞，胸阳痹阻，心脉不畅致心胸疼痛，如刺如绞，痛有定处，入夜为甚，甚则心痛彻背，背痛彻心，或痛引肩背，伴有胸闷，日久不愈，可因暴怒、劳累加剧。舌质紫暗，有瘀斑，苔薄，脉弦涩。治则活血化瘀，通脉止痛。

第二，气滞心胸证

肝失疏泄，气机瘀滞，心脉不合致心胸满闷，隐痛阵发，痛有定处，时欲太息，遇情志不遂时容易诱发或加重，或兼有脘腹胀闷，苔薄或薄腻，脉细弦。治则疏肝理气，活血通络。

第三，痰浊闭阻证

痰浊盘踞，胸阳失展，气机痹阻，脉络阻滞致胸闷重而心痛微，痰多气短，肢体沉重，形体肥胖，遇阴雨天易发作或加重，伴有倦怠乏力，纳呆便溏，咯吐痰涎，舌体胖大且边有齿痕，苔浊腻或白滑，脉滑。治则通阳泄浊，豁痰宣痹。

第四，寒凝心脉证

素体阳虚，阴寒凝滞，气血痹阻，心阳不振见卒然心痛如绞，心痛彻背，喘息不得平卧，多因气候骤冷或突感风寒而发病或加重，伴形冷，甚至手足不温，冷汗不出，胸闷气短、心悸、脸色苍白，苔薄白，脉沉紧或沉细。治则辛温散寒，宣通心阳。

第五，气阴两虚证

心气不足，阴血亏耗，血行瘀滞致心胸隐痛，时作时休，心悸气短，动则益甚，伴倦怠无力，声息低微，面色㿠白，易汗出，舌质绛红，舌体胖而边有齿痕，苔薄白，脉虚细缓或结代。治则益气养阴，活血通脉。

第六，心肾阴虚证

水不济火，虚热内灼，心失所养，血脉不畅致心疼憋闷、心悸盗汗，虚烦不寐，腰膝酸软，头晕耳鸣，口干便秘，舌红少津，苔薄或剥，脉细数或促代。治则滋阴清火，养心和络。

第七，心肾阳虚证

阳气虚衰，胸阳不振，气机痹阻，血行瘀滞致心悸而痛，胸闷气短，动则而甚，自汗，面色㿠白，神倦怯冷，四肢欠温或肿胀，舌质淡胖，边有齿痕，苔白或腻，脉沉细迟。治则温补阳气，振奋心阳。

枳实薤白桂枝汤方

组　成	枳实 12 克，厚朴 9 克，薤白 48 克，桂枝 3 克，瓜蒌实 1 枚（捣）。
功能主治	通阳行气。治胸痹，心中痞气，气结在胸，胸满，胁下逆抢心。
用法用量	上五味药以水 1 升，先煮枳实、厚朴，取 400 毫升，去滓，纳诸药，煮数沸，分三次温服。
方义方解	方中的枳实、川厚朴开痞散结，下气除满；桂枝上以宣通心胸之阳，下以温化中下二焦之阴气，既通阳又降逆。降逆则阴寒之气不致上逆，通阳则阴寒之气不致内结。瓜蒌苦寒润滑，开胸涤痰。薤白辛温通阳散结气。因此，无论是气机阻滞导致的胸中阳气不得通达，还是阴寒之邪凝结胸胃、阻遏阳气畅达的病证，皆可治之。

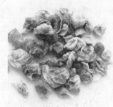

薤白

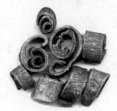

厚朴

通气汤

组　成	半夏（洗）24 克，生姜 18 克，橘皮 9 克，吴茱萸 40 枚。
功能主治	肃肺降逆。主治胸胁气满，每食噎塞不通。
用法用量	上四味，切。以水 1600 毫升，煮取 500 毫升，绞去滓，分三温服，约隔 1 小时服一次。

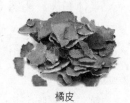

橘皮

茯苓汤

组　成	茯苓 9 克，甘草 3 克，杏仁 5 枚。
功能主治	上三味药，以水 2600 毫升，煮取 1200 毫升，去渣，分六次服用，每天 3 次。
用法用量	肃肺降逆。治胸中气塞、短气等。

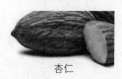

杏仁

槟榔汤

组　成	槟榔 4 枚（极大者），槟榔 8 枚（小者）。
功能主治	肃肺降逆。破胸背恶气，主治音声塞闭。
用法用量	以小儿尿 500 毫升，煮减 200 毫升，去滓，分 3 次服用。
方义方解	气病声音塞闭，故专取大腹槟榔以破恶气；兼小者，以散滞血，而声自通矣。

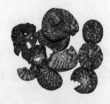

槟榔

肾为先天之本，养生勿忘养肾

《千金要方·肾脏》曰："肾主精。肾者，生来向导之本也。为后宫内官则为女主，所以天之在我者德也，地之在我者气也，德流气薄而生者也，故生来谓之精。精者，肾之藏也。耳者肾之官，肾气通于耳，耳和则能闻五音矣。肾在窍为耳，然则肾气上通于耳，下通于阴也。"肾位于腰部，脊柱之两侧，左右各一。肾脏的主要生理功能是藏精、主水、主纳气、主生殖，主骨生髓，开窍于耳，其华在发。肾脏由于肾藏有先天之精，为脏腑阴阳之本，也是人体生长、发育、生殖之源，是生命活动之根本，故中医相对于脾胃为后天之本而称为肾为"先天之本"；肾中藏有元阴元阳，元阴属水，元阳属火，故肾又称为"水火之脏"。

※ 肾藏精

《千金要方·肾脏》说"肾藏精"，主生长发育与生殖。肾藏精是指肾有摄纳、储存精气的生理功能。肾主闭藏的主要生理作用在于将精气藏之于肾，使肾中精气不断充盈，防止其无故流失，为精气在体内充分发挥正常的生理效应创造必要条件。精，是构成人体，维持人体生命活动的基本物质。肾所藏的精气有先、后天之分。"先天之精"

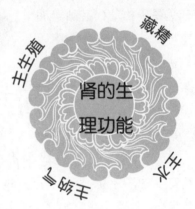

肾的生理功能

禀受于父母，是构成人体胚胎的原初物质。"后天之精"是出生后机体摄取的水谷精气及脏腑生理活动过程中所化生的精微物质。后者又称"脏腑之精"。

※ 肾主水液

水液是体内正常液体的总称。肾主水液，从广义来讲，是指肾为水脏，泛指肾具有藏精和调节水液的作用。从狭义而言，是指肾主持和调节人体水液代谢的功能。

※ 肾主纳气

纳，固摄、受纳的意思。肾主纳气，是指肾有摄纳肺吸入之气而调节呼吸的作用。人体的呼吸运动，虽为肺所主，但吸入之气，必须下归于肾，由肾气为之摄纳，呼吸才能通畅、调匀。

※ 肾与中医意象

第一，肾在体为骨，主骨生髓

骨，为骨骼，是人体的支架，具有支撑、保护人体，主司运动的生理功能，但要靠骨髓来充养。肾精与骨、髓的关系：肾精能够生髓，而髓能养骨，故称"肾主骨"。髓，还可分为骨髓和脑髓。中医认为，脑为髓聚之处，故称"脑为髓之海"。脑髓也依赖于肾精的充养。肾精充足，髓海满盈，则思维敏捷，耳聪目明，精神饱满。肾精亏虚则髓海不足，脑失所养，在小儿可见智力低下，甚则痴呆，在成人可见思维缓慢，记忆衰减，耳聋目花。"齿为骨之余"。齿与骨同出一源，牙齿亦由肾中精气所充养，肾中精气充沛，则牙齿坚固而不易脱落；肾中精气不足，则牙齿易于松动，甚则早期脱落。此外，由于手足阳明经均进入齿中，因此，牙齿的某些病变，亦与肠与胃的功能失调有关。

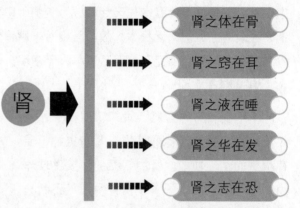

肾之体在骨

肾之窍在耳

肾之液在唾

肾之华在发

肾之志在恐

第二，肾在窍为耳及二阴

耳为听觉器官，能分辨各种声音，耳的听觉功能与肾的精气盛衰有密切关系。肾精可以充养脑髓，肾精充足，髓海得养，则耳的听觉功能正常，如果人的肾中精气虚衰，髓海空虚，则可见听力减退，或见耳鸣、耳聋。老年人肾中精气多有衰减，脑海空虚，则可见耳聋失聪。

二阴，即前阴和后阴。前阴具有排尿及生殖机能。尿液的生成与排泄虽由膀胱所主，但要依赖于肾的气化功能才能完成。肾主水，司膀胱的开合，故排尿与肾关系十分密切。肾的气化功能失常，则可见排尿困难、癃闭；而肾的封藏不固，则可见尿频、遗尿、尿失禁。肾藏精，主人体的生长发育与生殖。肾的生理功能失常，可导致生殖机能障碍，男子可见精少、遗精、阳痿；女子可见月事不调、不孕等，已如前述。后阴，即肛门，其功能是排泄大便。粪便的排泄，本为大肠传化糟粕的生理功能，但亦与肾的气化功能有关。肾阳可以温脾阳，有利于水谷的运化；肾的阴精可濡润大肠，防止大便干结不通。如肾的生理功能失常，则可致大便异常。如肾阳虚不能温脾阳，导致脾运化功能失常，水谷并走大肠，可见五更泄泻；肾阴虚，大肠失润，可见大便秘结不通；肾虚，封藏不固，可见久泄滑脱等。

第三，肾在液为唾

唾与涎一样，为口腔中分泌的一种液体。有人说其清者为涎，稠者为唾。《千金要方·肾脏》说肾"在液为唾。"唾为肾精所化，咽而不吐，有滋养肾中精气的作用。若多唾或久唾，则易耗伤肾中精气。所以，养生家以舌抵上腭，待津唾满口后，咽之以养肾精，称此法为"饮玉浆"。

第四，其华在发

发，即头发。肾其华在发，是指肾精能生血，血能生发。发的营养虽来源于血，但生机根本在肾。人在幼年，肾气逐渐充盈，发长齿更；青壮年，肾气强盛，头发浓密乌黑而有光泽，进入中年老年，肾气逐渐衰减，头发花白脱落，失去光泽。临床上对于头发枯槁或过早花白脱落，中医往往责之于肾，从肾而治。

第五，肾在志为恐

恐是人们对事物惧怕的一种精神状态。惊与恐相似，但惊为不自知，事出突然而受惊吓；恐为自知，俗称胆怯。惊与恐，对机体的生理活动，是一种不良的刺激。惊恐虽然属肾，但总与心主神志相关。心藏神，神伤则心怯而恐。故《千金要方·肾脏》说"肾在声为呻，在变动为慄，在志为恐。恐伤肾，精气并于肾则恐"。《素问·举痛论》说："恐则气下，惊则气乱。"即是说明惊恐的刺激，对机体气机的运行可产生不良的影响。"恐则气下"，是指人在恐惧状态中，上焦的气机闭塞不畅，可使气迫于下焦，则下焦产生胀满，甚则遗尿。"惊则气乱"，则是指机体正常的生理活动，可因惊慌而产生一时性的扰乱，出现心神不定，手足无措等现象。

※ 肾脏养生保健

其一，饮食保健

肾脏本身需要较大量的蛋白质和糖类，有利于肾脏的饮食宜选择高蛋白、高维生素、低脂肪、低胆固醇、低盐的食物。高脂和高胆固醇饮食易产生肾动脉硬化，使肾脏萎缩变性，高盐饮食影响水液代谢。常选用的食品，如瘦肉、鱼类、豆制品、蘑菇、水果、蔬菜、冬瓜、西瓜、绿豆、赤小豆等。另外，适当配用一些碱性食物，可以缓和代谢性酸性产物的刺激，有益肾脏保健。

其二，节欲保精

精为人身三宝之一，保精是强身的重要环节。在未婚之前要防止"手淫"，既婚则需节欲，绝不可放纵性欲。自古就有"强力入房则伤肾"之说。所谓伤肾

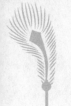
实由失精过多引起，因此，节欲保精，是强肾的重要方法之一。

其三，运动保健

积极参加各项运动锻炼，对强肾健身颇为有益。同时，还需结合对肾脏有特殊作用的按摩保健。例如，腰部按摩法。此外，腰部热敷与腹压按摩法亦可采用。

※ 肾实热

肾经邪热炽盛所致的病证。《千金要方》卷十九："病苦舌燥咽肿，心烦嗌干，胸胁时痛，喘咳汗出，小腹胀满，腰背强急，体重骨热，小便赤黄，好怒好忘，足下热疼，四肢黑，耳聋，名曰肾实热也。""病苦痹，身热心痛，脊胁相引痛，足逆热烦，名曰肾实热也。"治宜清利湿热、补肾益髓。

《千金要方·肾脏》关于肾实热的不同症状进行辨证论治，采用了以下中药方剂。下面仅举一例。

泻肾汤

组　　成	芒硝、大黄、茯苓、黄芩各9克，生地汁、菖蒲各15克，磁石24克，玄参、细辛各12克，甘草6克。
用法用量	除地黄汁、芒硝、大黄外，上几味药，以水1800毫升煎煮，去渣，取500毫升，放入大黄再煎，煎至40～60毫升，去大黄，加入地黄汁再微煎一二沸，加入芒硝，分次3次服用。
功能主治	清肾泄热。治肾实热引起的小腹胀满，四肢发黑、耳鸣、耳聋等。

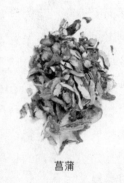

菖蒲

※ 肾虚寒

肾虚寒是肾气亏损，肾阳虚衰所致的证候。《千金要方·肾脏》说："右手尺中，神门以后，脉阴虚者，足少阴经也。病苦心中闷，下重足肿不可以按地，名曰肾虚寒也。""右手尺中，神门以后，脉阴虚者，足少阴经也。病苦足胫小弱，恶寒，脉代绝时不至，足寒，上重下轻，行不可按地，小腹胀满，上抢胸痛引胁下，名曰肾虚寒也。"治宜滋阴补肾、添精益髓或温阳化水、补益下元。

《千金要方·肾脏》关于肾虚寒的不同症状进行辨证论治，采用了以下中药方剂。下面仅举一例。

生地黄豆方

组　　成	生地黄（取汁）720克，乌头150枚，大豆63克。
用法用量	上药先取乌头切碎，用酒3000毫升与地黄汁浸泡，绞汁去渣，入大豆再浸，沥出晒干，再浸再晒，浸至汁尽，晒干即成，初服每次用酒服下两粒，可依据病情逐渐加量至20粒。
功能主治	温补肾阳。主治风眩、寒中、手足冷、胃口寒、脐下冷以及五劳七伤百病。先患热者忌服。

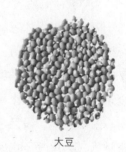

大豆

※ 肾劳

　　因劳损伤肾所致的病证。证见腰痛，小便不利或有余沥，小腹满急、遗精、白浊、阴囊湿痒等。《千金要方·肾脏》认为："凡肾劳病者，补肝气以益之，肝旺则感于肾矣。人逆冬气，则足少阴不藏。肾气沉浊，顺之则生，逆之则死；顺之则治，逆之则乱；反顺为逆，是为关格，病则生矣。"针对肾劳的不同症状，《千金方》进行辨证论治，采用以下药方：

栀子汤

组　　成	栀子仁、芍药、通草、石苇各9克，石膏15克，滑石24克，黄芩、榆白皮各12克，生地黄18克，淡竹叶10克。
用法用量	上十味药，以水2000毫升，煮取600毫升，去滓，分为三次服用。
功能主治	利尿通淋。治肾劳实热，小腹胀满，小便黄赤，未有余沥，数而少，茎中痛，阴囊生疮等。

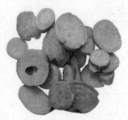

芍药

麻黄根粉

组　　成	麻黄根、石硫黄各9克，米粉7.5克。
制　　法	上药切捣并筛为散。
功能主治	肾劳热，阴囊生疮。
用法用量	安絮如常用粉法搭疮上，粉湿更搭之。
方义方解	囊生湿疮，皆不洁污渍之故。故用麻黄根祛风逐湿，硫黄涤垢散邪，《本经》治妇人阴蚀与之同类，米粉益胃以助生肌。

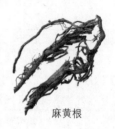

麻黄根

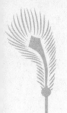

※ 腰痛

　　腰痛是指因外感、内伤或挫闪导致腰部气血运行不畅，或失于濡养，引起腰脊或脊旁部位疼痛为主要症状的一种病证。腰为肾之府，乃肾之精气所溉，所以腰痛与肾的病理生理密切相关。《千金要方·肾脏》认为："凡腰痛有五：一曰少阴，少阴肾也，十月万物阳气皆衰，是以腰痛。二曰风痹，风寒着腰，是以腰痛。三曰肾虚，役用伤肾，是以腰痛。四曰暨腰，坠堕伤腰，是以腰痛。五曰取寒眠地，为地气所伤，是以腰痛，痛不止引牵腰脊皆痛。"治疗时实证重在祛邪通脉活络，虚证重在扶正，补肝肾、强腰膝、健脾气是常用治法。腰痛日久，虚实夹杂，治疗应掌握标本虚实，选用祛邪和培本的方法。针对腰痛的不同症状，《千金方》进行辨证论治，采用以下药方：

丹参丸

组　　成	丹参、杜仲、牛膝、续断各9克，桂心、干姜各6克。
制　　法	上六味，研末，蜜为丸，如梧桐子大。
功能主治	温补肾阳。主治腰痛并冷痹。
用法用量	酒服20丸，白天服2次，夜间再服1次。

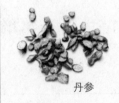

丹参

杜仲丸

组　　成	杜仲6克，石斛1.5克，干地黄、干姜各2.25克。
制　　法	上为末，炼蜜为丸，如梧桐子大。
功能主治	温补肾阳。主治肾虚腰痛。
用法用量	每服20丸，酒送下，日2次。
方义方解	干姜行地黄之滞，则补而不壅；石斛助杜仲之强，则健而益壮。

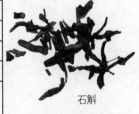

石斛

肾著汤

组　　成	甘草6克，干姜9克，白术、茯苓各12克。
功能主治	祛寒除湿。主治身重腰下冷痛，身体沉重，如坐冷水中，饮食如故，口不渴，小便自利，舌淡苔白，脉沉迟或沉缓。
用法用量	上四味，以水1000毫升，煮取600毫升，分三次温服，腰中即温。

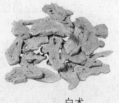

白术

杜仲酒

组　成	杜仲、干姜各12克，萆薢、羌活、天雄、蜀椒、桂心、川芎、防风、秦艽、乌头、细辛各9克，五加皮、石斛各15克，续断、瓜蒌根、地骨皮、桔梗、甘草各3克。	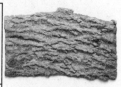 杜仲
功能主治	温补肾阳。肾脉逆小于寸口，膀胱虚寒，腰痛，胸中动。	
用法用量	上药切碎，用酒8000毫升浸泡4天，初次服用100毫升，可逐渐加量至140～160毫升，每日2次。	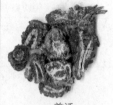 羌活
方义方解	腰痛大端有五，总由肾脏阳衰，不能御风寒湿气之痹着，皆从不意得之，致于坠堕伤损，地湿所伤，又为不慎所致，但须辛温调畅血气，则五者俱可通治。如杜仲、续断、桂、姜、乌、雄、椒、辛之属，可以助阳，可以通痹，可和损伤，可逐地湿。然辛烈浸渍，未免热毒伤胃，所以方中复用石斛、桔梗、瓜蒌根、地骨皮、甘草之属，既可解辛热药性，并可散标热旺气也。其余诸味，又为祛风逐湿，调和血气之佐使，不用汤液，而用酒醴者，专取流行经脉也。	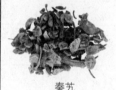 秦艽

※ 补肾

中医认为，肾虚分肾阴虚和肾阳虚，要根据不同的症状做不同的诊治。肾虚多为长期积累成疾，切不可因急于求成而用大补之药进补，或者用成分不明的补肾壮阳药物。应慢慢调理。

阳虚症状：腰膝酸痛，或腰背冷痛，畏寒肢冷，尤以下肢为甚；头目眩晕，精神萎靡，面色白或黧黑；舌淡胖苔白，脉沉弱；男性易阳痿早泄，妇女易宫寒不孕；或大便久泄不止，完谷不化，五更泄泻；或浮肿，腰以下为甚，按之凹陷不起，甚则腹部胀痛，心悸咳喘。

阴虚症状：腰膝酸软、两腿无力，眩晕耳鸣，脱发齿松，盗汗失眠，梦呓磨牙，口干，尿黄，大便干燥，男子阳强易举或阳痿、早泄、遗精，妇女经少经闭，或见崩漏，形体消瘦，潮热盗汗，五心烦热，咽干颧红，溲黄便干，舌红少津，脉细数。肾为先天之本，肾中阴精，是一身阴液的总源。阴精亏损会引发各种疾病，如头晕耳鸣，腰膝酸软，骨蒸潮热，消渴（糖尿病）等。

针对肾虚的不同症状，《千金方》进行辨证论治，采用以下方剂：

建中汤

组　成	生姜、芍药、干地黄、甘草、川芎各15克，大枣30枚。
功能主治	补肾益精。治五劳七伤，虚羸不足，面目黧黑，手足疼痛，久立腰疼，起则目眩。
用法用量	上药切碎，以水600毫升浸泡一宿，第二天早上再添1000毫升水合煮，取300毫升，分三次服。药入四肢百脉似醉状是效。

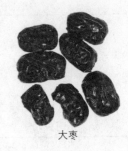

大枣

大建中汤

组　成	甘草6克，人参9克，半夏15克，生姜48克，蜀椒2克，饴糖24克。
功能主治	虚劳寒澼，饮在胁下，决决有声，饮已如从一边下，有头并冲皮起，引两乳内痛，里急，善梦失精，气短，忽忽多忘。
用法用量	上药切碎。以水2000毫升，煮取600毫升，去滓，纳糖烊化，每次服140毫升。
加减化裁	里急拘引，加芍药、桂心各9克；手足厥，腰背冷，加附子1枚；劳者，加黄芪3克。
方义方解	此本《金匮》三物大建中汤，于中除去干姜之守中，易入生姜以散表，更加半夏以运痰，甘草缓急。药虽小变而大义不殊。

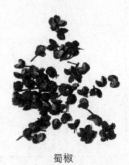

蜀椒

小建中汤

组　成	生姜、桂枝（去皮）9克，甘草（炙）3克，大枣（擘）12枚，芍药18克，胶饴24克。
功能主治	温中补虚，和里缓急。治虚劳里急，腹中时痛，喜得温按，按之则痛减，舌淡苔白，或心中悸动，虚烦不宁，面色无华，或四肢酸疼，手足烦热，咽干口燥。现用于胃及十二指肠球部溃疡、神经衰弱、慢性肝炎等见有上述症状者。
用法用量	上药六味，以水700毫升，煮取300毫升，去滓，加入饴糖，更上微火烊化，分二次温服。
注　意	呕家、吐蛔、中满者均忌用。
方义方解	本方为桂枝汤倍芍药加胶饴组成。方中重用饴糖温中补虚，和里缓急；桂枝温阳散寒；芍药和营益阴；炙甘草调中益气。诸药合用，共奏温养中气，平补阴阳，调和营卫之功。

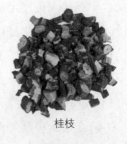

桂枝

胶饴

石斛散

组 成	石斛 7.5 克，牛膝 1.5 克，附子、杜仲各 3 克，芍药、松脂、柏子仁、石龙芮、泽泻、草薢、云母粉、防风、山茱萸、菟丝子、细辛、桂心各 2.25 克。
功能主治	除风轻身，益气明目，强阴，令人有子，补不足。治饮酒中大风，露卧湿地，寒从下入，四肢不收，不能自反覆，两肩中疼痛，身重胫急，筋挛不可以行，时寒时热，足腨似刀刺，身不能自任，腰以下冷，子精虚，众脉寒，阴下湿，茎消，令人不乐，恍惚时悲。
用法用量	上药分别切捣过筛为散药，每服 1 克，酒送服，1 日 2 次；亦可为丸，以枣膏为丸，如梧桐子大，每服 7 丸，酒送下。
禁 忌	忌生冷、油腻、牛肉。
方义方解	《千金方衍义》：石斛散专主风虚诸证，故以石斛之治伤中除痹下气，补五脏虚劳羸瘦，强阴益精气，久服厚肠为主；佐以细辛，防风、草薢、泽泻、柏仁、松脂、菟丝、云母，皆祛风逐湿开痹之味，石龙芮为风寒湿痹，心腹邪气、利关节止烦满上峻药，余俱调补肾肝，强阴益精之品，所以能令有子。

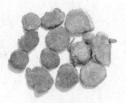

牛膝

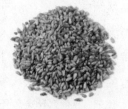

柏子仁

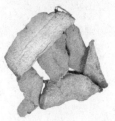

草薢

29

肝为将军之官，守护人体健康

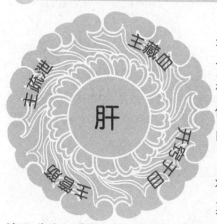

肝位于腹部，横膈之下，右胁下而偏左。是身体里不可或缺的重要器官，称得上是消化和新陈代谢的中心。与胆、目、筋、爪等构成肝系统。主疏泄、藏血、喜条达而恶抑郁，体阴用阳。在五行属木，为阴中之阳。肝与四时之春相应。

《素问·灵兰秘典论》里说道，"肝者，将军之官，谋虑出焉"，把肝脏比喻成一个勇猛的将军，运筹帷幄，调控着全身气机的流通升降。《素问·六节藏（脏）象论篇》记载，"肝者，罢极之本，魂之居也，其华在爪，其充在筋，以生血气，其味酸，其色苍，此为阳中之少阳，通于春气"，

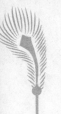

对其基本功能进行了归纳。

※ 主疏泄

所谓"疏泄"，即指疏通、畅达、宣散、流通、排泄等综合生理功能。古代医家以自然界树木之生发特性来类比肝的疏泄作用。自然界的树木，春天开始萌发，得春风暖和之气的资助，则无拘无束地生长，舒畅条达。肝就像春天的树木，条达舒畅，充满生机。其舒展之性，使人保持生机活泼。肝主疏泄这一生理功能，涉及范围很广，一方面代表着肝本身的柔和舒展的生理状态，另一方面主要关系着人体气机的调畅。人体各种复杂的物质代谢，均在气机的运动"升降出入"过程中完成。肝的疏泄功能正常，则气机调畅，气血调和，经脉通利，所有脏腑器官的活动正常协调，各种富有营养的物质不断化生，水液和糟粕排出通畅。若肝失疏泄，气机不畅，不但会引起情志、消化、气血水液运行等多方面异常表现，还会出现肝郁、肝火、肝风等多种肝的病理变化。

※ 主藏血

《千金方·肝脏》说："肝藏血，血舍魂。"肝藏血是指肝脏具有储藏血液和调节血量的功能。人体的血液由脾胃消化吸收来的水谷精微所化生。血液生成后，一部分运行于全身，被各脏腑组织器官所利用，另一部分则流入到肝脏而储藏之，以备应急的情况下使用。一般情况下，人体各脏腑组织器官的血流量是相对恒定的，但又必须随人体机能的状态及气候变化的影响，而发生适应性调节。例如，人体在睡眠、休息等安静状态下，机体各部位对血液的需求量就减少，则一部分血液回归于肝而藏之。当在劳动、学习等活动量增加的情况下，人体对血液的需求量就相对增加，肝脏就把其储藏的血液排出，从而增加其有效血循环量，以适应机体对血液的需要。

正因为肝有储藏血液和调节血量的生理功能，故又有"肝为血海"的说法。所以人体各部位的生理活动，皆与肝有密切关系。如果肝脏有病，藏血功能失常，不仅会出现血液方面的改变，还会影响到机体其他脏腑组织器官的生理功能。藏血功能失常，主要有两种病理变化：一是藏血不足，血液虚少，则分布到全身其他部位的血液减少，不能满足身体的生理需要，因而产生肢体麻木，月经量少，甚至闭经等；二是肝不藏血，则可导致各种出血，如吐血、咳血、衄血、崩漏等。

※ 肝与中医意象

第一，肝在体合筋

筋，即筋膜、肌腱。筋膜附着于骨而聚于关节，是联结关节、肌肉，主司运动的组织。故《千金方·肝脏》说："足厥阴气绝，则筋缩引卵与舌。厥阴者，肝脉也，肝者，筋之合也，筋者，聚于阴器，而脉络于舌本，故脉弗营则筋缩急，

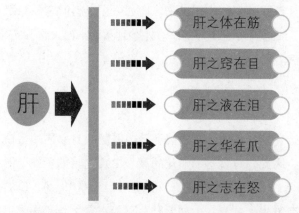

肝之体在筋

肝之窍在目

肝之液在泪

肝之华在爪

肝之志在怒

筋缩急则引卵与舌，故唇青舌卷，卵缩则筋先死。"筋和肌肉的收缩和弛张，即能支配肢体、关节运动的屈伸与转侧。筋膜有赖于肝血的充分滋养，才能强健有力，活动自如。《素问·六节脏象论》又称肝为"罢极之本"，是说肢体关节运动的能量来源，全赖于肝的藏血充足和调节血量功能的正常。如果肝血虚少，血不养筋，则可见肢体麻木，屈伸不利，甚则拘挛震颤；若热邪侵袭人体，燔灼肝经，劫夺肝阴，筋膜失养，则可见四肢抽搐，颈项强直，角弓反张等动风之象。

第二，肝开窍于目

《千金方·肝脏》说："目者，肝之官，肝气通于目，目和则能辨五色矣"，它在头面部与眼睛相对应，很容易影响眼睛的功能。肝气生长时，容易出现迎风流泪、目赤肿痛等眼部症状，治疗也要从清解肝经风热下手；肝血不足时，眼睛会出现干涩、视物不清，需要滋养肝阴肝血。相反，眼睛也会影响肝。看黑色太多，肝气容易郁滞；经常看绿色，则有助于舒达肝气。

第三，肝在液为泪

《千金方·肝脏》说："肝藏血，血舍魂，在气为语，在液为泪。"肝开窍于目，泪从目出，故泪为肝之液。泪有濡润眼睛，保护眼睛的功能。泪的过多过少均属病态，且与肝有关。肝阴不足，泪液分泌减少，则两目干涩，甚可干而作痛；肝经风热而患风火赤眼，又可见目眵增多，或迎风流泪，悲哀伤感，或情绪骤变，累及于肝，可见泪液自流等。

第四，肝其华在爪

《千金方·肝脏》说："肝主魂，为郎官……荣华于爪；外主筋，内主血。"爪，即爪甲，包括指甲和趾甲。中医认为，爪乃筋之延伸到体外的部分，故称"爪为筋之余"。爪甲的荣枯，可反映肝血的盛衰。肝血充足，爪甲坚韧明亮，红润光泽。若肝的阴血不足，爪甲失养，则爪甲软薄，颜色枯槁，甚则变形脆裂。

第二章　五脏六腑养生法

第五，肝在志为怒

《千金方·肝脏》说："肝在声为呼，在变动为握，在志为怒。"肝与"怒"相对应，肝的病症也最容易以"怒"的形式表现出来。比如肝火过盛时容易急躁易怒，肝阴虚则烦躁易怒，肝气郁结则常表现为郁怒。外在刺激，比如火冒三丈、怒发冲冠时，也最容易伤及肝气。

※ 肝脏养生保健

其一，饮食保健

肝的疏泄功能是促进脾胃运化功能的一个极重要环节，肝脏本身必需的蛋白质和糖类等，要从饮食中获得。因此，宜食些易消化的高蛋白食物，如鱼类、蛋类、乳类、动物肝脏、豆制品等，还应适当吸些糖。肝脏对维生素K、A、C的需要量较大，故适当多食些富有维生素的食物，如新鲜蔬菜和水果之类。同时，还宜适当食用含纤维素多的食物，高纤维食物有助于保持大便通畅，有利于胆汁的分泌和排泄，这是保护肝脏疏泄功能的一项重要措施。肝脏需要丰富的营养，但不宜给予太多的脂肪，否则，有引起"脂肪肝"的可能性。

其二，切忌嗜酒

过量饮酒可引起食欲减退，造成蛋白质及B族维生素缺乏，发生酒精中毒，还可导致脂肪肝、肝硬化、急性中毒，可引起死亡。因此，日常生活中切忌过量饮酒，以免损伤肝胆。

其三，戒怒防郁

人的情志调畅与肝的疏泄功能密切相关。反复持久或过激的情志，都会直接影响肝的疏泄功能。肝喜调达，在志为怒。抑郁、暴怒最易伤肝，导致肝气郁结或肝火旺盛的病理变化。因此，要重视培养控制过极情绪和疏导不良情绪的能力，保持情绪畅达平和。

※ 肝实热

肝经邪热炽盛的病证。《千金要方·肝实热》曰："左手关上脉阳实者，足厥阴经也，病苦心下坚满，常两胁痛，息忿忿如怒状，名曰肝实热也。"这段论述从总体上概括了肝实热的主要病理改变，从其表现的症状来看，主要是肝经伏热所引起的气机郁滞兼或有伤及肝脏阴液的征候，其在《千金要方·肝脏门·脉论第一》中还有一段关于肝实热的论述，"又呼又笑，哭而反吟，此为金克木，阴激阳，阴气起而阳气伏，伏则实、实则热、热则喘、喘则逆、逆则闷，闷则恐畏，目视不明，语声切急，谬说有人，此为邪热伤肝，甚则不可治。"这一段阐述了肝经实热的一个原因是由于情志不畅引起肝脏机能的改变，从而影响气机的升降郁而化热，上逆犯肺而出现喘逆，火热内伤又可引起情志及精神的异常而出现恐畏、谬说有人等症状，伤及肝血则视物不明。总之，肝实热的病理是由于火热而引起的肝脏生理功能失常或累及他脏甚及全身机能的改变，因此，治疗上应以清泄肝火为主，兼顾其他脏腑；或疏理气机，或调畅情志，或养血益阴或安神定志等，而《千金要方·肝实热》下所列的几首方剂正是这些具体治法的体现。

竹沥泄热汤

组　　成	竹沥200毫升，石膏（碎）、生葛各6克，麻黄、大青、栀子、人参、玄参、升麻、茯苓、知母各2.25克，生姜、芍药各3克。
功能主治	清肝泄热。治肝阳气伏邪热，喘逆闷恐，眼视无明，狂悸非意而言。
用法用量	上药切碎。以水1800毫升，煮取500毫升，去滓，下竹沥，再煎3～5沸，分3次服用。

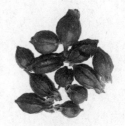

栀子

泻肝前胡汤

组　　成	前胡、秦皮、细辛、栀子仁、黄芩、升麻、蕤仁、决明子、芒硝各9克，苦竹叶（切）、车前草（切）各10克。
功能主治	清肝泄热。治肝实热，目痛，胸满急塞。
用法用量	上药切碎。以水1800毫升，煮取600毫升，去滓，纳芒硝，分3次服用。
用药禁忌	忌生菜。

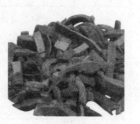

秦皮

防风煮散

组　　成	防风、茯苓、萎蕤、白术、橘皮、丹参各5.25克，细辛6克，射干、甘草各3克，升麻、黄芩各4.5克，大枣5枚，酸枣仁2.25克。
制　　法	上为粗散。
功能主治	清肝泄热。治肝实热，梦怒，虚惊。
用法用量	每次取2克用布包好，以水400毫升，煮取200毫升，分2次服用。

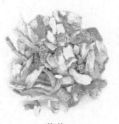

萎蕤

第二章　五脏六腑养生法

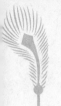

※ 肝虚寒

《备急千金要方·肝虚实》说："右手关上脉阴虚者，足厥阴经也，病苦胁下坚，寒热腹满、不欲饮食、腹胀、悒悒不乐、妇人月经不利、腰腹痛，名曰肝虚寒。"总结、归纳历代医家对肝虚寒证的论述，可将肝虚寒证临床上所表现的证候分为两大组症状，一组是肝脏本身病变所表现的症状，如胁肋瘀胀、或隐隐作痛、郁郁不乐、善悲易恐、面色黧黑、畏寒肢冷、面色㿠白、精神萎靡、少气懒言、舌淡胖嫩苔白滑、脉弦细或沉细无力，它反映肝虚寒证最基本的病理变化，可称之为本证；另一组是在其经脉循行部位上所反映出来的症状，由于个体差异，这部分临床表现极为复杂多变，或见胁下痞块、胁下坚满、疼痛隐隐，或见头顶疼痛、吐涎沫，或见腹胀、胃脘冷痛、不欲饮水、口吐清水，或见筋腱痿软、关节不利、爪甲干枯，或见阳痿、囊缩、少腹冷痛，或见少腹如扇如吹风状、月经不调、痛经、漏下、经色淡等，可将其称为或然证。由此来规范肝虚寒证的证断标准较为切合临床。

《千金方》根据肝虚寒表现的不同，制定了不同的方剂，计有补肝汤、补肝散、补肝酒、防风补煎方、槟榔汤等方剂五首。

补肝汤

组　　成	甘草、桂心、山茱萸各3克，细辛、桃仁、柏子仁、茯苓、防风各6克，大枣24枚。
功能主治	暖肝益气。治肝气不足，两胁下满，筋急不得太息，四肢厥冷，抢心腹痛，目不明了；及妇人心痛，乳痛，膝热消渴，爪甲枯，口面青者。
用法用量	上药切碎。以水1800毫升，煮取1000毫升，去滓，分3次服。
注　　意	忌海藻、菘菜、猪肉、生葱、酢物。
方义方解	肝为风木之脏，动则生火，静则生风，动者实而静则虑也。山萸、桂心专补肝虚下脱，防风、细辛、柏仁专散虚风内动，然非山萸不能敛固于下，非桂心不能鼓运于中。故欲杜虚风，须培疆土，苓、甘、大枣意在培土。尤赖防风、桂心之风力运动，则土膏发育，木泽敷荣。桃仁一味协济桂心，流通血脉，调适妇人经候之要着也。

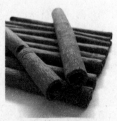

桂心

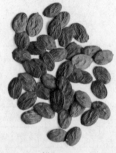

桃仁

补肝散

组　　成	山茱萸、桂心、薯蓣、天雄、茯苓、人参各3.75克，川芎、白术、独活、五加皮、大黄各5.25克，防风、干姜、丹参、厚朴、细辛、桔梗各4.5克，甘菊、甘草各3克，贯众1.5克，橘皮2.25克，陈麦曲、大麦蘖各10克。
制　　法	上药切捣并过筛散。
功能主治	消食破气止泪。主治左胁偏痛，宿食不消，并目昏，迎风泪出，见物不审，遇风寒偏甚。
用法用量	每服1克，酒送下，1日2次，若食不消，食后服；若止痛，食前服。
方义方解	此补肝散所主木乘土衰，故于萸、桂、天雄等补肝药中添入大黄、厚朴、贯众以泄内蕴之滞；人参、白术、茯苓以补内亏之气；干姜、川芎、五加以温内阻之血；防风、细辛、独活、甘菊以卫内虚之风；其余薯蓣、丹参、桔梗、橘皮、甘草、曲蘖随补泻以为佐使耳。

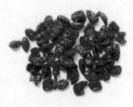

山茱萸

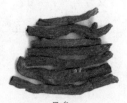

丹参

防风补煎

组　　成	防风、细辛、川芎、白鲜皮、独活、甘草各9克，橘皮6克，大枣21枚，甘竹叶（切）100克，蜜100毫升。
功能主治	养肝明目。治肝虚寒，视物不明，谛视生花。
用法用量	上药九味用水2400毫升煎煮，取汁1600毫升，去渣，入蜜再煎两沸，分为4服，白天3服，夜间1服。
方义方解	防风、白鲜皮、甘竹叶上散头目诸风；细辛、独活、川芎下通肾肝之结；甘草、橘皮、蜂蜜、大枣培土以御木邪之下陷也。

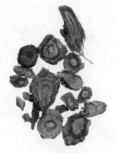

防风

补肝酒

配　　方	松脂（细剉）480克。
制　　法	以水淹浸一周后煮，细细接取上膏，水竭更添之，脂尽更水煮如前，烟尽去，火停，冷脂当沉下，取脂膏48克，酿米2000克，水1400毫升，好曲末200克，如家常酿酒法，仍冷下饭封100天，脂米曲并消尽，酒香满一室。此酒需加一倍曲子。
功能主治	治肝虚寒，或迎风流泪等杂病。
用　　法	细细品饮。

槟榔汤

组　　成	槟榔24枚，母姜21克，附子7枚，茯苓、橘皮、桂心各9克，桔梗、白术各12克，吴茱萸15克。
功能主治	温阳行气。主治肝虚寒，胁下痛，胀满气急，目昏浊，视物不明。
用法用量	上药切碎，以水1800毫升，煮取600毫升，去滓，分温3次服用。
方义方解	在温补肝脾药中，独用槟榔以破胁满气急，则桂、附、姜、萸、苓、术、桔、橘力祛中外虚寒，而无旺气扼腕之患矣。

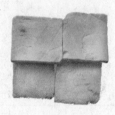

茯苓

※ 肝劳

　　肝劳为五劳之一。本病是指久视之后，出现眼胀、头痛、头晕、眼眶胀痛等症状的眼病。因肝开窍于目，故名肝劳。相当于西医学的视疲劳。本病多由久视劳心伤神，耗气伤血，目中经络涩滞所致。劳瞻竭视，筋经张而不弛，肝肾精血亏耗，精血不足，筋失所养，调节失司，发为本病。

　　临床可见在长期近距离的学习、工作后，视物模糊或昏花，眼干涩不适，眼珠胀痛，睑重欲闭，头额闷痛，眼眶、眉棱骨痛，查视眼部无明显异常，或有近视、远视、老花眼或隐斜视等，全身可兼见心烦欲呕，休息之后症状缓解或消失。眼压不高，视野正常。

　　肝劳应与青风内障鉴别。青风内障可有眼胀、头目疼痛等症状，又有眼底视乳头生理凹陷扩大、色泽变淡，眼压增高，视野缩小等。而肝劳的眼底、眼压、视野均正常。

　　《备急千金要方·肝劳》说："肝劳病者，补心气以益之，心旺则感于肝矣。"意思是说患肝劳病的，应补益心气，心气旺才能感于肝。《千金方》中选用以下方剂，利用内治法来治疗肝劳：

猪膏酒

组　　成	猪膏、生姜汁各800毫升。
功能主治	暖肝益气。主治肝劳筋极，拘痹乏力，关格胁满，皮毛枯槁。肝劳虚寒，关格劳涩，闭塞不通，毛悴色夭。骨痹拘节。两胁满，筋脉急。筋极之状，令人数转筋，十指爪甲指痛，苦倦不能久立。
用法用量	上以微火煎取600毫升，下酒100毫升，和煎，分3次服。

虎骨酒

组　　成	虎骨（炙焦碎如雀头）18克，丹参24克，干地黄21克，地骨皮、干姜、川芎各12克，猪椒根、白术、五加皮、枳实各15克。
功能主治	温阳除湿。主治肝虚寒劳损，口苦，关节骨疼痛，筋挛缩，烦闷。
用法用量	上药切碎，绢袋盛。以酒8000毫升，浸泡4日，初服120～140毫升，渐加至200毫升，1日2次。
方义方解	肝主筋，肾主骨，肝劳而至筋挛骨疼，风寒在下；口苦烦闷，风热在上也。虎骨、猪椒、川芎内搜筋骨之风；干姜、白术、五加下追关节之痛；地黄、地骨上清烦扰之热；枳实、丹参中散瘀滞之血也。

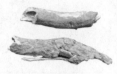

五加皮

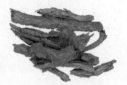

地骨皮

※ 筋极

　　筋极为六极之一。临床以筋脉疲怠，肌肉转筋，甚则舌卷囊缩为主要症候。《千金要方·肝脏》："筋极者，主肝也。肝应筋，筋与肝合。肝有病，从筋生。又曰：以春遇病为筋痹，筋痹不已，复感于邪，内舍于肝，则阳气入于内，阴气出于外。"《诸病源候论·虚劳病诸候》："筋极，令人数转筋，十指爪甲皆痛，苦倦不能久立。"甚者可见舌卷囊缩、口唇青紫等症。治宜滋补养荣丸等方。偏实者，症见筋急，爪甲青黑，足心痛，躁烦易怒，口干，胁肋胀痛等。

　　《千金方》中选用以下方剂，用来治疗筋极：

橘皮通气汤

组　　成	橘皮12克，白术、石膏各15克，细辛、当归、桂心、茯苓各6克，香豉16克。
功能主治	筋实极则咳，咳则两胁下缩痛，痛甚则不可转动。
用法用量	上药切碎。以水1800毫升，煮取600毫升，去滓，分3次服。
方义方解	肝伤溺极而复热则咳，咳则胁下痛，故用橘皮。细辛以治咳，香豉、石膏以化热，桂心、当归以调肝，白术、茯苓以实脾，脾实则肝邪不能肆虐矣。

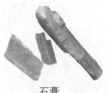

石膏

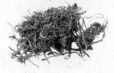

细辛

丹参煮散

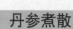

组　成	丹参9克，川芎、杜仲、续断、地骨皮、生姜（切，炒取焦干）、牡蛎各6克，当归、通草、干地黄、麦门冬、升麻、禹余粮、麻黄各5.25克，牛膝6.75克，甘草、桂心各3.75克。
制　法	上为切捣并筛为粗散。
功能主治	行气止痛。主治筋实极，则两脚下满而痛，不得远行，脚心如割，筋断折痛不可忍。
注　意	忌海藻、菘菜、生葱、芜荑。

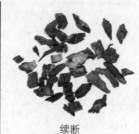

续断

地黄煎

组　成	生地黄汁600毫升，生葛汁、生玄参汁各200毫升，大黄、升麻各6克，栀子仁、麻黄、犀角各9克，石膏15克，芍药12克。
功能主治	清热止痉。主治筋实极，手足爪甲或青、或黄、或黑乌黯，四肢筋急烦满。
用法用量	上药切碎，用水1400毫升煎煮，取汁400毫升，去渣，入地黄汁煎1～2沸，入生葛汁、生玄参汁再煎，取汁600毫升，分为3服，每天2次。
方义方解	筋极而见手足爪甲青黑，颇有似乎阴寒之证，然有烦满而无厥逆，洵有瘀热无疑，故于解利药中，得麻黄、升麻外通经气之结，得地黄、大黄破蓄血之满也。

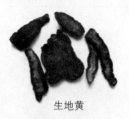

生地黄

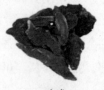

玄参

肺为相傅之官，五脏之华盖

《千金要方·肺脏》说："肺主魄，魄脏者任物之精也。为上将军使在上行，所以肺为五脏之华盖。"肺是人体的呼吸器官，位于胸腔，左右各一，覆盖于心之上。肺有分叶，左二右三，共五叶。肺经肺系（指气管、支气管等）与喉、鼻相连，故称喉为肺之门户，鼻为肺之外窍。

※ 肺主气，司呼吸

肺主气，《千金要方·肺脏》说："外主气，内主胸。"肺主气包括主呼吸之气和主一身之气两个方面。

其一，主呼吸之气

肺主呼吸之气，是指肺是气体交换的场所。
如《素问·阴阳应象大论》说："天气通于肺。"
通过肺的呼吸作用，不断吸进清气，排出浊气，
吐故纳新，实现机体与外界环境之间的气体交
换，以维持人体的生命活动。

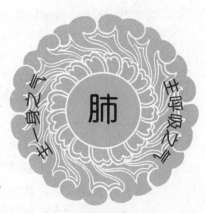

肺主呼吸的功能，实际上是肺气的宣发与
肃降作用在气体交换过程中的具体表现：肺气
宣发，浊气得以呼出；肺气肃降，清气得以吸入。
肺气的宣发与肃降作用协调有序，则呼吸均匀通畅。肺气失宣或肺气失降，临床
都有呼吸异常的表现，但临床表现有所不同。若是因外感引动内饮，阻塞气道，
肺气失宣，多为胸闷气急或发为哮喘；若是因肝火上炎，耗伤肺阴，肺失肃降，
多致喘咳气逆。

其二，主一身之气

肺主一身之气的生成，体现于宗气的生成。一身之气主要由先天之气和后天
之气构成。宗气属后天之气，由肺吸入的自然界清气，与脾胃运化的水谷之精所
化生的谷气相结合而生成。宗气在肺中生成，积存于胸中"气海"，上走息道出
喉咙以促进肺的呼吸，如《灵枢·五味》所说"其大气抟而不行者，积于胸中，
命曰气海，出于肺，循喉咽，故呼则出，吸则入"，并能贯注心脉以助心推动血
液运行，还可沿三焦下行脐下丹田以资先天元气，故在机体生命活动中占有非常
重要的地位。宗气是一身之气的重要组成部分，宗气的生成关系着一身之气的盛
衰，因而肺的呼吸功能健全与否，不仅影响着宗气的生成，也影响着一身之气的
盛衰。

肺主一身之气的运行，体现于对全身气机的调节作用。肺有节律地呼吸，对
全身之气的升降出入运动起着重要的调节作用。肺的呼吸均匀通畅，节律一致，
和缓有度，则各脏腑经络之气升降出入运动通畅协调。

肺的呼吸失常，不仅影响宗气的生成及一身之气的生成，导致一身之气不足，
即所谓"气虚"，出现少气不足以息、声低气怯、肢倦乏力等症，并且影响一身
之气的运行，导致各脏腑经络之气的升降出入运动失调。肺主一身之气和呼吸之
气，实际上都基于肺的呼吸功能。肺的呼吸调匀是气的生成和气机调畅的根本条
件。如果肺的呼吸功能失常，势必影响一身之气的生成和运行。若肺丧失了呼吸

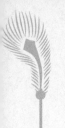
功能，清气不能吸入，浊气不能排出，新陈代谢停止，人的生命活动也就终结了。所以说，肺主一身之气的作用，主要取决于肺的呼吸功能。

※ 主行水

肺主行水，是指肺气的宣发肃降作用推动和调节全身水液的输布和排泄。《素问·经脉别论》称作"通调水道"。肺主行水的内涵主要有两个方面：一是通过肺气的宣发作用，将脾气转输至肺的水液和水谷之精中的较轻清部分，向上向外布散，上至头面诸窍，外达全身皮毛肌腠以濡润之；输送到皮毛肌腠的水液在卫气的推动作用下化为汗液，并在卫气的调节作用下有节制地排出体外。二是通过肺气的肃降作用，将脾气转输至肺的水液和水谷精微中的较稠厚部分，向内向下输送到其他脏腑以濡润之，并将脏腑代谢所产生的浊液（废水）下输至肾（或膀胱），成为尿液生成之源。

肺以其气的宣发与肃降作用输布水液，故说"肺主行水"。又因为肺为华盖，在五脏六腑中位置最高，参与调节全身的水液代谢，故清·汪昂《医方集解》称"肺为水之上源"。

外邪袭肺，肺失宣发，可致水液向上向外输布失常，出现无汗、全身水肿等症。内伤及肺，肺失肃降，可致水液不能下输其他脏腑，浊液不能下行至肾或膀胱，出现咳逆上气，小便不利，或水肿。肺气行水功能失常，导致脾传输到肺的水液不能正常布散，聚而为痰饮水湿；水饮蕴积肺中，阻塞气道，则影响气体交换，一般都有咳喘痰多的表现，甚则不能平卧。病情进一步发展，可致全身水肿，并能影响他脏的功能。临床上对水液输布失常的痰饮、水肿等病证，可用"宣肺利水"和"降气利水"的方法进行治疗。由于水液输布障碍主要是因外邪侵袭而致肺气的宣发作用失常，故临床上多用宣肺利水法来治疗，即《内经》所谓"开鬼门"之法，古人喻之为"提壶揭盖"，清·徐大椿《医学源流论》则称之为"开上源以利下流"。

※ 朝百脉

肺朝百脉，是指全身的血液都通过百脉流经于肺，经肺的呼吸，进行体内外清浊之气的交换，然后再通过肺气宣降作用，将富有清气的血液通过百脉输送到全身。

全身的血脉均统属于心，心气是血液循环运行的基本动力。而血液的运行，又赖于肺气的推动和调节，即肺气具有助心行血的作用。肺通过呼吸运动，调节全身气机，从而促进血液运行。故《素问·平人气象论》说："人一呼脉再动，一吸脉亦再动。"《难经·一难》说："人一呼脉行三寸，一吸脉行三寸。"同时，肺吸入的自然界清气与脾胃运化而来的水谷之精所化的谷气相结合，生成宗气，而宗气有"贯心脉"以推动血液运行的作用。肺气充沛，宗气旺盛，气机调畅，则血运正常。若肺气虚弱或壅塞，不能助心行血，则可导致心血运行不畅，甚至血脉瘀滞，出现心悸胸闷，唇青舌紫等症；反之，心气虚衰或心阳不振，心血运行不畅，也能影响肺气的宣通，出现咳嗽、气喘等症。

※ 主治节

肺主治节，是指肺气具有治理调节肺之呼吸及全身之气、血、水的作用。《素问·灵兰秘典论》说："肺者，相傅之官，治节出焉。"肺主治节的生理作用主要表现在四个方面：一是治理调节呼吸运动。肺气的宣发与肃降作用协调，维持通畅均匀的呼吸，使体内外气体得以正常交换。二是调理全身气机。通过呼吸运动，调节一身之气的升降出入，保持全身气机调畅。三是治理调节血液的运行。通过肺朝百脉和气的升降出入运动，辅佐心脏，推动和调节血液的运行。四是治理调节津液代谢。通过肺气的宣发与肃降，治理和调节全身水液的输布与排泄。由此可见，肺主治节，是对肺的主要生理功能的高度概括。

※ 肺与中医意象

第一，肺在体合皮

《素问·五脏生成》曰："肺之合皮也，其荣毛也"。《千金要方·肺脏》说："白为肺，肺合皮"。可见，肺对应的体象为皮毛，皮毛是皮肤和附着于皮肤的毫毛的合称，包括皮肤、汗孔和毫

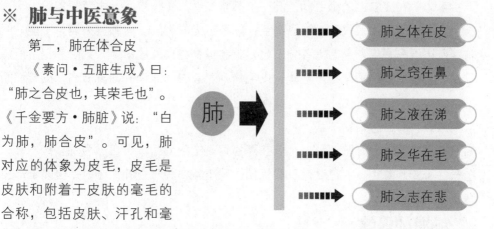

肺

肺之体在皮
肺之窍在鼻
肺之液在涕
肺之华在毛
肺之志在悲

毛等组织，是一身之表。皮肤有分泌汗液、润泽皮肤、调节呼吸和抵御外邪等功能。在五体中所说的皮，实指皮毛而言。一般习惯上常常皮与皮毛混称。肺气宣发，输精于皮毛。肺主气，肺气宣发，使卫气和气血津液输布到全身，以温养皮毛。皮毛具有抵御外邪侵袭的屏障作用。皮毛的营养，虽然与脾胃的运化有关，但必须赖肺气的宣发，才能使精微津液达于体表。若肺气虚弱，其宣发卫气和输精于皮毛的生理功能减弱，则卫表不固，抵御外邪侵袭的能力低下而易于感冒，或出现皮毛憔悴枯槁等现象。由于肺与皮毛相合，外邪侵袭皮毛，腠理闭塞，卫

气郁滞的同时也常常影响及肺，导致肺气不宣；而外邪袭肺，肺气失宣时，也同样能引起腠理闭塞，卫气郁滞等病变。

第二，肺开窍于鼻

《千金要方·肺脏》说："鼻者肺之官，肺气通于鼻，鼻和则能知香臭矣。"鼻为呼吸出入的通道，具有通气的功能。肺司呼吸，故有"鼻为肺窍"之说。鼻还有主嗅觉的功能。鼻的嗅觉和通气功能均须依赖于肺气的作用。肺气和利，则呼吸通畅，嗅觉灵敏。鼻为肺窍，故鼻又为邪气侵犯肺脏的通路。所以在病理上，外邪袭肺，肺气不利，常常是鼻塞、流涕、嗅觉不灵，甚则鼻翼煽动与咳嗽喘促并见，故临床上可把鼻的异常表现作为推断肺脏病变的依据之一。

第三，肺在液为涕

《千金要方·肺脏》说："肺藏气，气舍魄。在气为咳，在液为涕。"涕是由鼻内分泌的黏液，有润泽鼻窍的功能。鼻为肺之窍，五脏化液，肺为涕。在肺的生理功能正常时，鼻涕润泽鼻窍而不外流。若肺感风寒，则鼻流清涕；肺感风热，则鼻流浊涕；如肺燥，则鼻干涕少或无涕。

第四，肺其华在毛

毛为附在皮肤上的毫毛。"肺……其华在毛"（《素问·六节脏象论》），肺主皮毛，肺宣发卫气和津液于毫毛，则毫毛光彩润泽。若肺气失调，不能行气与津液以温养毫毛，毫毛之营养不足，就会憔悴枯槁。故曰："太阴者，行气温于皮毛者也；故气不荣则皮毛焦，皮毛焦则津液去，津液去则皮节伤，皮节伤则爪枯毛折，毛折则气先死"（《灵枢·经脉》）。

第五，肺在志为忧

《千金要方·肺脏》说："肺在声为哭，在变动为咳，在志为忧。忧伤肺，精气并于肺则悲也。"过度悲哀和忧伤，易于耗伤肺气；肺气虚时，也易于产生悲忧的情绪变化。

※ 肺脏的保健

其一，注意饮食宜忌

肺脏保健要少吃辛辣辛味，宜淡食少盐忌咸；饮食切勿过寒过热，尤其是寒凉饮冷。《内经》早就有"大饮则气逆"和"形寒饮冷则伤肺"之明诫。因此，在饮食上一定要合理调摄，切不可贪凉饮冷。

其二，防寒保暖

寒冷季节或气温突变时，最易患感冒，诱发支气管炎。因此，要适应自然，防寒保暖。随气温变化而随时增减衣服，汗出之时要避风。室内温、湿度要适宜，通风良好，但不宜直接吹风。胸宜常护，背宜常暖，暖则肺气不伤。

其三，疾病防治

积极预防感冒是有效方法之一。患有发作性呼吸系统疾病者，如慢性支气管炎、哮喘等，在气温变化时，大的节气交接前，尤应做好预防促健和治疗措施，以免诱发旧疾或加重病情。此外，可用"冬病夏治"之法。在夏季末发病之时，采用方药或针灸固本扶正之法，增强抵抗力，到了冬季就可少发病，或不发病。

此外，根据自己的爱好，选择适当的运动项目，积极参加运动锻炼。如早晚到空气新鲜的地方散步，做广播体操、呼吸体操、打太极拳、练气功等，可有效地增强体质，改善心肺功能。同时，经常训练腹式呼吸以代替胸式呼吸，每次持续 5～10 分钟，可以增强膈肌、腹队和下胸肌活动，加深呼吸幅度，增大通气量，减少残气量，从而改善肺功能。

※ 肺实热

肺实热证是指肺经邪热炽盛的病症。《千金要方·肺脏》说："病苦肺胀，汗出若露，上气喘逆，咽中塞，如欲呕状，名曰肺实热也。"肺实热还常常伴有鼻孔煽张、咳嗽，或吐脓血。治宜泻热清肺。

《千金方》对肺实热的不同症状进行辨证论治，列出了如下方剂：

枸杞根皮汤

组　　成	枸杞根皮（切）、石膏各24克，白前、杏仁各9克，白术、橘皮各15克，赤蜜140毫升。
功能主治	泄气除热。治肺实热引起的胸闷叹息。
用法用量	上药切碎，用水1400毫升煎煮，去渣，加入蜂蜜再熬三沸，分3次服用。

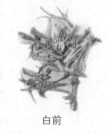

白前

桃皮汤

组　　成	桃皮、芫花各12克。
功能主治	泄气除热。治肺实热引起的胸闷叹息。除热。治肺热闷不止，胸中喘急惊悸，客热来去，欲死不堪，服药泄胸中喘气。
用法用量	上药切碎，用水8000毫升煎煮，取汁3000毫升，去渣，取白布入药汁中浸湿，温敷胸部及四肢，每天数次，连用数日。

橘皮汤

组　　成	橘皮、麻黄各9克，干紫苏、柴胡各6克，宿姜、杏仁各12克，石膏24克。
功能主治	清肺止咳。主治肺热气上，咳息奔喘。
用法用量	上药切碎。以水1800毫升，先煮麻黄2沸，去沫，再下诸药，煮取600毫升，去滓，分3次服。不愈，继服2剂。
方义方解	肺满上气喘咳，当用麻黄、越婢、麻杏甘石等方，虑其甘草、大枣助满，故易橘皮、紫苏以散上奔之气。胆欲大而心欲小之作用略见一斑。

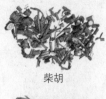

柴胡

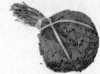

干紫苏

※ 肺虚冷

　　肺虚冷即肺虚寒证，是肺气不足所出现的证候。其证咳嗽上气，下利少气，形寒怯冷，鼻多清涕等。《千金要方·肺脏》说："右手寸口气口以前脉阴虚者，手太阴经也。病苦少气，不足以息，咽干不津液，名曰肺虚冷也。"

　　现代中医认为肺虚寒分为两种证型，即肺气虚和肺阴虚。

　　肺气虚，症见咳嗽无力，动则气短，痰液清稀，声音低微，疲倦乏力；或由自汗、畏风，容易感冒；面色淡白，舌质淡嫩，脉虚或浮而无力。治宜补肺益气、固表温中。

　　肺阴虚，症见干咳少痰，或痰黏不易咳出，口燥咽干，形体消瘦，午后潮热，心烦内热，盗汗，颧红；甚或痰中带血，声音嘶哑；舌红少津，脉细数。治宜养阴润肺、益气生津。

　　《千金方》对肺虚冷的不同症状进行辨证论治，列出了如下方剂：

酥蜜膏酒

组　　成	酥12克，崖蜜200毫升，饴糖18克，生姜汁、生百部汁各200毫升，大枣肉（研为脂）20克，杏仁（去皮尖）15克（研），柑皮（末）5具。
功能主治	止气嗽，通声。主治肺虚寒，厉风所伤，声音嘶塞，气息喘憊，咳唾。寒郁热邪，声音不出。
制　　法	将以上诸药相合，微火煎，时时搅动，煎沸放冷共三次，煎至姜汁及百部汁各减半则停。
用法用量	每次以温酒200毫升送服1克，细细咽之，白天2次，夜晚1次。
方义方解	肺窍为风寒所袭而致喘咳上气，语声嘶塞。故用姜汁、杏仁、柑皮、百部温散肺络之结，胶、饴、枣肉、乳酥、崖蜜通行脾肺之津，津回燥润，津自复矣。

补肺汤

组　　成	五味子 9 克，干姜、款冬花、桂心各 6 克，麦门冬（去心）12 克，大枣（擘）100 枚，粳米 2 克，桑根白皮 48 克。
功能主治	补肺益气。肺胃虚寒咳嗽。
用法用量	以水 2000 毫升，先煮枣并桑白皮、粳米 5 沸，后纳诸药煮取 600 毫升，分 3 次服。
注　　意	忌生葱。

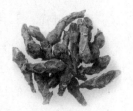

款冬花

麻子汤

组　　成	麻子 15 克，桂心、人参各 6 克，阿胶、紫菀各 3 克，生姜 9 克，干地黄 12 克，桑白皮、饴糖各 48 克。
功能主治	补肺益气。主治肺气不足，咳唾脓血，气短不得卧。
用法用量	以酒 3000 毫升，水 3000 毫升，煮取 800 毫升，分 5 次服用。
方义方解	此炙甘草汤之变方。因咳唾血脓，肺中津伤，故用人参、阿胶、地黄、麻仁以滋津血之燥，生姜、桂枝以散肺气之结，紫菀即甘草之变味，桑皮即麦冬之变味，饴糖则大枣之变味耳。

阿胶

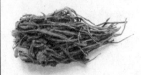

紫菀

小建中汤

组　　成	大枣（擘）12 枚，桂枝（去皮）9 克，甘草（炙）6 克，芍药 18 克，生姜（切）9 克，胶饴 30 克。
功能主治	温中补虚，和里缓急。治虚劳里急，腹中时痛，喜得温按，按之则痛减，舌淡苔白，或心中悸动，虚烦不宁，面色无华，或四肢酸疼，手足烦热，咽干口燥。
用法用量	上药六味，以水 700 毫升，煮取 300 毫升，去滓，加入饴糖，更上微火烊化，分二次温服。
注　　意	呕家、吐蛔、中满者均忌用。
方义方解	本方为桂枝汤倍芍药加胶饴组成。方中重用饴糖温中补虚，和里缓急；桂枝温阳散寒；芍药和营益阴；炙甘草调中益气。诸药合用，共奏温养中气，平补阴阳，调和营卫之功。

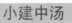

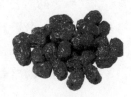

大枣

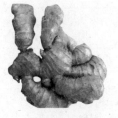

生姜

※ 肺劳

肺劳即肺痨，五劳之一，相当于西医学中的肺结核，是肺病中的常见病。肺痨是一种由于正气虚弱，感染痨虫，侵蚀肺脏所致的，以咳嗽、咯血、潮热、盗汗及身体逐渐消瘦等症为主要临床表现、具有传染性的慢性消耗性疾病。

中医学对肺痨的认识历史悠久，且逐渐深化。晋代《肘后备急方》进一步认识到本病具有传染性，指出"死后复传之旁人，乃至灭门"，并创立"尸注""鬼注"之名。《千金要方》把"尸注"列入肺脏病篇章，明确了本病病位在肺，指出本病的病因是"劳热生虫在肺"。由于肺开窍于鼻，职司呼吸，痨虫自鼻吸入，直趋于肺而蚀肺，故临床多见肺失宣肃之症，如干咳、咽燥、咯血，甚至喉疮声嘶等。由于脏腑间具有相互资生，互相制约的密切关系，因此肺病日久可以进一步影响到其他脏腑，故有"其邪辗转，乘于五脏"之说。其中与脾肾两脏的关系最为密切。

本病病理性质的重点，以阴虚火旺为主。因肺喜润恶燥，痨虫蚀肺，肺体受损，首耗肺阴，阴虚则火旺，而见阴虚肺燥之候。故朱丹溪概括痨瘵的病理为"主乎阴虚"。由于阴阳互根，阴虚则火旺，可发展为气阴两虚，甚则阴损及阳。病理的转变，与病情的轻重及病程有关。一般说来，初起病变在肺，肺体受损，肺阴亏耗，肺失滋润，表现为肺阴亏损之候。继则肺肾同病，兼及心肝，而致阴虚火旺，或因肺脾同病，阴伤及气而致气阴两虚，后期肺脾肾三脏交亏，阴损及阳，可趋于阴阳两虚的严重局面。

补虚培元、抗痨杀虫为治疗肺痨的基本原则。补虚培元，旨在增强正气，以提高抗病能力，促进疾病的康复。就病理性质而言，补虚以滋阴为主，若合并气虚、阳虚者，则当同时兼顾益气、温阳；就脏腑而言，补虚重在补肺，并注意脏腑整体关系，同时补益脾肾。抗痨杀虫，旨在针对本病的特异病因进行治疗。正如《医学正传·劳极》所说："治之之法，一则杀其虫，以绝其根本；一则补虚，以复其真元。"另外，还应适时结合清火、祛痰、止血等法进行治疗。

《千金方》对肺痨的不同症状进行辨证论治，列出了如下方剂：

麻黄引气汤

组　　成	麻黄、杏仁、生姜、半夏各3.75克，石膏24克，紫苏3克，白前、细辛、桂心各2.25克，竹叶（切）10克，橘皮1.5克。
功能主治	宣肺平喘。主治肺劳实，气喘鼻张，面目苦肿。
用法用量	上药切碎。以水2000毫升，煮取600毫升，去滓，分3次服用。
方义方解	劳役而邪并于肺，故用金匮厚朴麻黄汤中麻黄、石膏、细辛以泄肺满。泽漆汤中半夏、生姜、白前、桂心以涤痰垢，加入紫苏、橘皮、竹叶以助麻黄、半夏、石膏之力，引清气上升，浊气下降，喘息面肿随手可愈矣。

半夏汤

组　成	半夏15克，生姜48克，桂心12克，甘草、厚朴各6克，人参、橘皮、麦门冬各9克。
功能主治	温肺益气。主治肺劳虚寒，心腹冷，气逆游气，胸胁气满，从胸达背痛，忧气往来，呕逆，饮食即吐，虚乏不足。
用法用量	上药切碎。以水2000毫升，煮取800毫升，去滓，分4次服用。
加减化裁	腹痛，加当归6克。
方义方解	劳乏而胸中阳气不布，浊阴上攻逆满，原非本虚之谓，故用参、桂、姜半温中，麦冬、甘草滋肺，即兼厚朴、橘皮开泄滞气，胸中阳气得人参、姜、桂守护之力，则浊阴不复上矣。

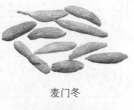
麦门冬

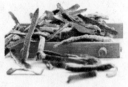
橘皮

※ 肺痿

　　肺痿是指肺叶痿弱不用，临床以咳吐浊唾涎沫为主症，为肺脏的慢性虚损性疾患。相当于现代医学的肺纤维化、肺硬变、肺不张等。

　　肺痿病名最早见于《金匮要略·肺痿肺痈咳嗽上气病脉证治》"曰：寸口脉数，其人咳，口中反有浊唾涎沫者何？师曰：为肺痿之病。"提出了肺痿病名、脉症。《千金要方·肺痿》明确提出该病分为热在上焦和肺中虚冷。认为"肺痿虽有寒热之分，从无实热之例。"

　　虚热证的症状主要是痿咳吐浊唾涎沫，质稠，或咳痰带血，咳声不扬，甚则声嘎，气急喘促，口渴咽燥，午后潮热，形体消瘦，皮毛干枯，舌红而干，脉虚数。证机为肺阴亏耗，虚火内炽灼津为痰。治法滋阴清热，润肺生津。

　　虚寒证的症状主要是咯吐涎沫，质稀量多，不渴，短气不足以息，头眩，神疲乏力，食少，形寒，小便数，或遗尿，舌质淡，脉虚弱。证机为肺气虚寒，气不化津津反为涎。治法温肺益气。

甘草干姜汤

组　成	甘草（炙）12克，干姜6克。
功能主治	温中益气。治伤寒脉浮，自汗出，小便数，心烦，微恶寒，脚挛急，咽中干，烦躁吐逆；肺痿，吐涎沫而不咳者。
用法用量	上二味，以水600毫升，煮取300毫升，去滓，分二次温服。

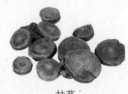
甘草

生姜甘草汤

组　成	生姜15克，甘草12克，人参9克，大枣12枚。
功能主治	补脾益肺，散寒化饮。肺痿，咳吐痰涎，唾沫不止，咽燥不渴，苔白津润，舌质淡红，脉缓滑。
用法用量	上4味，以水1400毫升，煮取600毫升，分3次服用。

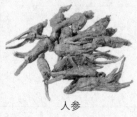

人参

麻黄汤

组　成	麻黄、芍药、生姜、细辛、桂心各9克，半夏、五味子各7.5克，石膏12克。
功能主治	宣肺平喘。主治肺胀。
用法用量	上药切碎。以水2000毫升，煮取600毫升，分3服用。
方义方解	于射干麻黄汤中除去生姜、半夏、细辛、五味、紫菀、款冬，但加甘草一味以和中气也。

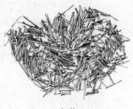

麻黄

甘草汤

组　成	甘草6克。
功能主治	治肺痿涎唾多，出血。
用法用量	以水600毫升，煮取300毫升，分3次服用。

※ 肺痈

　　肺痈是指由于热毒瘀结于肺，以致肺叶生疮，肉败血腐，形成脓疡，以发热，咳嗽，胸痛，咯吐腥臭浊痰，甚则咯吐脓血痰为主要临床表现的一种病证。

　　肺痈属内痈之一，是内科较为常见的疾病。中医药治疗本病有着丰富的经验，历代医家创立了许多有效方剂，其中不少方药长期为临床所选用。

　　《金匮要略》首次列有肺痈病名，并作专篇进行讨论。《金匮要略·肺痿肺痈咳嗽上气病脉证并治》曰："咳而胸满振寒，脉数，咽干不渴，时出浊唾腥臭，久久吐脓如米粥者，为肺痈。"指出成脓者治以排脓，未成脓者治以泻肺，分别制定了相应的方药，还强调早期治疗的重要性。《千金要方》创用苇茎汤以清肺排脓，活血消痈，此为后世治疗本病的要方。

临床表现为热毒瘀结，血败肉腐成痈所引起的肺痈症状，如发热，咳嗽、胸痛，咯吐腥臭浊痰，甚则脓血痰等，是肺痈的临床表现特征。本病发病多急，常突然出现恶寒或寒战，高热，午后热甚，咳嗽胸痛，咯吐黏浊痰，经过旬日左右，痰量增多，咯痰如脓，有腥臭味，或脓血相兼，甚则咯血量多，随着脓血的大量排出，身热下降，症状减轻，病情有所好转，经数周逐渐恢复。如脓毒不净，持续咳嗽，咯吐脓血臭痰，低烧，出汗，形体消瘦者，则可转入慢性。舌红，苔黄或黄腻，脉滑数或实。恢复阶段，多见气阴两虚，故舌质红或淡红，脉细或细数无力为多见。

清热散结，解毒排脓以祛邪，是治疗肺痈的基本原则。针对不同病期，分别采取相应治法。如初期以清肺散邪；成痈期，清热解毒，化瘀消痈；溃脓期，排脓解毒；恢复期，阴伤气耗者养阴益气，若久病邪恋正虚者，当扶正祛邪。在肺痈的治疗过程中，要坚持在未成脓前给予大剂清肺消痈之品以力求消散；已成脓者当解毒排脓，按照；"有脓必排"的原则，尤以排脓为首要措施；脓毒消除后，再予以补虚养肺。

肺痈为热壅血瘀的实热病证，即使风寒所致也已经化热，故切忌用辛温发散之药以退热，恐以热助热，邪热鸱张。同时，亦不宜早投补敛之剂，以免助邪资寇，延长病程，即使见有虚象，亦当分清主次，酌情兼顾。

苇茎汤

组　　成	苇茎（锉）30克，薏苡仁15克，桃仁50枚（去尖、皮、双仁者），瓜瓣15克。
功能主治	清肺化痰，逐瘀排脓。治肺痈。咳吐腥臭黄痰脓血，胸中肌肤甲错，隐隐作痛，咳时尤甚，口干咽燥，舌红苔黄，脉滑数。
用法用量	以水1000毫升，先煮苇茎，煮取500毫升，去滓，悉纳诸药，煮取300毫升，分二次服用，当吐如脓。
方义方解	本方为治肺痈名方。方中苇茎甘寒轻浮，清肺泻热为君；瓜瓣化痰排脓为臣；桃仁活血祛瘀，薏苡仁清肺破毒肿，共为佐使。四药合用，共成清肺化痰，逐瘀排脓之功。肺痈未成或已成者均可使用。

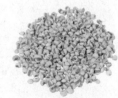

薏苡仁

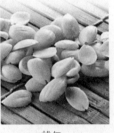

桃仁

第二章　五脏六腑养生法

桔梗汤

组　　成	桔梗3克，甘草6克。
功能主治	宣肺利咽，清热解毒。治风邪热毒客于少阴，上攻咽喉，咽痛喉痹，风热郁肺，致成肺痈，咳嗽，胸满振寒，咽干不渴，时出浊沫，气息腥臭，久则吐脓者。
用法用量	以水300毫升，煮取210毫升，去滓，分二次温服。

桔梗

桂枝去芍药加皂荚汤

组　　成	桂枝、生姜各9克，甘草、皂荚各6克，大枣12枚。
制　　法	上五味，切碎。
功能主治	通调营卫，平喘涤痰。治肺痈，吐涎沫，初起有表邪者。
用法用量	以水1400毫升，煮取600毫升，去滓，分3次服用。以水300毫升，煮取210毫升，去滓，分二次温服。

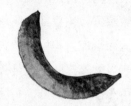

皂荚

葶苈大枣泻肺汤

组　　成	葶苈9克（熬令黄色，捣丸），大枣20枚。
功能主治	泻肺去痰，利水平喘。治肺痈，胸中胀满，痰涎壅塞，喘咳不得卧，甚则一身面目浮肿，鼻塞流涕，不闻香臭酸辛；亦抬支饮不得息者。
用法用量	先以水600毫升，煮枣取400毫升，去枣，纳葶苈，煮取200毫升，顿服。
方义方解	方中葶苈子入肺泻气，开结利水，使肺气通利，痰水俱下，则喘可平，肿可退；但又恐其性猛力峻，故佐以大枣之甘温安中而缓和药力，使驱邪而不伤正。

脾为谏论大夫，气血生化之源

　　《千金要方》曰：脾"为谏论大夫，并四脏之所受。"脾位于腹腔上部，膈膜之下，与胃以膜相连，"形如犬舌，状如鸡冠"，与胃、肉、唇、口等构成脾系统。主运化、统血，输布水谷精微，为气血生化之源，人体脏腑百骸皆赖脾以濡养，故有后天之本之称。在五行属土，为阴中之至阴。脾与四时之长夏相应。

※ 脾主运化

运，即转运输送；化，即消化吸收。脾主运化，指脾具有将水谷化为精微，并将精微物质转输至全身各脏腑组织的功能。实际上，脾就是对营养物质的消化、吸收和运输的功能：饮食物的消化和营养物质的吸收、转输，是在脾胃、肝胆、大小肠等多个脏腑共同参与下的一个复杂的生理活动，其中脾起主导作用：脾的运化功能主要依赖脾气升清和脾阳温煦的作用：脾宜升则健。"人纳水谷，脾气化而上升"（《医学三字经·附录·脏腑》），"脾升而善磨"（《四圣心源》），水谷入胃，全赖脾阳为之运化。故"脾有一分之阳，能消一分之水谷；脾有十分之阳，能消十分之水谷"（《医原》）。脾的运化功能，统而言之曰运化水谷；分而言之，则包括运化水

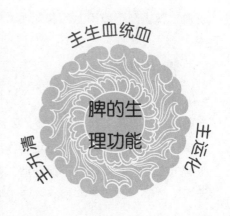

脾的生理功能

主生血统血

主运化

主升清

谷和运化水液两个方面。脾的运化功能强健，习惯上称作"脾气健运"。只有脾气健运，则机体的消化吸收功能才能健全，才能为化生气、血、津液等提供足够的养料，才能使全身脏腑组织得到充分的营养，以维持正常的生理活动。反之，若脾失健运，则机体的消化吸收功能便因之而失常，就会出现腹胀、便溏、食欲不振以至倦怠、消瘦和气血不足等病理变化。

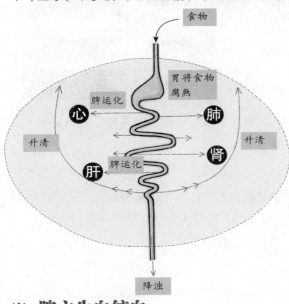

食物

胃将食物腐熟

心 脾运化 肺

升清 升清

肝 脾运化 肾

降浊

※ 脾主生血统血

脾主生血，指脾有生血的功能。统血，统是统摄、控制的意思。脾主统血，指脾具有统摄血液，使之在经脉中运行而不溢于脉外的功能。脾运化的水谷精微，经过气化作用生成血液。脾气健运，化源充足，气血旺盛则血液充足。若脾失健运，生血物质缺乏，则血液亏虚，出现头晕眼花，面、唇、舌、爪甲淡白等血虚征象。脾不仅能够生血，而且还能摄血，具有生血统血的双重功能。所以说："脾

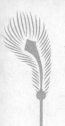

统血，脾虚则不能摄血；脾化血，脾虚则不能运化，是皆血无所主，因而脱陷妄行"（《金匮翼·卷二》）。

※ 脾主升清

升，指上升和输布；清，指精微物质。脾主升清是指脾具有将水谷精微等营养物质，吸收并上输于心、肺、头目，再通过心肺的作用化生气血，以营养全身，并维持人体内脏位置相对恒定的作用。这种运化功能的特点是以上升为主，故说"脾气主升"。如脾气不能升清，则水谷不能运化，气血生化无源，可出现神疲乏力、眩晕、泄泻等症状。脾气下陷（又称中气下陷），则可见久泄脱肛甚或内脏下垂等。

※ 脾与中医意象

第一，脾在体合肌肉、主四肢

这是因为，人体的四肢、肌肉，均需要脾胃运化来的水谷精微的充养。只有脾气健运，气血生化有源，周身肌肉才能得到水谷精微的充

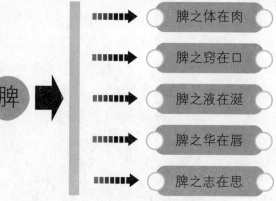

脾之体在肉

脾之窍在口

脾之液在涎

脾之华在唇

脾之志在思

养，从而保持肌肉丰满，壮健有力。若脾失健运，气血化源不足，肌肉失养，则可致肌肉瘦削或萎软、倦怠无力，甚至不用。

人体的四肢，同样需要脾胃运化的水谷精微等营养，方能维持其正常的生理活动，四肢的营养输送，全赖清阳的升腾与宣发。脾主运化与升清，因为脾气健运，则四肢的营养充足，其活动亦强劲有力；若脾失健运，清阳不升，布散无力，则四肢的营养不足，则可见四肢倦怠无力，甚则萎弱不用。

第二，脾开窍于口

《千金要方·脾脏》说："口唇者，脾之官，脾气通于口，口和则能别五谷味矣。"口，即口腔，为消化道的最上端，人的饮食及口味与脾的运化功能直接相关。只有脾气强健，则饮食、口味才能正常。如果脾失健运，则不仅可见食欲不振，还可见到口味异常，如口淡无味、口腻、口甜等。

第三，脾在液为涎

《千金要方·脾脏》说：脾"在气为噫，在液为涎"。涎为口津，是口腔中分泌的唾液中较清稀的部分，有保护口腔黏膜、润泽口腔的作用，在进食时分泌

较多，有助于食物的吞咽和帮助消化的生理功能。在正常情况下，涎液上行于口，但不溢出于口外。若脾胃不和，则往往可导致涎液分泌的急剧增加，从而发生口涎自出等现象，故说脾在液为涎。

第四，脾其华在唇

口唇的色泽，与全身的气血是否充盈有关。由于脾胃为气血生化之源，所以口唇的色泽是否红润，不但能反映全身的气血状况，而且实际上也是脾胃运化水谷精微的功能状态的反应。如脾失健运，气血生化无源，则可见口唇色淡无华，甚则萎黄不泽。

第五，脾在志为思

《千金要方·脾脏》说："脾主意，脾脏者，意之舍，意者存忆之志也。为谏论大夫，并四脏之所受。心有所忆谓之意，意之所存谓之志，因志而存变谓之思，因思而远慕谓之虑，因虑而处物谓之智。"思与脾的关系甚为密切，故有"思出于心，而脾应之"的说法。正常思考问题，对机体的生理活动并无不良的影响，但在思虑过度，所思不遂等情况下，就能影响机体的正常生理活动。其中最主要的则是影响气的正常运行，气机失调，导致气滞与气结。因此，思虑过多，多影响脾的运化功能，导致脾胃呆滞，运化失常，消化吸收机能障碍，常出现脘腹胀闷，食欲不振，头目眩晕等症，即所谓"思则气结"。日常生活中，由于精神紧张或思虑过度引起消化机能减退和障碍，则是屡见不鲜的。

※ 脾脏保健

脾胃最重要的功能就是受纳、腐熟饮食，运化水谷精微，为整个人体的生命活动提供能源和动力。因此，饮食保健是其保健的重点，如饮食有节、饮食卫生、进食保健等。

脾胃的保健还要充分注意综合护养，积极参加各种有益的健身活动，提高身体素质。生活起居要有一定规律，保证充足而良好的睡眠，生活、工作从容不迫而不过度紧张。适应自然变化，注意腹部保暖。脾胃功能素虚者，可采用药兜保暖，结合腹部自我按摩。此外，还可采用针灸保健、气功保健等。如在患病时，用药要顾及脾胃。一是在药物之中适当配合保护脾胃之品；二是尽量避免服用损伤脾胃的药物。例如，阿司匹林、水杨酸制剂、保泰松、消炎痛、红霉素、利血平、激素等能引起溃疡，宜少用或慎用。

※ 脾实热

脾实热以足寒胫热，腹胀满，烦扰不得卧为主证。《千金要方·脾脏》说：

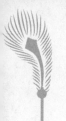
"右手关上脉阴实者，足太阴经者，病苦足寒胫热，腹胀满，烦扰不得卧，名曰脾实热也。"《太平圣惠方》卷五："夫脾实则生热，热则阳气盛，阳气盛则心胸烦闷，唇口干焦，身体颊疼，体重不能转侧，语声沉而心急，咽喉痛而不利，舌本肿强，口内生疮，腹胁胀满，不能安卧……。"或兼见便秘溺黄等症。治宜泻脾清热。《千金方》对脾实热的不同症状进行辨证论治，列出了如下方剂：

泻热汤

组　　成	前胡、茯苓、龙胆、细辛、芒硝各9克，杏仁12克，玄参、大青各6克，苦竹叶（切）10克。
功能主治	清热宁神。治舌本强直，或梦歌乐而体重不能行。
用法用量	上九味切碎，以水1800毫升煎煮，煮取600毫升，分三服，食后服。

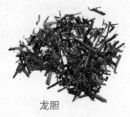

龙胆

射干煎

组　　成	射干24克，大青9克，石膏30克，赤蜜200毫升。
功能主治	清热宁神。舌本强直，或梦歌乐而体重不能行。脾实，咽干口燥，舌本肿强，腹胁满胀，大便涩难。
用法用量	上药切碎。以水1000毫升，煮取300毫升，去滓，下蜜，煎取400毫升，分3次服用。
方义方解	射干苦寒有毒而能解毒，为喉痹咽痛专药，舌本强直，亦宜用之，以其能破宿血散结气也；大青解心下热毒，泻肝胆实火，正所以祛心胃之邪热；石膏治心下逆气，舌焦不能息，腹中坚痛，肢体沉重；赤蜜主心腹邪气，止痛解毒，且能安五脏，和百药。

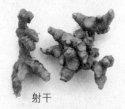

射干

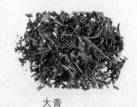

大青

※ 脾胃俱实

脾胃俱实，指脾胃两经邪实。《千金要方·脾脏》："右手关上脉阴阳俱实者，足太阴与阳明经俱实也，病苦腹胀，腹坚，引胁下痛，胃气不转，大便难，时反泄利，腹中痛，上冲肺肝，动五脏，立喘鸣，多惊，身热汗不出，喉痹精少，名曰脾胃俱实也。"《千金方》对脾虚寒的不同症状进行辨证论治，列出了如下方剂：

大黄泻热汤

组　　成	大黄9克(细切，用水100毫升别渍一宿)，泽泻、茯苓、黄芩、细辛、芒硝、橘皮各6克，甘草9克。
功能主治	清脾泻热。主治脾有实热，腹中热而切痛，舌强腹胀，身重，食不下。
用法用量	上八味，切碎。用水700毫升，煮取350毫升，去滓，下大黄，更煎二沸，去滓；下芒硝，分三服。

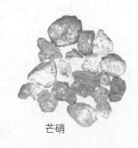
芒硝

石膏汤

组　　成	石膏（碎）48克，生地黄汁、赤蜜各200毫升，淡竹叶（切）50克。
功能主治	清脾泻热。治脾热胁痛，热满不歇，目赤不止，口唇干裂。
用法用量	上四味先以水2400毫升煮淡竹叶，取1400毫升，去滓，澄清，下石膏，煮取300毫升，去滓，下地黄汁煮两沸，次下蜜煎取600毫升，细细服之。

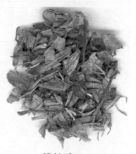
淡竹叶

※ 脾虚冷

　　脾虚冷即脾虚寒，指脾气、脾阳虚寒出现的症候。《千金要方·脾脏》："右手关上脉阴虚者，足太阴经也。病苦泄注，腹满气逆，霍乱，呕吐，黄瘅心烦，不得卧，肠鸣，名曰脾虚冷也。"《三因极一病证方论·脾胃经虚实寒热证治》："脾虚寒病，泄泻，腹满，气逆，呕吐，心烦不得卧，肠鸣，虚胀，饮食不消，劳倦，虚羸，喜噫，四肢逆冷，多卧少起，情意不乐。"宜温中健脾。

　　《千金方》对脾虚寒的不同症状进行辨证论治，列出了如下方剂：

槟榔散

组　　成	槟榔(皮子并用)8枚，人参、茯苓、陈曲、厚朴、麦蘖、白术、吴茱萸各6克。
功能主治	和中消积。主治脾寒，饮食不消，劳倦气胀噎满，忧恚不乐。
制　　法	上药切碎并过筛为散。
用法用量	每服2克，食后酒调下，1日2次。
方义方解	脾寒，饮食不消，劳倦气胀噎满，虽用槟榔皮子、曲蘖、厚朴，不得吴茱萸之温中下气，噎满必不能除；不得参、苓、白术之扶助胃气，冷食必不能化。尤妙在和滓酒服，以行温散之力也。

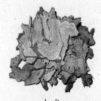

白术

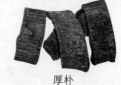

厚朴

温脾丸

组　　成	黄柏、大麦蘖、吴茱萸、桂心、干姜、细辛、附子、当归、大黄、曲、黄连各3克。
功能主治	健脾和胃。主治久病虚羸，脾气弱，食不消，喜噎。
制　　法	上为末，炼蜜为丸，如梧桐子大。
用法用量	每服15丸，空腹以酒送服，1日3次。

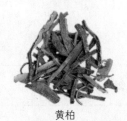

黄柏

麻豆散

组　　成	大麻子45克，大豆(炒黄香)36克。
制　　法	上为末。
功能主治	和中消积。主治脾胃气弱，水谷不得下，遂成不复受食。
用法用量	每次服用1.65克，每日4～5次。

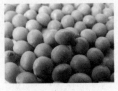

大豆

※ 脾胃俱虚

　　脾胃俱虚，指脾胃两经俱虚。《千金要方》："右手关上脉阴阳俱虚者，足太阴与阳明经俱虚也。病苦胃中如空状，少气不足以息，四逆寒，泄注不已，名曰脾胃俱虚也。"

　　《千金方》对脾胃俱虚的不同症状进行辨证论治，列出了如下方剂：

白术散

组　　成	白术、厚朴、人参、吴茱萸、茯苓、麦蘖曲、川芎各9克。
制　　法	上药切捣并过筛后制为散。
功能主治	温中益气。主治脾胃俱虚冷，腹胀，不能饮食。
用法用量	每服1克，食后酒下，日3次。

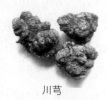

川芎

消食断下丸

组　　成	曲、大麦蘖各10克，吴茱萸12克。
制　　法	上为末。炼蜜为丸，如梧桐子大。
功能主治	消食止泻。主治泄泻寒冷。
用法用量	每服15丸，1日3次。

吴茱萸

曲蘖散

组　　成	法曲、杏仁、麦蘖各15克。
制　　法	上药切捣并过筛后制为散。
功能主治	消食和胃。主治肠中水气、腹胀。
用法用量	每服1.2克，食后酒下，1日3次。

杏仁

胃为水谷之腑，号仓库守内啬吏

《千金要方·胃腑》："胃腑者，主脾也。口唇者，是其候也。脾合气于胃，胃者水谷之腑也。号仓库守内啬吏。"胃是腹腔中容纳食物的器官。其外形屈曲，上连食道，下通小肠。主受纳腐熟水谷，为水谷精微之仓、气血之海，胃以通降为顺，与脾相表里，脾胃常合称为后天之本。胃与脾同居中土，但胃为燥土属阳，脾为湿土属阴。

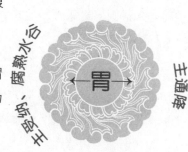

※ 主受纳、腐熟水谷

受纳，接受和容纳；腐熟，是胃将饮食物进行初步消化变成食糜的过程。胃主受纳、腐熟水谷，是指胃能够容纳由食管下传的食物，并将食物进行初步消化，

下传于小肠的功能，故胃有"水谷之海"、"太仓"之称。胃的受纳、腐熟作用为脾的运化功能提供了物质基础。因此，常把脾胃同称为"后天之本，气血生化之源"，把脾胃的功能概括为"胃气"。人体后天营养的来源与"胃气"的强弱有密切的关系，临床上常把"胃气"的强弱作为判断疾病的轻重、预后的一个重要依据，治疗上注重"保胃气"。如若胃的受纳、腐熟功能失常，则胃脘胀痛、纳呆厌食、嗳气酸腐、消谷善饥等；胃气大伤，则饮食难进，预后较差，甚则胃气败绝，生命垂危，故有"人有胃气则生，无胃气则死"之说。

※ 主通降

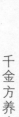

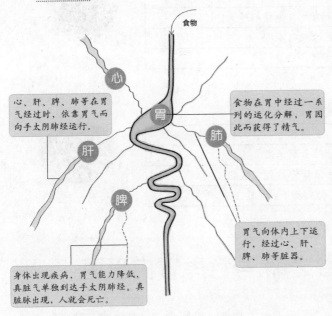

心、肝、脾、肺等在胃气经过时，依靠胃气而向手太阴肺经运行。

食物在胃中经过一系列的运化分解，胃因此而获得了精气。

胃气向体内上下运行，经过心、肝、脾、肺等脏器。

身体出现疾病，胃气能力降低，真脏气单独到达手太阴肺经。真脏脉出现，人就会死亡。

通降，是指胃气以通畅下降为顺。饮食物入胃，经胃的腐熟后下传小肠进一步消化吸收，清者由脾转输，浊者下传大肠，化为糟粕排出体外，整个过程是靠胃气的"通降"作用来完成的。因此，胃主通降就是指胃能够将食糜下传小肠、大肠，并排出糟粕的过程。胃主通降就是降浊，降浊是受纳的前提条件。因此，胃失通降，

不仅使食欲下降，而且因浊气上逆而发生口臭、脘腹胀满疼痛，或嗳气、呃逆、大便秘结，甚则出现恶心、呕吐等症。

※ 胃喜润恶燥

胃主受纳腐熟水谷的生理功能，除胃气的推动、温煦作用外，还需要胃液（阴）的濡润滋养，其功能才能正常。《灵枢·营卫生会》说："中焦如沤。"沤者，久渍也，长时间浸泡之义。饮食入胃，必赖胃液浸渍和腐熟；若胃液不足，沤腐难成，而致消化不良诸症。

从胃受纳腐熟功能失常的临床表现来看，因胃阴虚而致者，亦每每易见，特别是慢性萎缩性胃炎更为突出。因胃属燥土，无水不沤。导致胃阴虚的原因很多，总括起来不外乎外感、伤两个方面。外感方面，以暑、热、燥邪为主要。暑热伤

人，汗出过多，可劫夺胃阴；温热病邪侵袭，可直接熏灼胃阴；燥热耗灼，则胃津枯涸。在内伤方面，或因素体阴虚，津液不足；或因阳明热盛，灼伤胃津；或因肝郁化火，犯胃伤阴；或因久病、产后、高年之人，阴气大亏；以及误施汗、吐、下法，损伤胃阴。上述种种原因，劫阴伤液，致令胃阴不复。

※ 人以胃气为本

《中国医学大辞典·胃》说："胃气，胃中运化水谷之精气也。"脾与胃相为表里，一脏一腑，一运一纳，一升一降，相互协调，共同完成对饮食物的消化、精微物质的吸收过程。所以《素问·灵兰秘典论》说："脾胃者，仓廪之官，五味出焉。"脾运胃纳，是相互协作的，二者缺一不可，无胃之受纳，则就无脾之运化；若无脾之健运，则胃就难以受纳。因此，"人以胃气为本"之"胃气"，是指脾胃之气，以及脾胃消化吸收的水谷之精气，这是脾胃同为后天之本的生理基础。《素问·平人气象论》说："人以水谷为本。"胃主受纳腐熟水谷，脾主运化水谷，脾胃密切合作，才能使水谷化为精微，化生气血，充养全身。故称"胃为水谷气血之海"。《灵枢·营卫生会》说："人受气于谷，谷入于胃，以传与肺，五脏六腑，皆以受气。"皆强调胃气在人体生命活动中的重要作用。脾胃的消化功能和饮食的营养，对人体生命和健康至关重要，故言"人以胃气为本"。

胃气不足，则会影响疾病的发生与发展变化。《灵枢·五味》说："水谷皆入于胃，五脏六腑皆禀气于胃。……故谷不入，半日则气衰，一日则气少矣。"胃气盛衰对疾病的发生及发展变化有着密切关系。

※ 胃的保健

首先，饮食规律化

有人在饮食上不能控制自己，遇到好吃的就猛吃一顿，不合口味的就饿一顿，这样就易造成胃的蠕动功能紊乱，进而使迷走神经和胃壁内的神经丛功能亢进，促进胃液的分泌，久而久之就会出现胃炎或胃溃疡。因此，饮食应该定时定量，千万不要暴饮暴食。

其次，注意饮食卫生

吃饭时一定要细嚼缓咽，使食物在口腔内得到充分的磨切、并与唾液混合，这样可以减轻胃的负担，使食物更易于消化。

再次，少吃对胃有刺激性的药物

长期服用对胃黏膜有刺激性的药物，如红霉素、强的松等，都可造成胃黏膜损伤而出现炎症或溃疡。因此，不要长期服用对胃有刺激性的药物。

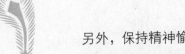
另外，保持精神愉快

胃是否健康与精神因素有很大关系。过度的精神刺激，如长期紧张、恐惧、悲伤、忧郁等都会引起大脑皮质的功能失调，促进迷走神经功能紊乱，导致胃壁血管痉挛性收缩，进而诱发胃炎、胃溃疡。因此，平时要精神愉快、性格开朗、意志坚强，并善于从困境中解脱自己。

※ 胃实热

胃实热，胃腑病邪盛实兼热之证。《千金要方·胃腑》：说"右手关上脉阳实者，足阳明经也。病苦头痛（《脉经》作腹中坚痛而热），汗不出如温疟，唇口干，善哕，乳痈，缺盆腋下肿痛，名曰胃实热也。"《太平圣惠方》卷五记载：其证口渴引饮，头痛如疟，口唇皆干，喜哕，或生乳痈，缺盆腋下肿，腹胀，身热心悬，消谷善饥，溺黄。

治宜清胃泄热。《千金方》对胃实热的症状进行辨证论治，列出了如下方剂和灸法：

泻胃热汤

组　　成	栀子仁、射干、升麻、茯苓各6克，芍药12克，白术15克，生地黄汁、赤蜜各200毫升。
功能主治	清胃泄热。胃实热，苦头痛，汗不出如温疟，唇口干，善哕，乳痈，缺盆腋下肿痛。
用法用量	上药切碎。以水1400毫升，煮取300毫升，去滓，下地黄汁煮两沸，次下蜜，煮取400毫升，分3服服用。
方义方解	泻热，反用白术，可见泻胃之热，而非泻胃之实也；方用升麻专走阳明，升发胃热，地黄滋阴退阳，赤蜜和胃解毒，射干散腹中结气，栀子仁滋胃中热气，芍药治邪气腹痛，茯苓宁五脏正气，而佐白术除热消食之功，祛邪养正，全赖苓、术之力耳。

艾灸足三里穴

胃中热病，灸三里30壮，穴在膝下3寸。

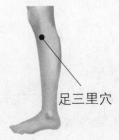

足三里穴

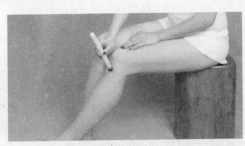

※ 胃虚冷

胃虚冷即胃虚寒，《千金要方·胃腑》：说"右手关上脉阳虚者，足阳明经也。病苦胫寒不得卧，恶风寒洒洒，目急，腹痛虚鸣（《外台》作耳虚鸣），时寒时热，唇口干，面目浮肿，名曰胃虚冷也。"因饮食失调、过食生冷、劳倦过度、或久病或忧思伤脾等所致。症见纳呆腹胀、脘腹痛而喜温喜按、口淡不渴、四肢不温、大便稀溏、或四肢浮肿、畏寒喜暖、小便清长或不利、妇女白带清稀而多，舌淡胖嫩，舌苔白润，脉沉迟等。症状表现为常因天气变冷、感寒食冷品而引发疼痛，疼痛时伴有胃部寒凉感，得温症状减轻。胃痛隐隐，绵绵不休，冷痛不适，喜温膏按，空腹痛甚，得食则缓，劳累或食冷或受凉后疼痛发作或加重，泛吐清水，食少，神疲乏力，手足不温，大便溏薄，舌淡苔白，脉虚弱。

治宜温阳建中，针对胃虚冷的不同症状，《千金方》，列出了如下方剂：

人参散

组　　成	人参、甘草、细辛各1.8克，麦冬、桂心、当归各2.1克，干姜6克，远志3克，吴茱萸0.6克，川椒0.9克。
功能主治	补胃温中。主治胃虚寒，身枯绝，诸骨节皆痛。
用法用量	上药切捣并过筛后制为散。食后，温酒服1克。

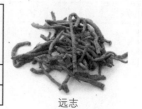

远志

补胃汤

组　　成	防风、柏子仁、细辛、桂心、橘皮各6克，川芎、吴茱萸、人参各9克，甘草3克。
功能主治	温中益气。主治胃中虚寒，腹痛肠鸣，面目浮肿，少气口苦，身无光泽，失眠，恶寒。
用法用量	上药切碎，用水2000毫升煎煮，取汁6000毫升，分3次服用。

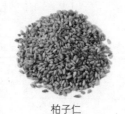

柏子仁

※ 反胃

反胃是指食后脘腹闷胀、宿食不化、朝食暮吐、暮食朝吐为主要临床表现的病证。多由饮食不节、酒色所伤，或长期忧思郁怒，使脾胃功能受损，以致气滞、血瘀、痰凝而成。又称胃反、翻胃。《千金要方·胃腑》：说"脾伤即不磨。朝食暮吐，暮食朝吐，宿谷不化，名为胃反。"病位于胃，主要与肝之疏泄不利与脾之运化功能失常有关。

《千金方》对反胃的症状进行辨证论治，列出了如下方剂：

茯苓汤

组　　成	茯苓、泽泻、半夏各12克，桂心、甘草各6克。
功能主治	和中止呕。治反胃而健口渴者。
用法用量	上五味切碎，以水1000毫升，煮取400毫升，分3次服用。

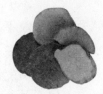

泽泻

橘皮汤

组　　成	橘皮9克，甘草、厚朴、茯苓、桂心、细辛、杏仁、竹皮各6克，槟榔10枚，前胡24克，人参3克，生姜15克。
功能主治	和中止呕。治胃反朝食暮吐，食后腹中刺痛。
用法用量	上药12味切碎，以水2600毫升，煮取600毫升，分3次服用。

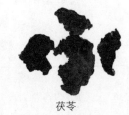

茯苓

前胡汤

组　　成	前胡、生姜各12克，橘皮9克，阿胶3克，大麻仁7.5克，桂心2.4克，甘草3克，吴茱萸6克，大枣10枚。
功能主治	和中止呕。主治反胃。
用法用量	药9味切碎，以水600毫升，酒400毫升，煮取340毫升，分3次服用。

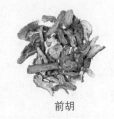

前胡

大半夏汤

组　　成	半夏45克，人参6克，白蜜200毫升，白术15克，生姜9克。
功能主治	补中止呕。治胃反不受食，食已即呕吐。
用法用量	上药切碎。以水1000毫升，和蜜合煎，煮取300毫升，分3次服用。
方义方解	《金匮》大半夏汤本治胃反呕逆，取人参助半夏之祛痰，白蜜滋半夏之辛燥，《千金》加白术、生姜，不但佐参、半之祛痰，且善行白蜜之滞也。

※ 呕吐

呕吐是指胃失和降，气逆于上，迫使胃中之物从口中吐出的一种病证。临床以有物有声谓之呕，有物无声谓之吐，无物有声谓之干呕，临床呕与吐常同时发生，故合称为呕吐。

呕吐的病位主要在胃，但与肝脾有密切的关系。基本病机为胃失和降，胃气上逆。病理性质不外虚实两类，实证因外邪、食滞、痰饮、肝气等邪气犯胃，以致胃气痞塞，升降失调，气逆作呕；虚证为脾胃气阴亏虚，运化失常，不能和降。病理演变：初病多实，呕吐日久，损伤脾胃，脾胃虚弱，可由实转虚。亦有脾胃虚弱，复因饮食所伤，而出现虚实夹杂之证。

呕吐以和胃降逆为治疗原则。偏于邪实者，治宜祛邪为主，分别采用解表、消食、化痰、解郁等法。偏于正虚者，治宜扶正为主，分别采用健运脾胃、益气养阴等法。虚实兼夹者，当审其标本缓急之主次而治之。

《千金要方·呕吐哕逆》，共载方27首，绝大多数为呕吐而设。并记载了灸法止呕。"吐逆呕不得食，灸心俞百壮。""吐逆饮食却出，灸脾募百壮。""凡呕者，多食生姜，此是呕家圣药。"下面仅列几剂：

小麦汤

组　　成	小麦(洗)18克，人参12克，青竹茹7.5克，茯苓9克，厚朴(炙)12克，甘草(炙)3克，生姜汁60毫升。
用法用量	上药七味，以水800毫升，煮取300毫升，分2次服用。
功能主治	和中止呕。主治呕吐不止。
禁　　忌	服药期间，忌食海藻、菘菜、醋。

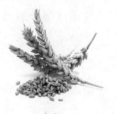

小麦

猪苓散

组　　成	猪苓、茯苓、白术各9克。
制　　法	上三味，杵为散。
功能主治	健脾利水。治呕吐，膈上有停饮，吐后欲饮水。
用法用量	每次6克，温开水调服，每日3次。

猪苓

生芦根汤

组　　成	生芦根（切）30克，青竹茹30克，粳米9克，生姜3克。
制　　法	上四味，切碎。
功能主治	清热生津，和胃降逆。治伤寒后，哕，干呕，不下食。
用法用量	以水1000毫升，煮取400毫升，分三次服。不止，再服三剂。

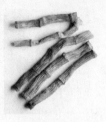

芦根

※ 腹胀

腹胀即腹部胀大或胀满不适。《千金要方·胃腑》"病者腹满，按而不痛者为虚，按之痛者为实也。夫腹中满不减，减不足言，此当下之。舌黄，未下者下之，黄自去。腹满时减复如故，此为寒，当得温药。"一般说来胃肠气胀均有腹部膨隆，局限于上腹部的膨隆多见于胃或横结肠积气所致，小肠积气腹部膨隆可局限于中腹部，也可为全腹部膨隆，结肠积气腹部膨隆可局限于下腹部或左下腹部，幽门梗阻时，上腹部可有胃型及蠕动波，肠梗阻时可见肠型及肠蠕动波，肠鸣音亢进或减弱，腹膜炎患者可有压痛及肌紧张。临床辨证应分清寒热虚实，应用理肠调胃安神汤加减治疗，可分为四型：

气滞作胀：患者自觉上腹部胀满堵塞，连及肝区和后背，甚则因胀致痛，每因生气或情志刺激诱发或加重，伴有烦躁易怒，恶心呕吐，食少嗳气，甚至吞酸等。治以疏达肝气、健脾和胃。

脾虚腹胀：肝炎日久，长期食欲不振，食少腹胀，食后加重，伴有四肢倦怠乏力，少气懒言，大便干稀不调、小腹重坠、四肢不温或有轻度水肿。治以健脾消胀、升清降浊。

血瘀腹胀：病人小腹部持续性胀满，昼轻夜重，形体消瘦，面色苍白，指甲青紫、微血管怒张，舌绛脉涩。查体可见肝脾肿大，腹壁静脉曲张等。

湿热腹胀：胃脘少腹胀满，甚至满腹胀，持续不能缓解，多吃油腻则更甚，伴有烦躁，口渴不想喝水，头晕不清、恶心、厌油腻，大便黏滞不爽，放屁恶臭、小便黄赤等。治以利湿为主，兼以清热、理肠调胃。

《千金方》对反胃的症状进行辨证论治，列出了如下方剂：

温胃汤

组　　成	附子、当归、厚朴、人参、橘皮、芍药、蜀椒、甘草各3克，干姜3.75克。
制　　法	上九味切碎。
功能主治	温中益气。治胃寒气逆，腹胀咳嗽，食欲不振。
用法用量	以水900毫升，煮取500毫升，分二次温服。

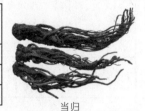

当归

附子粳米汤

组　　成	附子1枚，粳米10克，半夏7.5克，甘草3克，大枣10枚。
功能主治	温中祛寒。主治喜怒忧思，扰乱脏气，胸腹胀满，肠鸣走气，呕吐不食。
用法用量	上药切碎。以水1600毫升，煮药至米熟，去滓，分3次服用。

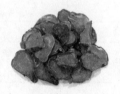

附子

65

大桂汤

组　　成	桂心、生姜各48克，半夏15克，黄芪12克。
功能主治	温阳益气。主治虚羸，胸膈满。
用法用量	上药切碎。以水3000毫升，煮取1000毫升，分5次服用，日3夜2。

半夏

大半夏汤

组　　成	半夏15克，大枣20枚，甘草、附子、当归、人参、厚朴、茯苓、枳实各6克，桂心15克，生姜24克，蜀椒200粒。
功能主治	散寒降逆，下气。主治中虚胃冷胀满。肝气不平，胜克于脾，脾郁不行，结聚涎沫，闭于脏气，腑气不舒，胃中胀满，其脉弦迟。
用法用量	上药切碎。以水2000毫升，煮取600毫升，分3次服用。
方义方解	《金匮》治胃反呕逆大半夏汤，只人参、半夏、白蜜三味。此以胃虚腹满，故去白蜜之腻滞，加椒、姜、附子以散寒结，枳实、厚朴以泄腹满，当归、茯苓以和血气，生姜、大枣以和荣卫，甘草代白蜜之和脾，并和椒、姜、附子之烈也。

厚朴三物汤

组　　成	厚朴24克，大黄12克，枳实5枚。
功能主治	通下消积。主治腹满痛，大便闭。腹满发热数10日。腹中热，大便不利，暑湿腹痛，大便结。食积痛，寒饮食过伤，心腹卒痛，如锥刺之状，若伤湿热之物，不得化而闷乱便秘者。
用法用量	用水2400毫升煎煮，取汁1000毫升，入大黄再煎，取汁600毫升，去渣，每次服200毫升。

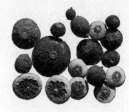

枳实

吴茱萸汤

组　　成	吴茱萸、半夏各15克，小麦18克，甘草、人参、桂心各3克，大枣20枚，生姜24克。
功能主治	温中和胃。主治久寒，胸胁逆满，不能食。
用法用量	上药切碎。以酒1000毫升、水600毫升，煮取600毫升，分3次服。

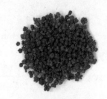

吴茱萸

千金方养生智慧

※ 痼冷积热

痼冷病系寒邪久伏、固滞于肠胃，阳气郁结的病证。见《千金要方》卷十六。《三因极一病证方论·痼冷积热证治》："痼冷者，中寒也。多因真气既微，胃气不实，复啖生冷、冰雪之属，致肠胃虚寒，阴既停凝，阳不能正，大便洞泄，小便频并，鼻多清涕，呕吐涎沫，水谷不化，洒洒渐渐，皆阳虚阴盛之所为也。"宜温阳健脾养胃，祛寒固真。

《千金方》对反胃的症状进行辨证论治，列出了如下方剂：

匈奴露宿丸

组　　成	礜石、桂心、附子、干姜各6克。
制　　法	上为末，炼蜜为丸，如梧桐子大。
功能主治	散寒消癥。主治寒冷积聚。
用法用量	1服10丸，日3服，稍加之。
方义方解	露宿者，形寒饮冷致病，故用礜石之大辛大热，以治腹中坚癖邪气；兼取附子、桂心、干姜壮其雄烈，以破癖冷沉寒，能助阳气内充，即使霜行露宿，亦可无虞。

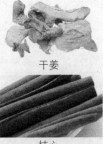

干姜

桂心

半夏汤

组　　成	半夏15克，桂心12克，生姜24克。
功能主治	温中和胃。主治胸满有气，心腹中冷。
用法用量	上药切碎，以水1400毫升，煮取400毫升，1服140毫升，1日3次。
方义方解	以姜、半开胸中痰满，桂心散腹中冷气。

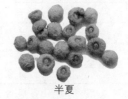

半夏

生姜汤

组　　成	生姜48克，甘草9克，桂心12克。
功　　效	温中下气。
用法用量	上药切碎，以水1200毫升，煮取300毫升，每服100毫升，1日3次。
方义方解	甘草欸留姜、桂之性，以尽温中之力也。

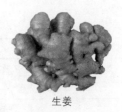

生姜

甘草汤

组　　成	甘草、生姜、五味子各6克，人参3克，吴茱萸15克。
功能主治	补脾益气。主治虚羸惙惙，气欲绝。
用法用量	上药切碎。以水800毫升，煮茱萸令小沸，去滓纳药，煮取320毫升，分2服。服数剂佳。
方义方解	参、姜、吴萸温中散寒，乃吴茱萸汤之变方。彼用大枣以行脾津，此用甘草以和胃气，五味子以收津液也。

甘草

五味子

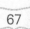

乌头桂枝汤

组　　　成	乌头5枚，白蜜200毫升。
功　能　主　治	驱寒止痛，散寒解表。腹中疝痛，畏寒喜热，身体疼痛，手足逆冷，舌淡，苔薄白，脉浮弦有紧象。
用　法　用　量	以蜜200毫升，煎取100毫升，去滓，以桂枝汤50毫升冲解之，取100毫升后，初服20毫升不愈，即服30毫升；又不愈，复加至50毫升。其愈者，如醉状，得吐者为中病。

乌头

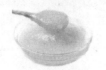

白蜜

第二章　五脏六腑养生法

露宿丸

组　　成	附子、乌头、桂心、礜石各12克。
制　　法	上为末，蜜丸如胡豆大。
功能主治	温中祛寒。主治遇冷气心下结紧，呕逆，寒食不消；并伤寒晨夜触寒冷恶气。
用法用量	每服3丸，以酒送下，日3次。加至10丸。
用药禁忌	忌热食近火，宜冷食饮。

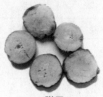

附子

大黄附子汤

组　　成	大黄9克，附子3枚，细辛9克。
功能主治	温中散寒，通便止痛。主寒邪与积滞互结肠道，胁下或腰胯偏痛，便秘，手足不温，苔白，脉紧弦。
用法用量	上三味，用水500毫升，煮取200毫升，分三次温服。若身体强壮的人煮取250毫升，分三次温服，每相隔约一小时。
方义方解	方中附子、细辛温经散寒，大黄泻下通便。三味合用，共成温经散寒，通便止痛之功。

大黄

细辛

承气汤

组　　成	前胡、枳实、桂心、大黄、寒水石、知母、甘草各3克，硝石、石膏、瓜蒌根各6克。
功能主治	清胃泄热。主治气结胸中，热在胃管，饮食呕逆，渴者。
用法用量	上药切碎。以水2000毫升，煮取600毫升，分3次服用。
方义方解	承气者，承制逆上之气也。此方虽借承气之名，实取《金匮》大黄甘草汤之制，以治胸中客热，加前胡、枳实以下气，知母、石膏、寒水、瓜蒌以化热，消石、桂心为伏热之开导也。

胆为中清之腑，十一脏取决于胆

《千金要方·胆腑》称："胆腑者主肝也，肝合气于胆。胆者中清之腑也。"胆居六腑之首，又隶属于奇恒之府，其形呈囊状，若悬瓠，附于肝之短叶间。胆属阳属木，与肝相表里，肝为脏属阴木，胆为腑属阳木。胆贮藏排泄胆汁，主决断，调节脏腑气。

※ 储存和排泄胆汁

　　胆汁，味苦，呈黄绿色，具有促进食物消化吸收的作用。胆汁由肝之精气所化，储存于胆，故称胆为"中精之府""清净之府"。胆汁的排泄必须依赖于肝的疏泄功能的调节和控制。肝的疏泄功能正常，则胆汁排泄畅达，脾胃运化功能健旺。若肝气郁结，胆汁排泄不利，则影响脾胃的消化功能，可见胸胁胀满、食欲不振或大便失调；若肝的疏泄太过，胆气上逆，则见口苦、呕吐黄绿苦水；若湿热蕴结肝胆，胆汁不循常道，外溢肌肤，则见黄疸；胆汁排泄不畅，日久则导致砂石瘀积。

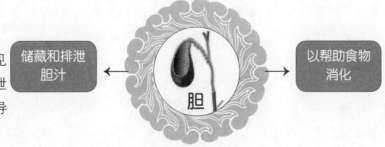

储藏和排泄胆汁 ← 胆 → 以帮助食物消化

※ 主决断

　　决断属于思维的范畴。胆主决断，是指胆具有判断事物，并做出决定的作用。胆的这一功能对防御和消除某些精神刺激的不良影响，以维持和控制气血的正常运行，确保各脏腑之间的协调关系具有重要的作用。由于肝胆相互依附，互为表里，肝主谋虑，胆主决断，所以肝胆的相互协调，共同调节着精神思维活动的正常进行。临床上常见胆气不足之人，多易惊善恐，遇事不决等。

※ 调节脏腑气机

　　胆合于肝，助肝之疏泄，以调畅气机，则内而脏腑，外而肌肉，升降出入，纵横往来，并行不悖，从而维持脏腑之间的协调平衡。胆的功能正常，则诸脏易安，故有"凡十一脏取决于胆"（《素问·六节脏象论》）之说。人体是一个升降出入气化运动的机体，肝气条达，气机调畅，则脏腑气机升降有序，出入有节，而阴阳平衡，气血和调；胆为腑，肝为脏，脏腑之中脏为主，腑为从。何谓"十一脏取决于胆"，而不云"十一脏取决于肝"呢？因为肝为阴木，胆为甲木，为阳中之少阳。"阳予之正，阴为之主"（《素问·阴阳离合论》）。阴为阳基，阳为阴统，阳主阴从，即阴之与阳，阳为主导。胆为阳木，而肝为阴木，阳主阴从，故谓"十一脏取决于胆"。

　　总之，"十一脏取决于胆"旨在说明在思维活动中，肝主谋虑，胆主决断。肝胆相互为用，而非指胆具"五脏六腑之大主"的作用。胆之决断必须在心的主导下，才能发挥正常作用。

69

第二章　五脏六腑养生法

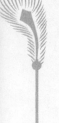

※ 胆的生理特性

其一，胆气主升

胆为阳中之少阳，禀东方木德，属甲木，主少阳春升之气，故称胆气主升。胆气主升，实为胆的升发条达之性，与肝喜条达而恶抑郁同义。甲子为五运六气之首，其时应春，且为阳中之少阳。春气升则万物皆安，这是自然界的规律。人与天地相参，在人体则胆主甲子，胆气升发条达，如春气之升，则脏腑之气机调畅。胆气主升之升，谓木之升，即木之升发疏泄。胆气升发疏泄正常，则脏腑之气机升降出人正常，从而维持其正常的生理功能。

其二，性喜宁谧

宁谧，清宁寂静之谓。胆为清净之府，喜宁谧而恶烦扰。宁谧而无邪扰，胆气不刚不柔，禀少阳温和之气，则得中正之职，而胆汁疏泄以时，临事自有决断。邪在胆，或热，或湿，或痰，或郁之扰，胆失清宁而不谧，失其少阳柔和之性而壅郁，则呕苦、虚烦、惊悸、不寐，甚则善恐如人将捕之状。临床上用温胆汤之治虚烦不眠、呕苦、惊悸，旨在使胆复其宁谧温和之性而得其正。

※ 胆的保健

在养生保健方面，胆与肝大致相同，主要宜调节情志，精神愉快，心胸豁达，才有利于健康。

※ 胆实热

胆实热是胆感受热邪所致的证候。《千金要方》卷十二："左手关上脉阳实者，足少阳经也。病苦腹中气满，饮食不下，咽干头痛，洒洒恶寒，胁痛，名曰胆实热也。"治疗本病宜清胆安神，《千金方》中采用以下方剂：

半夏千里流水汤

组成	半夏、宿姜、酸枣仁各9克，生地黄15克，黄芩3克，远志、茯苓各6克，秫米20克。
功能主治	泻热。主治胆腑实热，精神不守，腹中气满，饮食不下，咽干头重，洒洒恶寒，两胁胀痛
用法用量	上药切碎。先取秫米用长流水10000毫升煎煮，煎至沸腾如蟹目状，澄清取汁1800毫升煎煮上药，取汁700毫升，分3次服用。
方义方解	实则邪气之凑，热则阳气之并。《千金》半夏千里流水汤本乎《灵枢》治阳气盛满不得入于阴、阴虚则目不瞑，故用半夏涤除痰涎，秫米滋培气化，加宿姜，茯苓佐上二味洁净胆腑，生地黄滋水制阳，枣仁敛津化热，黄芩外疏风木，远志内通壮火，逐流水以下趋，是可无借苇薪之炊矣。

半夏千里流水汤（引《集验方》）

组　成	半夏、宿姜、酸枣仁各9克，黄芩3克，秫米20克，茯苓、麦门冬、桂心、甘草、人参6克。
功能主治	虚烦闷不得眠。
用法用量	上药切碎。先取秫米用长流水10000毫升煎煮，煎至沸腾如蟹目状，澄清，取汁1800毫升煎煮上药，取汁700毫升，分3次服用。

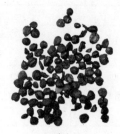

酸枣仁

※ 胆虚寒

胆虚寒是胆受寒邪所致的证候。《千金要方》卷十二："左手关上脉阳虚者，足少阳经也。病苦眩厥痿，足指不能摇，躄不能起，僵仆，目黄，失精眪眪，名曰胆虚寒也。"治疗此病宜温胆安神或养心安神。《千金方》中采用以下方剂：

温胆汤

组　成	生姜12克，半夏（洗）、竹茹各6克，橘皮9克，枳实2枚（炙），甘草3克。
功能主治	理气化痰，清胆和胃。治胆胃不和，痰热内扰，虚烦不眠，或呕吐呃逆，惊悸不宁，癫痫等。
用法用量	上六味，切碎，以水1600毫升，煮取400毫升，去滓，分三次温服。
方义方解	方中半夏降逆和胃，燥湿化痰为君；竹茹清热化痰，止呕除烦，枳实行气消痰，使痰随气下为臣；陈皮理气燥湿，茯苓健脾渗湿为佐；姜、甘草益脾和胃，协调诸药为使。诸药合用，共奏理气化痰，清胆和胃之效。

酸枣汤

组　成	酸枣仁54克，人参、桂心、生姜各6克，石膏12克，茯苓、知母各9克，甘草4.5克。
功能主治	养心安神。主治虚劳烦扰，奔气在胸中，不得眠。
用法用量	上药切碎。以水2000毫升，先煮酸枣仁，取1400毫升，去滓，下药煮，取600毫升，分3服，1日3次。
方义方解	《金匮》酸枣汤治虚劳虚烦不得眠。此治奔气在胸中，故退川芎而进桂心，加人参助茯苓以降逆气；石膏佐知母以泄虚烦；生姜辛散，以行知母、石膏之性也。

栀子汤

组　　成	栀子（十四枚），豉11.2克（绵裹）。
功能主治	清热宁神。治发汗若下后烦热，胸中窒气逆抢心者方。
用法用量	上二味，以水800毫升先煮栀子，取500毫升，次纳豉煮取300毫升，分二服，温进一服得快吐止后服。

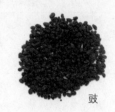

豉

千里流水汤

组　　成	半夏、麦门冬各9克，茯苓12克两，酸枣仁36克，甘草、桂心、黄芩、远志、草薢、人参、生姜各6克，秫米20克。
功能主治	养心安神。主治虚烦不得眠。
用法用量	上药切碎。以千里流水10000毫升煮米，令蟹目沸，澄清，取2000毫升煮药，取500毫升，分3次服用。

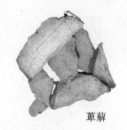

草薢

小肠为受盛之府，号监仓吏

　　《千金要方·小肠腑》曰："小肠腑者主心也，舌是其候也。心合于小肠。小肠者受盛之腑也，号监仓吏。"小肠居腹中，上接幽门，与胃相通，下连大肠，包括回肠、空肠、十二指肠。主受盛化物和泌别清浊。与心相表里，属火属阳。

※ 主受盛化物

　　小肠的受盛化物功能主要表现在两个方面：一是小肠盛受了由胃腑下移而来的初步消化的饮食物，起到容器的作用，即受盛作用；二指经胃初步消化的饮食物，在小肠内必须停留一定的时间，由小肠对其进一步消化和吸收，将水谷化为可以被机体利用的营养物质，精微由

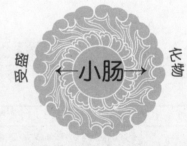

此而出，糟粕由此下输于大肠，即"化物"作用。在病理上，小肠受盛功能失调，传化停止，则气机失于通调，滞而为痛，表现为腹部疼痛等。如化物功能失常，可以导致消化、吸收障碍，表现为腹胀、腹泻、便溏等。

※ 主泌别清浊

所谓泌别清浊，是指小肠对承受胃初步消化的饮食物，在进一步消化的同时，并随之进行分别水谷精微和代谢产物的过程。分清，就是将饮食物中的精华部分，包括肠腺化生的津液和食物化生的精微，进行吸收，再通过脾之升清散精的作用，上输心肺，输布全身，供给营养。别浊，则体现为两个方面：其一，是将饮食物的残渣糟粕，通过阑门传送到大肠，形成粪便，经肛门排出体外；其二，是将剩余的水分经肾脏气化作用渗入膀胱，形成尿液，经尿道排出体外。若小肠功能失调，清浊不分，水液归于糟粕，即可出现水谷混杂，便溏泄泻等。因"小肠主液"，故小肠分清别浊功能失常不仅影响大便，而且也影响小便，表现为小便短少。所以，泄泻初期常用"利小便即所以实大便"的方法治疗。

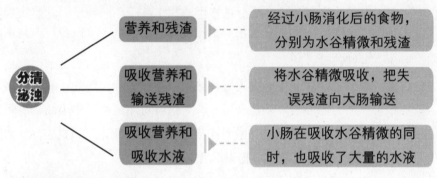

※ 小肠的生理特性

小肠具升清降浊的生理特性：小肠化物而泌别清浊，将水谷化为精微和糟粕，精微赖脾之升而输布全身，糟粕靠小肠之通降而下传入大肠。升降相因，清浊分别，小肠则司受盛化物之职。否则，升降紊乱，清浊不分，则现呕吐、腹胀、泄泻之候。小肠之升清降浊，实为脾之升清和胃之降浊功能的具体体现。

※ 肠道保健

其一，平衡膳食

一日三餐的饮食应做到粗细、荤素合理搭配，尤其是要常吃谷类、薯类、豆类、蔬菜瓜果等富含膳食纤维的食物。膳食纤维在结肠中或吸收较多水分，增加粪便的体积，促进肠道蠕动，加快粪便排出，并带走结肠中的腐败菌。

其二，勤喝水

每天喝2000～2500毫升白开水，是最自然、最健康，也是最直接的清肠方式。坚持每天清晨起床后喝一大杯温开水，就等于给肠道洗一次澡，起到冲刷润滑肠道、稀释粪便、清除垃圾毒素的作用。

其三，摒除不良陋习

在日常生活中一定要摒除吸烟、吸毒，酗酒、饮食无节、暴饮暴食、喜吃高脂肪食品、享受过度安逸等陋习，可使肠道内环境免遭伤害。

其四，坚持适度的体能锻炼

运动助于增强腹肌，促进肠道蠕动，加速粪便和有害废物的排泻。有利于保护肠道内菌群平衡，防止肠道老化。

※ 小肠实热

小肠实热证是小肠里热炽盛所表现的证候。《千金要方·小肠腑》曰："左手寸口人迎以前脉阳实者，手太阳经也，病苦身热，来去汗不出。心中烦满，身重，口中生疮，名曰小肠实热也。"此证多由心热下移于小肠所致。其症状主要表现为小腹拘痛，心烦口渴，口舌生疮，小便赤涩，或茎中痛，尿急，尿频，尿道灼痛，尿血，舌红苔黄，脉数。

为什么会出现以上症状呢：心火内盛，热扰心神故心烦，热灼津液则口渴，心火上炎故口舌生疮，因心与小肠相表里，心火过盛可随经络下移小肠，小肠有分清泌浊的作用，使水液入于膀胱，故可出现小便赤涩，尿道灼痛的症状；如热盛灼伤阳络则可见尿血，舌红苔黄，脉数为里热之象。

在防治小肠实热是需注意，小肠实热与膀胱湿热有点相似，两证往往均有小便热、赤，但小肠实热必有心火之亢盛的症状和病因；而膀胱湿热往往伴随腰痛，小腹胀闷等症。

《千金方》针对小肠实热的不同症状进行辨证论治，采用了以下方剂：

柴胡泽泻汤

组　　成	柴胡、泽泻、橘皮、黄芩、枳实、旋覆花、升麻、芒硝各6克，生地黄（切）18克。
功能主治	清肠泄热。主治小肠热胀，口疮。
用法用量	上药切碎。以水2000毫升，煮取600毫升，去滓，下芒硝，分3次服用。
方义方解	以升、柴升散于上，旋、橘开发于中，芩、泽分利于前，枳、消荡涤于后，四通分泄其源，庶免迁延之患。然恐药力过峻，即以地黄保护心包，不使热邪干犯心也。

黄芩

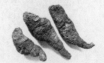
生地黄

大黄丸

组　　成	大黄、芍药、葶苈各6克，大戟、朴硝各9克，杏仁50枚，巴豆7枚。
功能主治	小肠热结。
用法用量	大人7丸，小儿2～3丸；以饮送下，每日3次。热去，1日1次。
方义方解	热结不通，不用承气、陷胸者，以小肠虽居下位，治节却在中、上二焦。故取葶苈专攻心下逆满，杏仁开发肺气于上，硝、黄荡涤痰垢于下。杏仁力绵，更借备急丸中巴豆以佐之；硝、黄性下，复采十枣汤中大戟以激之；芍药一味，专护营血，即柴胡泽泻汤中用地黄之意。

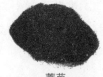

葶苈

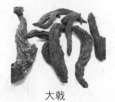

大戟

※ 小肠虚寒

　　小肠虚寒指寒邪伤于小肠或小肠功能低下的病变。《千金要方·小肠腑》曰："左手寸口人迎以前脉阳虚者，手太阳经也，病苦颅际偏头痛，耳颊痛，名曰小肠虚寒也。"此证多因饮食不节，损伤脾胃，致小肠化物、分清泌浊的功能发生障碍。

　　小肠虚寒临床表现为腹痛绵绵，喜热喜按，肠鸣，泄泻，面色萎黄，神疲乏力，小便频数而清长，并伴有畏寒肢冷，舌质淡，苔薄白，脉缓弱等症。

　　治小肠虚寒宜温通小肠，《千金方》针对小肠虚寒的不同症状进行辨证论治，采用了以下方剂：

柴胡泽泻汤

组　　成	干姜9克，当归、黄柏、地榆各12克，黄连、阿胶各6克，石榴皮3枚。
功能主治	温通小肠。主治小肠虚寒，痛下赤白，肠滑，肠中㤦㤦。腹中痛，里急后重，头偏痛，耳颊痛。
用法用量	上药切碎。用水1400毫升煎煮，取汁500毫升，去渣，加入阿胶，熬至阿胶溶化尽为止，分3次服用。

大肠行道传泻之腑，号监仓掾

　　《千金要方·大肠腑》这样评价大肠："大肠者，为行道传泻之腑也，号监仓掾。"大肠位于腹腔，其上口通过阑门与小肠相连，下端与肛门相接，是一个管道器官，呈回环叠积之状。大肠的主要功能为传化糟粕。传化，即传导和变化之意。大肠接受小肠下传的食物残渣，并吸收其中多余的水分，使之形成粪便，经肛门排出体外，故称大肠为"传导之官"。

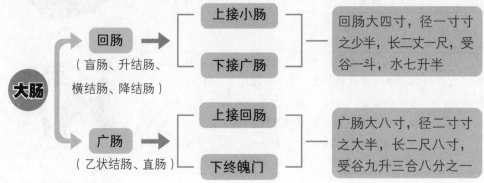

※ 传导糟粕

大肠主传导是指大肠接受小肠下移的饮食残渣，使之形成粪便，经肛门排出体外的作用。大肠接受由小肠下移的饮食残渣，再吸收其中剩余的水分和养料，使之形成粪便，经肛门而排出体外，属整个消化过程的最后阶段，故有"传导之腑""传导之官"之称。所以大肠的主要功能是传导糟粕，排泄大便。大肠的传导功能，主要与胃的通降、脾之运化、肺之肃降以及肾之封藏有密切关系。

大肠有病，传导失常，主要表现为大便质和量的变化和排便次数的改变。如大肠传导失常，就会出现大便秘结或泄泻。若湿热蕴结于大肠，大肠气滞，又会出现腹痛、里急后重、下痢脓血等。

※ 吸收津液

大肠接受由小肠下注的饮食物残渣和剩余水分之后，将其中的部分水液重新再吸收，使残渣糟粕形成粪便而排出体外。大肠重新吸收水分，参与调节体内水液代谢的功能，称之为"大肠主津"。大肠这种重新吸收水分功能与体内水液代谢有关。所以大肠的病变多与津液有关。如大肠虚寒，无力吸收水分，则水谷杂下，出现肠鸣、腹痛、泄泻等。大肠实热，消灼水分，肠液干枯，肠道失润，又会出现大便秘结不通之症。机体所需之水，绝大部分是在小肠或大肠被吸收的，故"大肠主津，小肠主液，大肠、小肠受胃之荣气，乃能行津液于上焦，灌溉皮肤，充实腠理"（《脾胃论·大肠小肠五脏皆属于胃胃虚则俱病论》）。

※ 大肠的生理特性

大肠在脏腑功能活动中，始终处于不断地承受小肠下移的饮食残渣并形成粪便而排泄糟粕，表现为积聚与输送并存，实而不能满的状态，故以降为顺，以通为用。六腑以通为用，以降为顺，尤以大肠为最。所以通降下行为大肠的重要生理特性。大肠通降失常，以糟粕内结，壅塞不通为多，故有"肠道易实"之说。

※ 大肠实热

大肠实热即大肠经实热，指热邪蕴结大肠，腑气不通所表现的证候。《千金要方》："右手寸口气口以前脉阳实者，手阳明经也，病苦肠满，善喘咳，面赤身热，喉咽中如核状，名曰大肠实热也。"大肠实热，多由饮食不节，湿生热结，或外邪入里化热，或五志化火所致。临床表现为大便秘结，腹满胀痛，拒按，发热口渴，舌红苔黄而干，脉沉实有力。

本证以大便秘结及里实热证为辨证要点。肠道热盛，气机阻滞，腑气不通，故腹满胀痛，拒按；热盛于内，则发热；热为阳邪，伤及津液，故口渴；舌红示热盛，苔黄干提示津伤；脉沉实有力为实热内盛之象。治宜泄热通便。《千金方》针对大肠实热的不同症状进行辨证论治，采用了以下方剂：

生姜泄肠汤

组　　成	生姜、橘皮、青竹茹、黄芩、栀子仁、白术、茯苓、芒硝各9克，桂心3克，生地黄30克，大枣14枚。
功能主治	大肠实热，腹胀不通，口为生疮，腹胁胀满，腰背重痛，上气喘满。
用法用量	上药切碎。以水1400毫升，煮取600毫升，去滓，下芒硝，分2次服用。
禁　　忌	忌生葱、芜荑、海藻、菘菜、醋物，桃、李、雀肉等。
方义方解	《本经》言生姜久服去臭气，通神明，故《千金》以之泄大肠之实热，兼大枣以治心腹邪气，安中养脾，平胃气，通九窍；橘皮下气通神，竹茹、黄芩、栀子清上热口疮，地黄、芒硝治伤中，逐血痹，除邪热，通胀闭，共襄推陈致新之功；白术、茯苓保守中气，以助诸药之力，桂心为祛热之内应也。

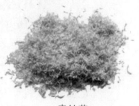

青竹茹

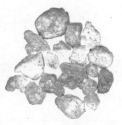

芒硝

大承气汤

组　　成	大黄、枳实各12克，厚朴15克，芒硝9克。
功能主治	峻下热结。主治大便不通，频转矢气，脘腹痞满，腹通拒按，按之硬，甚或潮热谵语，手足濈然汗出。舌苔黄燥起刺，或焦黑燥裂，脉沉实。
用法用量	水煎服，大黄后下，芒硝溶服。本方煎煮方法亦应注意，原书是先煮枳、朴，后下大黄，最后下芒硝。因硝、黄煎煮时间短，可以增强泻下作用。

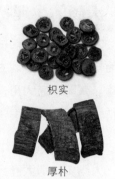

枳实

厚朴

另外，亦可用针灸治疗。常取穴大肠俞、天枢、支沟、上巨虚、合谷、曲池，用毫针泻法。

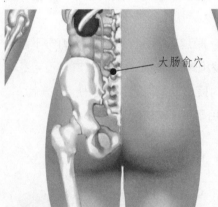

大肠俞穴

※ 大肠虚冷

大肠虚冷即大肠经虚寒。指阳气衰弱，寒浊内聚大肠，致令传导失常所生诸症之总称。《千金要方》："右手寸口气口以前脉阳虚者，手阳明经也。病苦胸中喘，肠鸣虚渴，唇干目急，善惊泄白，名曰大肠虚冷也。"大肠虚冷，多因素体阳虚，或过食生冷，久病伤阳，致使大肠气虚，寒邪内留而起。主要表现为腹痛肠鸣，大便溏泻，四肢不温，或久泻之痢，脱肛，舌淡苔白，脉沉迟无力。

此证多由脾肾阳虚累及大肠所致，以肠虚滑泻，大便失禁为主症。大肠阳虚则寒从内生；寒气凝滞则腹部隐痛，喜热喜按。阳虚则大肠失于固摄，故久泻久痢，脱肛，甚则滑脱不禁。治宜补虚祛寒，举陷固涩。《千金方》针对大肠虚冷的不同症状进行辨证论治，采用了以下方剂：

黄连补汤

组　　成	黄连12克，茯苓、川芎各9克，酸石榴皮5片，地榆15克，伏龙肝（研末）40克。
功能主治	温肠止痢。主治痢下青白，肠中雷鸣。
用法用量	上六味，切碎。用水1400毫升，煮取500毫升，去滓，下伏龙肝末，分3次服用。

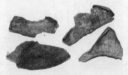

酸石榴

真人养脏汤

组　　成	人参、当归（去芦）、白术（焙）各18克，肉豆蔻（面裹，煨）15克，肉桂（去粗皮）、甘草（炙）各24克，白芍药48克，木香（不见火）42克，诃子（去核）36克，罂粟壳（去蒂、盖，蜜炙）108克。
功能主治	温补脾肾。治大人、小儿肠胃虚弱，冷热不调，脏腑受寒，下痢赤白，或便脓血，有如鱼脑，里急后重，日夜无度，胸膈痞闷，胁肋胀满，全不思食，及治脱肛坠下，酒毒便血，诸药不效者，并皆治之。
用法用量	上药为粗末。每服6克，水煎去滓，食前温服。老人、孕妇、小儿暴泻，急宜服之，立愈。
注　　意	忌酒、面、生冷、鱼腥、油腻。

肉豆蔻

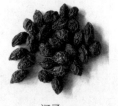

诃子

膀胱为津液之府，号水曹掾

　　《千金要方·膀胱腑》这样评价膀胱："膀胱者，津液之府也，号水曹掾，名玉海。"膀胱位于小腹部，为中空的囊状器官，上有输尿管与肾相通，下通过尿道开口于前阴。膀胱又称净腑、水府、玉海、脬、尿胞，主贮存尿液及排泄尿液，与肾相表里，在五行属水，其阴阳属性为阳。

※ 储存尿液

　　在人体津液代谢过程中，水液通过肺、脾、肾三脏的作用，布散全身，发挥濡润机体的作用。其被人体利用之后，即是"津液之余"者，下归于肾。经肾的气化作用，升清降浊，清者回流体内，浊者下输于膀胱，变成尿液。所以说："津液之余者，入胞脬则为小便"，"小便者，水液之余也"（《诸病源候论·膀胱病候》），说明尿为津液所化。小便与津液常常相互影响，如果津液缺乏，则小便短少；反之，小便过多也会丧失津液。

脾、胃

⬇

肠道（主要是小肠）

⬇

三焦之腑

⬇

肾

⬇

渗入膀胱

第二章　五脏六腑养生法

※ 排泄小便

尿液储存于膀胱，达到一定容量时，通过肾的气化作用，使膀胱开合适度，则尿液可及时地从溺窍排出体外。

※ 膀胱的生理特性

膀胱具有司开合的生理特性。膀胱为人体水液汇聚之所，故称之为"津液之腑""州都之官"。膀胱赖其开合作用，以维持其贮尿和排尿的协调平衡。

肾合膀胱，开窍于二阴，"膀胱者，州都之官，津液藏焉，气化则能出矣。然肾气足则化，肾气不足则不化。人气不化，则水归大肠而为泄泻。出气不化，则闭塞下焦而为癃肿。小便之利，膀胱主之，实肾气主之也"（《笔花医镜》）。膀胱的贮尿和排尿功能，全赖于肾的固摄和气化功能。所谓膀胱气化，实际上，属于肾的气化作用。若肾气的固摄和气化功能失常，则膀胱的气化失司，开合失权，可出现小便不利或癃闭，以及尿频、尿急、遗尿、小便不禁等，故曰："膀胱不利为癃，不约为遗尿"（《素问·宣明五气篇》）。所以，膀胱的病变多与肾有关，临床治疗小便异常，常从肾治之。

※ 膀胱的保健

膀胱为人体津液之府，膀胱经为人体阳气之仓库。申时（即下午15：00～17：00），此时膀胱当令，膀胱经最旺，机体排泄能力最强，此时应当适量饮水，即可补充机体因排泄而损失的水分，又可加强膀胱外排之功能，更有助于机体排出体内毒素，如此，膀胱经才能长久保持青春活力。所谓流水不腐，膀胱就如同人体的下水道，适时适量补充水分，可有效预防堵塞，保持其清洁、通畅。

※ 膀胱实热

膀胱实热指膀胱经实热证候。《千金要方·膀胱腑》曰："左手尺中神门以后脉阳实者，足太阳经也。病苦逆满腰中痛，不可俯仰劳也，名曰膀胱实热也。""右手尺中神门以后脉阳实者，足太阳经也。病苦胞转不得小便，头眩痛烦满，脊背强，名曰膀胱实热也。"

现代中医辞典认为，膀胱实热证也称为膀胱湿热，为湿热蕴瘀下焦膀胱的病变。凡感受湿热之邪，饮食不节，脾胃内伤，湿热内生，下注膀胱等均可引起本证。主要症状有尿频尿急，尿道涩痛，尿液短赤，淋漓不尽，少腹胀满。或伴有发热腰痛，或见血尿，尿中有砂石，或尿浊如膏，舌红，苔黄腻，脉数。

本证以小便异常为特征。湿热蕴结膀胱，气化不利，则尿频尿急，尿道涩痛，淋漓不尽，少腹胀满；热盛则尿液短赤，温盛则尿浊如膏，湿热灼伤脉络则见血尿，湿热久蕴煎熬则成砂石；湿热郁蒸则发热，累及肾脏则见腰痛，舌红，苔黄腻，脉数均为湿热内蕴之象。

本证的小便异常当与膀胱失约证辨别，膀胱失约证可见小便频数，淋漓不禁等见症，一般无尿急、尿痛之表现。本证除小便异常外还有湿热内蕴之见症。辨证注意点：有尿频、尿急、尿痛的膀胱刺激症状，同时又有湿热内蕴之见症。

本证治疗法则为清热利湿。《千金方》针对膀胱实热的不同症状进行辨证论治，采用了以下方剂：

石膏汤

组　成	石膏24克，栀子仁、茯苓、知母各9克，蜂蜜100毫升，淡竹叶10克，生地（切）18克。
功能主治	清热泻火。主治膀胱实热。
用法用量	上药切碎，以水1400毫升，煮取400毫升，去滓，下蜜，煮二沸，分三服。如需下利，可加芒硝9克。

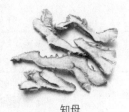

知母

升麻汤

组　成	升麻、大青各9克，射干、生元参、黄柏、蔷薇根白皮各12克，蜂蜜140毫升。
功能主治	清热泻火。治膀胱热病不已，舌干咽肿。
用法用量	上药切碎，以水1400毫升，煮取200毫升，去滓，下蜜，煮二沸，细细含之。

元参

※ 膀胱虚冷

膀胱虚冷即膀胱虚寒证。是指肾阳亏虚，膀胱气化失司，以畏冷肢凉，小腹冷痛，小便失禁或不利，或夜尿多、尿清长，苔白滑等为常见症的证候。《千金要方·膀胱腑》曰："左手尺中神门以后脉阳虚者，足太阳经也。病苦脚中筋急，腹中痛，引腰背不可屈伸，转筋恶风偏枯，腰痛，外踝后痛，名曰膀胱虚冷也。""右手尺中神门以后脉阳虚者，足太阳经也。病苦肌肉振动，脚中筋急，耳聋，忽忽不闻，恶风飕飕作声，名曰膀胱虚冷也。"

膀胱虚寒是由于年幼发育未全，或年老体弱，或久病失调，或脏腑传变，致命门火衰而膀胱失去温煦所起。膀胱虚寒的病变主要表现如下二个方面：

第一，膀胱气化无权。尿液的排泄，虽属膀胱的功能，但受肾气的气化作用的控制与调节。肾气充沛，则化气行水，尿液从膀胱正常排出。若肾阳不足，命火衰微，则膀胱虚寒，气化无权，可致小便滴沥不爽，排出无力，甚则癃闭等。

第二，膀胱约束乏力。膀胱除有排泄尿液的作用，尚有贮藏、约束尿液的作用。若肾气虚衰，固摄无权，则膀胱失约，开合失度，而引起小便清长，尿频数，或滴沥不尽，或小便不禁，甚则遗尿。无论膀胱失约或膀胱气不利，总肾阳不足，肾气不固使然。

本证的辨证要点为寐中多遗，小便清长，舌质淡，脉沉无力。治宜温补肾阳，固涩小便。《千金方》针对膀胱虚冷的不同症状进行辨证论治，采用了以下方剂：

磁石汤

组　　成	磁石18克，黄芪、茯苓各9克，五味子、杜仲各12克，白术、白石英各15克。
功能主治	培补下元。治膀胱虚冷，饥不欲饮食，面黑如炭，腰胁疼痛。
用法用量	上药切碎，以水1800毫升，煮取600毫升，分3次服用。

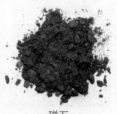

磁石

羊肾汤

组　　成	羊肾1具，人参、元参、桂心、川芎、甘草各9克，茯苓12克，地骨皮、生姜各15克，白术18克。
功能主治	培补下元。治膀胱冷咳唾则有血，喉鸣喘息。
用法用量	上药切碎，以水2200毫升，先煮羊肾，水减少600毫升，去肾下药，煮取600毫升，去滓，分3次服用。

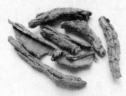

地骨皮

三焦为中清之腑，别号玉海

《千金要方》这样评价三焦："三焦名中清之腑，别号玉海。水道出属膀胱合者，虽合而不同。"三焦为六腑之一。与心包相表里。又名外腑、孤腑。分上焦、中焦、下焦。其功能是主持诸气，总司人体之气化，为元气和水谷运行的道路。从部位而言，上焦一般指胸膈以上部位，包括心、肺在内；中焦指膈以下、脐以上部位，包括脾、胃等脏腑；下焦指脐以下部位，包括肾、膀胱、小肠、大肠（以病理生理言，还包括部位较高的肝，故下焦往往肝肾并提）。三焦的功能，概括而言是受纳水谷，消化饮食，化生气血精微物质，输送营养，排泄废料。

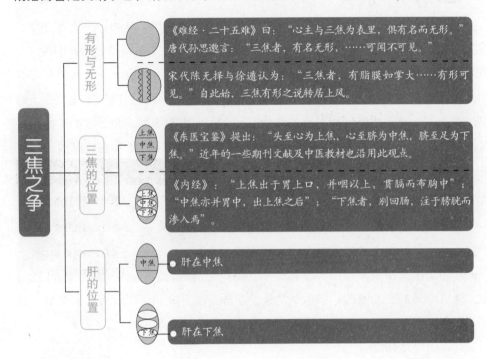

三焦之争

有形与无形
《难经·二十五难》曰："心主与三焦为表里，俱有名而无形。"唐代孙思邈言："三焦者，有名无形，……可闻不可见。"

宋代陈无择与徐遁认为："三焦者，有脂膜如掌大……有形可见。"自此始，三焦有形之说转居上风。

三焦的位置
上焦 中焦 下焦
《东医宝鉴》提出："头至心为上焦，心至脐为中焦，脐至足为下焦。"近年的一些期刊文献及中医教材也沿用此观点。

上焦 中焦 下焦
《内经》："上焦出于胃上口，并咽以上，贯膈而布胸中"；"中焦亦并胃中，出上焦之后"；"下焦者，别回肠，注于膀胱而渗入焉"。

肝的位置
中焦 肝在中焦

下焦 肝在下焦

※ 通行元气

元气（又名原气）是人体最根本的气，根源于肾，由先天之精所化，赖后天之精以养，为人体脏腑阴阳之本，生命活动的原动力。元气通过三焦而输布到五脏六腑，充沛于全身，以激发、推动各个脏腑组织的功能活动。所以说，三焦是元气运行的通道。气化运动是生命的基本特征。三焦能够通行元气，元气为脏腑气化活动的动力。因此，三焦通行元气的功能，关系到整个人体的气化作用。

※ 疏通水道

《千金要方》曰：三焦能"决通水道"，调控体内整个水液代谢过程，在水液代谢过程中起着重要作用。人体水液代谢是由多个脏腑参与，共同完成的一个复杂生理过程。其中，上焦之肺，为水之上源，以宣发肃降而通调水道；中焦之脾胃，运化并输布津液于肺；下焦之肾、膀胱，蒸腾气化，使水液上归于脾肺，再参与体内代谢，生成尿液排出体外。三焦为水液的生成敷布、升降出入的道路。

三焦气治，则脉络通而水道利。三焦在水液代谢过程中的协调平衡作用，称之为"三焦气化"。三焦通行水液的功能，实际上是对肺、脾、肾等脏腑参与水液代谢功能的总括。

※ 运行水谷

三焦具有运行水谷，协助输布精微，排泄废物的作用。其中，"上焦开发，宣五谷味，熏肤，充肌，泽毛"（《灵枢·决气》），有输布精微之功；中焦"泌糟粕，蒸津液，化其精微，上注于肺脉"（《灵枢·营卫生会》），有消化吸收和转输之用；下焦则"成糟粕而俱下人大肠，循下焦而渗入膀胱"（《灵枢·营卫生会》），有排泄粪便和尿液的作用。三焦运化水谷协助消化吸收的功能，是对脾胃、肝肾、心肺、大小肠等脏腑完成水谷消化吸收与排泄功能的概括。

※ 三焦的生理特性

其一，上焦如雾

三焦	生理功能
上焦如雾	主要指心肺的输布功能
中焦如沤	指脾胃的消化传输功能
下焦如渎	指肾与膀胱的排尿功能，并包括肠道的排便作用

《千金要方》曰："上焦如雾（雾者霏霏起上也）"是指上焦主宣发卫气，敷布精微的作用。上焦接受来自中焦脾胃的水谷精微，通过心肺的宣发敷布，布散于全身，发挥其营养滋润作用，若雾露之溉。故称"上焦如雾"。因上焦接纳精微而布散，故又称"上焦主纳"。

其二，中焦如沤

《千金要方》曰："中焦如沤（沤者，在胃中如沤也）"是指脾胃运化水谷，化生气血的作用。胃受纳腐熟水谷，由脾之运化而形成水谷精微，以此化生气血，并通过脾的升清转输作用，将水谷精微上输于心肺以濡养周身。因为脾胃有腐熟水谷、运化精微的生理功能，故喻之为"中焦如沤"。因中焦运化水谷精微，故称"中焦主化"。

其三，下焦如渎

《千金要方》曰："下焦如渎（渎者如沟，水决泄也）"是指肾、膀胱、大小肠等脏腑主分别清浊，排泄废物的作用。下焦将饮食物的残渣糟粕传送到大肠，变成粪便，从肛门排出体外，并将体内剩余的水液，通过肾和膀胱的气化作用变成尿液，从尿道排出体外。这种生理过程具有向下疏通，向外排泄之势，故称"下焦如渎"。因下焦疏通二便，排泄废物，故又称"下焦主出"。

综上所述，三焦关系到饮食水谷受纳、消化吸收与输布排泄的全部气化过程，所以三焦是通行元气，运行水谷的通道，是人体脏腑生理功能的综合，为"五脏

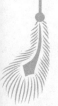

六腑之总司"（《类经附翼·求正录》）。

※ 三焦通畅血脉清

三焦是人体的大总管，三焦经是人体健康的总指挥，所以保持三焦经的通畅具有极其重要的战略意义。

第一，要保持心境平静

从亥时之初（21点）开始到寅时之初（3点），是人体细胞休养生息、推陈出新的时间。此时人随着地球旋转到背向太阳的一面，进入一天之中的"冬季"。冬季是万物闭藏之时，人到此时也要闭藏，其目的就是为了第二天的生长。那么，此时此刻我们该怎么做呢？要收藏兴奋，保持心境平静。睡前要做到不生气、不狂喜、不大悲。

邪入三焦的针灸疗法：如果邪气侵入手少阳三焦经，就会使人产生咽喉肿胀疼痛、舌体卷缩、口干口渴、心中烦闷、手臂外侧疼痛而不能抬高到头部等病变。

临床针刺疗法常取关冲、液门、中渚、阳池、外关等穴。

关冲点刺放血对喉咙痛有效（医院常用三棱针，点刺后针孔较大，自己可以用验血糖用的采血针，笔者常用1寸毫针点刺，以免针孔过大，效果也很好）。

外关穴

肩部侧面疼痛、不能抬起手臂者，针取中渚，常可缓解肩臂疼痛，甚至可以使疼痛消失，手臂即可侧举过头。

第二，睡前要少喝水

亥时气血流至三焦经，而三焦经掌管人体诸气，是人体血气运行的主要通道，上肢及排水的肾脏均属三焦经掌管范畴。此时阴气极盛，要保持五脏安静，以利于睡眠，睡前要少喝水，容易水肿的人尤不宜多喝水。

第三，要及时入睡

亥时三焦可通百脉。人如果在亥时睡眠，百脉就会得到休养生息，对身体十分有益。最好在22:30左右入睡。在生活中，很多百岁老人都有一个共同的特点，就是在亥时睡觉。

人体脏腑直接受三焦的管理，如果三焦不通，必然会生百病。如果想让养生更上一个台阶，就要时刻关注亥时的三焦。

※ 上焦虚实

上焦实热即上焦湿热，主要是指痰湿肺热，导致的上体燥热，阴阳不调。症状为头部发热，咳嗽、逆喘，痰多，舌苔白腻，入睡困难，烦热盗汗，小便短赤，口干口苦等。上焦有寒就会精神不守、泄下便痢、说不出话。如果三焦实，就会上绝于心，如果虚，就会引气到肺。

《千金方》针对上焦虚实的不同症状进行辨证论治，采用了以下方剂：

泽泻汤

组　　成	泽泻、半夏、柴胡、生姜各9克，地骨皮15克，石膏24克，竹叶5克，莸心10克，茯苓、人参各6克，甘草、桂心各3克。
功能主治	通脉泻热。治上焦有热，食后出汗，面、背、身中皆热，名曰漏气。
用法用量	上药以水4000毫升，煮取1200毫升，分5次服用。

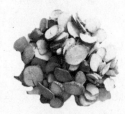

泽泻

黄芪理中汤

组　　成	黄芪、桂心各6克，丹参、杏仁各12克，桔梗、干姜、五味子、茯苓、甘草、川芎各9克。
功能主治	上焦虚寒，短气不续，语声不出。
用法用量	上药切碎。以水1800毫升，煮取600毫升，分为3次服用。
注　　意	忌海藻、菘菜、猪肉、生葱、大醋。
方义方解	短气不续、语声不畅，胸中大气不足可知。故用辛温助阳散逆和荣，略入五味以收耗散之气。

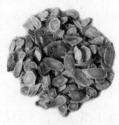

黄芪

麦门冬理中汤

组　　成	生麦门冬、生芦根、禀米各20克，生姜12克，白术15克，甘草（炙）、茯苓各6克，人参、橘皮、姜蕤各9克，竹茹3克，莸心10克。
功能主治	上焦热，腹满而不欲食，或食先吐而后下，肘胁窄痛。
用法用量	上药切碎。以水3000毫升，煮取600毫升，分3次服用。
方义方解	此方治腹满不欲食，故用术、橘、仓米助胃除满，病在下取诸上也；麦冬、姜蕤、芦根、竹茹为胃热上逆，先吐后下而设。

※ 中焦虚实

中焦实热即中焦湿热，湿热之邪侵袭中焦脾胃，湿邪阻遏，热邪不得透发，脾胃纳运功能失常的病理变化。湿热病入中焦，往往热盛阳明则恶热汗出，湿蔽清阳则胸痞昏重，湿邪内盛则舌苔白腻，湿热交蒸则苔黄舌红，是湿热病进入中期的表现，也是整个湿热病变过程中的重点。上焦湿热，为时短暂，很快即转入中焦，由表入里。这时临床特征，一是热象开始明显起来，早晨发热轻，下午发热重，恶寒现象相对减轻，为湿热之邪已经入里，由卫到气的标志；二是由于脾为湿困，运化失职，故胃肠症状特别明显，消化功能受损亦较严重，如不饥纳少，肠鸣便溏，胸痞腹胀更甚，肌肉四肢脾所主，故此时身重肢困比上焦湿热阶段也更明显；三是病程长，病势缠绵，变化小，传变慢，其证数周数月很少变化，此即叶桂所说"在一经不移"，而俞根初更细致地描述为"初起头痛身热恶寒无汗，体痛肢懈，脘闷恶心，口渴或不渴，午后较重，胃不欲食，大便或秘或溏，色如红酱，溺黄浊而热，继则如疟疾，但寒热模糊，不甚分明，或皮肤隐隐见疹，或红或白，甚或但热不寒，热甚于夜，夜多谵语，辗转反侧，烦躁无奈，或呕或呃，天明得汗，身热虽退，而胸腹之热不除，日日如是。速则三四候即解，缓则五七候始除"；四是病情表现复杂，既可寒多热少，也可壮热憎寒或寒热模糊。但是邪气终究不是从阳化热，就是从阴化寒，或者深入脏腑，而使病情发展加重，出现变局。治疗原则只有一个，那就是化湿。因为中焦湿热各种症情出现的因素，皆由湿邪所致，故化湿也就成为治疗的中心。

中焦虚寒证，多因脾气虚衰进一步发展而来，也可因饮食失调，过食生冷，或因寒凉药物太过，损伤脾阳，命门火衰，火不生土而致。症状表现为脘腹疼痛，喜温喜按，畏寒肢冷，喜热饮，大便清稀，倦怠神疲，纳食减少，或泛吐清涎，或浮肿，或妇女白带量多而清稀，舌淡胖或有齿痕，苔白滑，脉沉弱。脾阳不足，不能温煦脘腹四肢，则畏寒肢冷，脘腹疼痛，寒得热散，故疼痛得温则减，且喜热饮。脾阳不足，运化水谷精微及水湿作用减弱，水湿不化，清浊不分，故大便清稀，或浮肿，带下增多。脾阳不足，胃阳亦虚，故纳食减少，泛吐清涎。气与阳同类，阳气不足，则倦怠神疲。治宜温补之。

《千金方》针对中焦虚实的不同症状进行辨证论治，采用了以下方剂：

蓝青丸

组　　成	蓝青汁600毫升，黄连24克，黄柏12克，乌梅肉、白术、地榆、地肤子各6克，阿胶15克。
功能主治	中焦热，水谷下痢。
用法用量	上药为末，用蓝青汁调和，放在微火上煎，制成杏仁大小的药丸，每次3丸，1日2次。
方义方解	本方取蓝青之清热解毒，兼连、柏之苦燥湿热，地肤子之清利膀胱，地榆之散血中火，白术之健脾逐血，阿胶之滋血润燥，乌梅之收耗散津。为热痢水谷不消之良方。

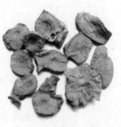

地榆

大黄泻热汤

组　　成	蜀大黄（切，别渍）、黄芩、泽泻、升麻、芒硝各9克，羚羊角、栀子仁各12克，生地黄汁200毫升，玄参24克。
功能主治	开关格，通隔绝。主中焦实热闭塞，上下不通，隔绝关格，不吐不下，腹满膨膨，喘急。
用法用量	上药切碎。以水1400毫升，先煮7味，取460毫升，下大黄更煎数沸，绞去滓，下芒硝，分3次服用。

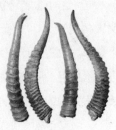

羚羊角

※ 下焦虚实

下焦实热即下焦湿热，是指湿热侵及下焦大肠或膀胱等处，以小便淋漓灼痛或癃闭、大便腥臭稀溏或秘结、小腹胀痛，或带下黄白而腥臭、身热口渴、身重疲乏、舌红苔黄腻、脉濡数或滑数等为常见临床表现的病证。临床多见于湿热痢疾、湿热泄泻、淋浊、癃闭、阴痒、白带、下肢关节肿痛、湿脚气感染等症。治疗大法宜清热利湿。

下焦指人体指脐至足部分，下焦的功能主要是排泄糟粕和尿液，即是指小肠、大肠、肾和膀胱的功能而言。虚寒，其气起于胃下脘，别回肠，注于膀胱。主出而不内以传导也，其气虚寒，则津液不固，大小便利不止，少腹痛，不欲闻人语，治宜温之。

《千金方》针对下焦虚实的不同症状进行辨证论治，采用了以下方剂：

柴胡通塞汤

组　　成	柴胡、黄芩、橘皮、泽泻、羚羊角各9克，生地黄、石膏各18克，香豉16克（别盛），栀子12克，芒硝6克。
功能主治	清热解毒。主治下焦热，大小便不通。
用法用量	上药切碎。以水2000毫升，煮取600毫升，去滓纳芒硝，分3次服用。
方义方解	取柴胡提挈清阳，与手少阳同秉枢机，并取羚羊伐肝散结，黄芩泻肝胆火，橘皮和水谷气，生地治伤中血痹，泽泻行水清阴，栀子泻三焦火，以为通塞泄热之去路。

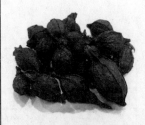

栀子

赤石脂汤

组　成	赤石脂 24 克，乌梅 20 枚，栀子 14 枚，白术、升麻各 9 克，糯米 20 克，干姜 6 克。
功能主治	泄下焦热。主治下焦热或下痢脓血，烦闷恍惚。霍乱，下焦热结，或痢下脓血烦痛。
用法用量	以水 2000 毫升，煮米取熟，去米下药，煮取 500 毫升，分为 3 次服用。
方义方解	热传少阴中，下痢便脓血，及腹痛小便不利，用桃花汤。此以烦闷恍惚，故加乌梅下气除烦满，栀子除胃中热气，白术除热消食，升麻引清气上升，以佐石脂固脱、干姜导热、粳米安胃。

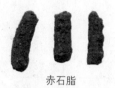
赤石脂

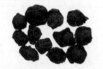
乌梅

止呕人参汤

组　成	人参、葳蕤、黄芩、知母、茯苓各 9 克，白术、橘皮、生芦根、栀子仁各 12 克，石膏 24 克。
功能主治	清热解毒。主治治下焦热气上逆，呕吐不禁，名曰走哺。
用法用量	以 900 毫升，煮取 300 毫升，去滓，分 3 次服用。

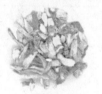
葳蕤

续断止血方

组　成	续断、当归、桂心、蒲黄、阿胶各 3 克，干姜、干地黄各 12 克，甘草 6 克。
功能主治	下焦虚寒损，或先便转后见血，此为远血，或便或不利，好因劳冷而发。
用法用量	上药切碎。以水 1800 毫升，煮取 700 毫升，去滓，下胶烊化，下蒲黄，分 3 次服用。
用药禁忌	忌海菘菜、生葱、芜荑。
方义方解	先便后血为远血，《金匮》主以黄土汤，专取术、附、灶土以破瘀结，胶、地、甘草以和营血，黄芩以化术、附之热。《千金》以血既下脱，不须复用破结之剂，乃以姜、桂代术、附，归、续代灶土，蒲黄代黄芩，虽用法稍平，而功用不殊。然须验其血色，晦淡则当用《金匮》法，鲜紫当用《千金》法，方为合辙。

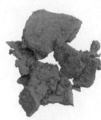
蒲黄

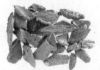
干地黄

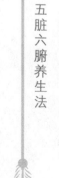

第二章　五脏六腑养生法

香豉汤

组　成	香豉、薤白各9克，栀子、黄芩、地榆各12克，黄连、黄柏、白术、茜根各9克。
功能主治	泄热。主治毒痢，状如鱼脑，脐下少腹绞痛不可忍，里急后重。
用法用量	上九味，切碎。以水900毫升，煮取300毫升，分2次服用。

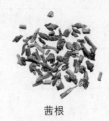

茜根

人参续气汤

组　成	人参、橘皮、茯苓、乌梅、麦门冬、黄芪、干姜、川芎各9克，白术、厚朴各12克，桂心6克，吴茱萸4.5克。
功能主治	下焦虚寒，津液不止，短气欲绝。
用法用量	上药切碎。以水2400毫升，煮取600毫升，分3次服用。
方义方解	此治下焦虚寒而用理中、四君温补中焦之药者，以下焦之气靡不本诸水谷精微孚化，故去甘草之甘缓恋膈，易黄芪以温下焦，加乌梅以通胆液，麦冬以致津气，川芎以和荣血，吴萸、桂心温中暖下以助理中之功，橘皮、厚朴降气泄滞以行四君之力。所以方下统治下焦虚寒，不分精液气血也。

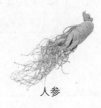

人参

干姜

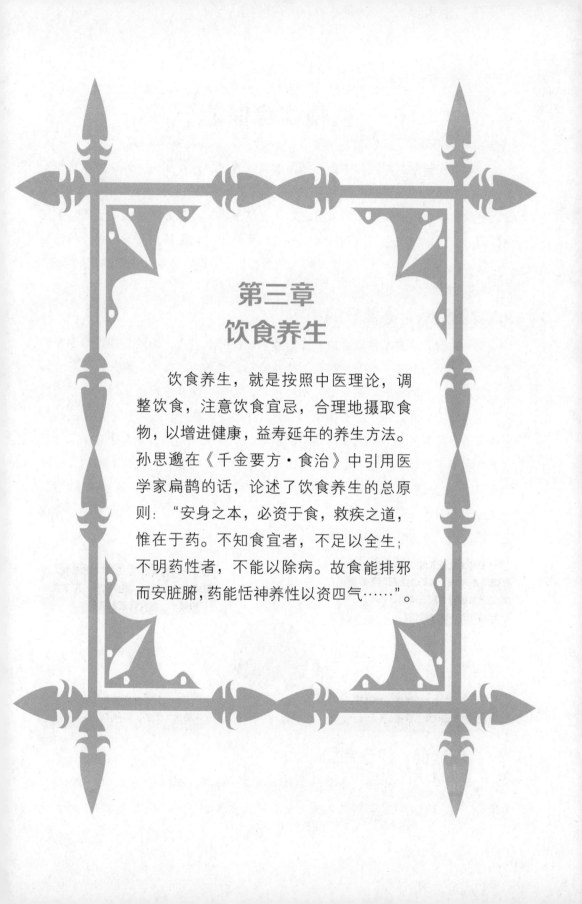

第三章
饮食养生

　　饮食养生，就是按照中医理论，调整饮食，注意饮食宜忌，合理地摄取食物，以增进健康，益寿延年的养生方法。孙思邈在《千金要方·食治》中引用医学家扁鹊的话，论述了饮食养生的总原则："安身之本，必资于食，救疾之道，惟在于药。不知食宜者，不足以全生；不明药性者，不能以除病。故食能排邪而安脏腑，药能恬神养性以资四气……"。

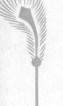

重视饮食保健

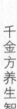

孙思邈在长期医学实践中，总结出饮食的养生功效和作用，他认为饮食养生是人们养生修炼的重要组成部分。在《千金要方·食治》中引用医学家扁鹊的话，论述了饮食养生的总原则："安身之本，必资于食，救疾之道，惟在于药。不知食宜者，不足以全生；不明药性者，不能以除病。故食能排邪而安脏腑，药能恬神养性以资四气……"他认为饮食和吃药同样重要，饮食是维系生命的前提条件，吃药则能医治身体之疾患。

※ 食能治病，亦能致病

《千金方》认为"食能治病，亦能致病"，病从口入，必须重视饮食卫生，饮食物必须干净卫生，肉类尤其要新鲜并煮熟。"秽饭、馁肉、臭鱼，不可合食之，害人。"一切禽兽"病死者，不任用"，告诫"勿食生肉，伤胃，一切肉惟须煮烂，停冷食之。""勿食生菜、生米、小豆、陈臭物。"《千金方》还特别强调饮用水的卫生，"凡遇山水坞中出泉者，不可久居，常食之作瘿病。又深阴地下冷水不可饮，必作痎疟。"饮用山水、坞中之水得瘿病，实际上指的是缺碘的山涧积水，长期饮用缺碘的水就会得大脖子病。深阴地下冷水之所以不宜饮用，一是过于寒凉，二是有蚊蝇孳生出没，而蚊蝇是传播者，倘若深阴地水不经煮沸便直接饮用，就很容易染上疟疾。

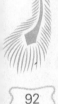

致气血化生无源，气血得不到足够的补充，久而久之即可导致脏腑机能衰弱而为病。或因正气不足，抗病不力，继发他病。

损伤脾胃之气，则可导致脘腹胀痛拒按、厌食、嗳腐吞酸、泻下臭秽等症，此种病证多见于小儿。

过饥

过饱

饮食失宜

偏嗜

不洁

可导致阴阳失调，或某些营养缺乏而发生疾病。

会引起多种胃肠道疾病，出现腹痛、吐泻、痢疾等。

※ 合理选食，注意宜忌

《千金方》认为合理选食有利于养生防病，除研究食疗食物的性味、功效、主治外，还指出食物是否可久食或多食。可久食者如"大麦味咸、微寒、滑，无毒宜心，主消渴、除热。久食令人多力、健行"；"藕实味苦甘寒，无毒。食之令人心欢、止渴去热、补中养神、益气力、除百病。久服轻身耐老，不饥延年"。可多食者如樱桃"可多食，令人好颜色，美志性"；葡萄"久食轻身不老延年"；鸡头实（芡实）"久服轻身不饥，不老，神仙"；石蜜"久服强志轻身，不饥耐老，延年神仙"。不可多食者如芋"不可多食，动宿冷"；梨"不可多食，令人寒中"。不可久食者如"杏仁不可久食，令人目盲、眉发落，动一切宿病"；赤小豆"不可久服，令人枯燥"等。《千金方》中有关食疗禁忌的记载约100多处，大体有因时而忌、因物而忌、因病而忌三方面。针对不同的季节有不同的饮食原则，春夏不宜冷食过度，否则"夫身所以多疾者，皆由春夏取冷太过，饮食不节故也"，像"鱼脍诸腥冷之物，多损于人"，尤其应该谨慎。如夏至至秋分"勿进肥浓腻、饼腥、酥油之属"。因时而忌者如"正月勿食狸肉""二月勿食兔肉"等。因物而忌者如"鸡子白共蒜之令人短气""虾鲙共猪肉食之，令人常恶心、多唾，损精色"等。因病而忌者如甜瓠"患脚气虚胀者不得食之，其患水不除"；葵"若患腰脚痛者，不可食，必加剧"。此外，生病初愈的人也要忌口慎口，以防贪味导致疾病复发。"病新差（瘥）后，但得食糜粥，宁少食令饥，慎勿饱，不得他有所食。虽思之，勿与之也。引日转久，可渐食羊肉白糜，若羹汁、雉、兔、鹿肉不可食……凡此，皆令人劳复。"

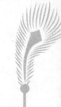

※ 辨证施食，因人制宜

《千金方》重视老年饮食保健，首创老年医学体系。"养老之道，虽有水陆百品珍馐，每食必忌于杂，杂则五味相挠，食之不已，为人作患。是以食啖鲜肴，务令简少"。"老人于四时之中，常宜温食，不得轻之"；老年人尤其应当忌厚味重食，"常学淡食，如黄米、小豆……常宜轻清甜淡之物，大小麦面粳米为佳。"主张饭后应当适当运动，"每食讫，以手摩面及腹，令津液通流……食毕，当行步踌躇……则食多消，大益人"。《千金方》主张生活有规律，"人凡常不饥、不饱、不寒、不热……则可延年益寿矣"。便秘和痢疾是老年人常见的两大消化道疾病，"人年五十以去，皆大便不利，或常苦下痢，有斯二疾，常须预防。若秘涩，则宜数食葵菜等冷滑之物。如其下痢，宜与姜韭温热之菜"。此外《千金方》还强调"身在田野，尤宜备膳，须识罪福之事，不可为食损命。所有资身，在药菜而已。料理如法，殊益于人。枸杞、甘菊、白术、牛膝、苜蓿、商陆、白蒿、五加……下饭甚良"。"甘旨养老"用耆婆汤（酥、生姜、薤白、酒、白蜜、油、椒、胡麻仁、橙叶、糖）、乌麻方蜜饵（白蜜、猪脂肪、胡麻油、干地黄末）、

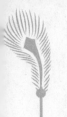

牛乳补虚破气方（牛乳、荜茇）、猪肚补虚羸乏力气方（猪肚、人参、椒、干姜、葱白、粳米）、补虚劳方（羊肝、羊心、羊肺、胡椒、荜茇、豉心、葱白、酥）等。使用频率较高的养生本草还有黄精、茯苓、黄芪、松子、柏实；处方如黄芪丸、肾沥汤、小续命汤。

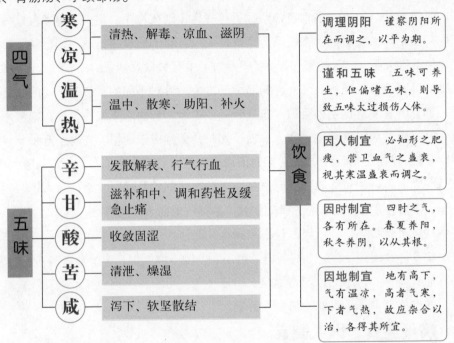

在妇科应用方面有用鸡子和糯米粉如粥治妊娠心腹痛；用猪蹄汤下乳；用鲤鱼汤（鲤鱼、葱白、干姜、豆豉、桂心）治妇人体虚流汗；用鲫鱼汤（鲫鱼、漏芦、石钟乳）治妇人缺少奶汁；用羊肉汤（羊肉、当归、桂心、芍药、甘草、生姜）治产后虚羸腹痛；用鹿肉汤（鹿肉、生地黄、甘草、人参、当归）治产后虚劳。此外，还有用谷皮糠粥、乌豆（赤小豆）、猪肝治脚气病，用生莱菔汁治消渴，用青羊肝、牛肝、兔肝治夜盲症，用海藻、昆布治瘿瘤，用芜菁汁治黄疸，用鲤鱼汤消水肿，用生姜汁、牛乳煎服治小儿哕，等等。还有很多的药酒方和药用食物为主的补益强壮方，为后世食疗学提供了丰富的经验和形式多样的剂型。

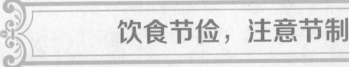

饮食节俭，注意节制

※ 饮食节俭

《千金方》认为，饮食养生法以节俭为第一要妙，"厨膳勿令脯肉丰盈，常令节约为佳。"日常饮食，"每令节俭。"如果贪图口味，多餐大饱，以致食后腹中彭亨短气，以致导致疾病的发生。俗话说，病从口入。很多疾病都是由于吃得太多太好而造成的。《千金方》列举了关中地区和江南地区不同的生活习惯对人们身体的影响，西北关中地区，有节俭的习惯，"厨膳肴羞，不过葅酱而已，其人少病而寿。"江南地区，其处富饶，陆海佳肴，无所不备，其人多疾而早夭。又有生长在北方的人到南方做官，贪图美食，不知节俭，往往未及一年即生大病，人们以为不习水土所致，其实是由贪图口味，恣食不节而造成的。所以，饮食务令节俭，可以防病，有益于养生。

饮食节俭的方法之一是"淡食"。所谓淡食，是指食宜清淡，少用炙煿厚味辛辣油腻甘肥之物。如"肥腻酥油之属……鱼鲙诸腥冷之物，多损于人。"孙思邈本人隐居山林，一生食淡。据文献记载，孙思邈在山中待客，"秫饭一盂，杞菊数瓯，不调盐酪，美如甘露。"他的这种长期素食清淡的生活方式，可能是他获得长寿的重要原因之一。

※ 饮食定量

定量是指进食宜饥饱适中。人体对饮食的消化、吸收、输布，主要靠脾胃来完成。进食定量，饥饱适中，恰到好处，则脾胃足以承受。消化、吸收功能运转正常，人便可及时得到营养供应，以保证各种生理功能活动。反之，过饥或过饱，都对人体健康不利。

过分饥饿，则机体营养来源不足，无以保证营养供给。消耗大于补充，就会使机体逐渐衰弱，势必影响健康。反之，饮食过量，在短时间内突然进食大量食物，势必加重胃肠负担，食物停滞于肠胃，不能及时消化，就影响营养的吸收和输布；脾胃功能因承受过重，亦会受到损伤。其结果，都难以供给人体生命所需要的足够营养。气血化生之源不足，必然导致疾病的发生，无益于健康。《千金要方·养性序》进而指出："不欲极饥而食，食不可过饱；不欲极渴而饮，饮不可过多。饱食过多，则结积聚，渴饮过多，则成痰澼"，人在大饥大渴时，最容易过饮过食，急食暴饮。所以在饥渴难耐之时，亦应缓缓进食，避免身体受到伤害。当然，在没有食欲时，也不应勉强进食，过分强食，脾胃也会受伤。

我国传统的习惯是一日早、中、晚三餐，且一直有"早饭宜好，午饭宜饱，晚饭宜少"之说，即早餐的质量，营养价值要高一些，精一些，便于机体吸收，提供充足的能量；午饭要吃饱，所谓"饱"是指要保证一定的饮食量，当然，不

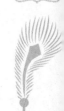

第三章　饮食养生

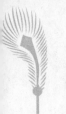

宜过饱，过饱则胃肠负担过重，也影响机体的正常活动和健康；晚饭进食要少一些，不可食后即睡。若我们能经常按时进餐，养成良好的饮食习惯，则消化功能健旺，于身体是大有好处的。

※ 饮食定时

定时是指进食宜有较为固定的时间，早在《尚书》中就有"食哉惟时"之论。有规律的定时进食，可以保证消化、吸收机能有节奏地进行活动，脾胃则可协调配合，有张有弛。饮食物则可在机体内有条不紊地被消化、吸收，并输布全身。如果食无定时，或零食不离口，或忍饥不食，打乱胃肠消化的正常规律，都会使脾胃失调，消化能力减弱，食欲逐渐减退，有损健康。

我国传统的进食方法是一日三餐。若能经常按时进餐，养成良好的饮食习惯，则消化功能健旺，于身体是大有好处的。

定量、定时是保护消化功能的调养方法，也是饮食养生的一个重到原则，历代养生家都十分重视这个问题，《千金方》指出："食欲数而少，不欲顿而多"，这即进食适度的意思。一日之内，人体的阴阳气血的昼夜变化而盛衰各有不同。白天阳气盛，故新陈代谢旺盛，需要的营养供给也必然多，故饮食量可略大；夜晚阳衰而阴盛，多为静息入寝，故需要的营养供给也相对少些。因而，饮食量可略少，这也有利于胃肠的消化功能。所以，自古以来，就有"早饭宜好，午饭宜饱，晚饭宜少"之说。

其一，早饭宜好

经过一夜睡眠，人体得到了充分休息，精神振奋，但胃肠经一夜时间，业已空虚，此时若能及时进食，则体内营养可得到补充，精力方可充沛。所谓早饭宜好，是指早餐的质量，营养价值宜高一些，精一些，便于机体吸收，提供充足的能量。尤以稀、干搭配进食为佳，不仅摄取了营养，也感觉舒适。

其二，午饭宜饱

中午饭具有承上启下的作用。上午的活动告一段落，下午仍需继续进行，白天能量消耗较大，应当及时得到补充。所以，午饭要吃饱，所谓"饱"是指要保证一定的饮食量。当然，不宜过饱，过饱则胃肠负担过重，也影响机体的正常活动和健康。

其三，晚饭要少

晚上接近睡眠，活动量小，故不宜多食。如进食过饱，易使饮食停滞，增加胃肠负担，会引起消化不良，影响睡眠。所以，晚饭进食要少一些。也不可食后即睡，宜小有活动之后入寝。《千金要方·道林养性》说："须知一日之忌，暮无饱食"，"饱食即卧乃生百病"。

※ 寒热温凉适宜

孙思邈认为人的三餐饮食宜寒温适宜。寒温适宜一方面指食物属性的阴阳寒热应互相调和，另一方面指饮食入腹时的生熟情况或冷烫温度要适宜。因为饮食太烫则会灼伤咽喉、食道与胃的黏膜，据有关报道，食道癌高发地区与长期饮太烫的开水和喝热粥有关；过食寒凉之物，容易损伤脾胃之阳气，特别是体虚胃寒者和老年人、儿童等若不加节制，从而使人体阴阳失调，出现形寒肢冷、腹痛腹泻，或口干口臭、便秘、痔疮等病症。现代医学认为，人体中各种消化酶要充分发挥作用，其中一个重要的条件就是温度。只有当消化道内食物的温度和人体的温度大致相同时，各种消化酶的作用才发挥得最充分。而温度过高或过低，均不利于食物营养成分的消化和吸收。所以孙思邈在《千金翼方》中主张饮食宜"热无灼唇，冷无冰齿"。

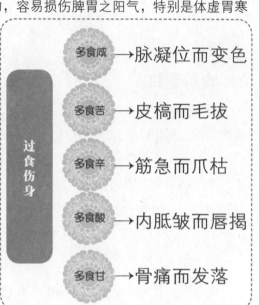

过食伤身

多食咸 → 脉凝泣而变色
多食苦 → 皮槁而毛拔
多食辛 → 筋急而爪枯
多食酸 → 内胝皱而唇揭
多食甘 → 骨痛而发落

食后养生

进食之后，为了帮助消化食物，亦应做一些必要的调理，例如：食后散步、摩腹等。

※ 食后摩腹

《千金翼方》说："平旦点心饭讫，即自以热手摩腹"，又说："中食后，还以热手摩腹"。食后摩腹的具体方法是：吃食以后，自左而右，可连续作二、三十次不等。这种方法有利于腹腔血液循环，可促进胃肠消化功能，经常进行食后摩腹，不仅于消化有益，对全身健康也有好处，是一种简便易行，行之有效的养生法。

※ 食后散步

进食后，不宜立即卧床休息。饭后宜做一些从容缓和的活动，才于健康有益。俗话说："饭后百步走，能活九十九"，《摄养枕中方》中说："食止、行数百步，大益人"。进食后，活动身体，有利于胃肠蠕动，促进消化吸收，而以散步是最好的活动方式。

如果在饭后，边散步，边摩腹，则效果更佳。《千金翼方》将其归纳为："食后，还以热手摩腹，行一二百步，缓缓行，勿令气急，行讫，还床偃卧，四展手足，勿睡，顷之气定"。这是一套较为完整的食后养生方法，后世多所沿用，实践证明行之有效。

※ 食后漱口

食后还要注意口腔卫生。进食后，口腔内容易残留一些食物残渣，若不及时清除，往往引起口臭，或发生龋齿、牙周病。《千金要方》中即有"食毕当漱口数过，令牙齿不败口香"之说。经常漱口可使口腔保持清洁，牙齿坚固，并能防止口臭，龋齿等疾病。

四季饮食养生

《千金方》主张，养气要随季节变化而变化，即"顺时气"；一年十二个月中养气之方法是不同的。

正月里，肾气受病，肺脏气微。是月，五味之中，宜减咸酸味，增辛味，以助肾补肺，赡养胃气。此月"勿冒冰冻，勿极温暖"，早起，天黑就睡，"以缓形神"。又，勿食生葱；生葱损人津血。勿食生蓼；食生蓼必得症瘕，面起游风。勿食蛰藏之物，折寿。勿食虎、豹、狸之肉，令人神魂不安。

二月里，肾气微，肝气刚处旺盛。是月，五味之中，宜减酸味，增辛味，以助肾补肝。此月宜静膈去痰水，小泄皮肤微汗，以散深冬蕴伏之气。此月勿食黄花菜、陈醋、酸菜，以免发痼疾。勿食大小蒜，令人气壅，关膈不通。勿食葵花子及鸡子，滞人血气，冱精。勿食兔及狐貉肉，令人神魂不安。此月九日忌食一切鱼。

三月里，肾气已息，心气渐临，肝气正旺。是月，五味之中，宜减甘增辛，补精益气。此月慎避西风，"散体缓形，便性安泰"。此月勿杀戮，以顺天道。

勿吃黄花菜、陈醋、酸菜，会发症痼，起瘟疫。勿食生葵花子，令人气胀，化为水疾。勿食诸脾，脾神当王。此月三日，忌食五脏及百草心，食之天地遗殃。

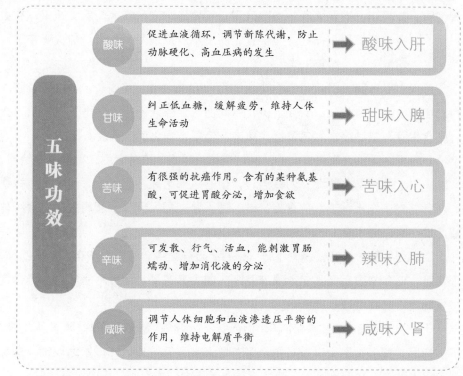

五味功效

酸味	促进血液循环，调节新陈代谢，防止动脉硬化、高血压病的发生	➡ 酸味入肝
甘味	纠正低血糖，缓解疲劳，维持人体生命活动	➡ 甜味入脾
苦味	有很强的抗癌作用。含有的某种氨基酸，可促进胃酸分泌，增加食欲	➡ 苦味入心
辛味	可发散、行气、活血，能刺激胃肠蠕动、增加消化液的分泌	➡ 辣味入肺
咸味	调节人体细胞和血液渗透压平衡的作用，维持电解质平衡	➡ 咸味入肾

四月里，肝脏之气已病，心脏之气渐壮。是月，五味之中，宜增酸减苦，补肾助肝，调胃气。此月勿暴露星宿，要避西北之风。勿食大蒜，伤神魂，损胆气。勿食生薤，令人多涕唾，发痰水。勿食鸡雉肉，令人生痈疽，逆元气。

五月里，肝脏气休，心气正旺。是月，五味之中，宜减酸增苦，益肝补肾，固密精气。此月宜早睡早起。勿露宿，慎避北风。勿身处湿地，以招邪气。勿食薤与韭，伤神损气。勿食马肉及獐鹿肉，令人神气不安。

六月里，肝气微，脾脏之气独旺。是月，五味之中，宜减苦增咸，补肝助肾，益筋骨。此月慎防东风，犯之令人手足瘫痪。勿用冷水浸手足。勿食葵花子，必成水癖。勿食茱萸，令人气壅。

七月里，肝、心少气，肺脏之气独旺。是月，五味之中，宜安宁情性，增咸减辛，助气补筋，以养脾胃。此月无冒极热，勿恣凉冷，无发大汗。勿食茱萸，令人气壅。勿食猪肉，损人神气。

八月里，心脏气微，肺金用事。是月，五味之中，宜减苦增辛，助筋补血，以养心肝。此月无犯邪风，令人骨肉生疮，以为痨痢。勿食小蒜，伤人神气，魂

魄不安。勿食猪肚，冬天会得咳嗽病，一整年都不会好。勿食鸡雉肉，损人神气。

九月里，阳气已衰，阴气大盛。是月，五味之中，宜减苦增咸，补肝益肾，助脾资胃。此月切忌贼邪之风。勿冒风霜，不要恣意吃醉吃饱。勿食莼菜，有虫不易见。勿食姜蒜，损人神气。勿食经霜的生菜及瓜，令人心痛。勿食葵花子，化为水病。勿食犬肉，减算夭寿。

十月里，心、肺气弱，肾气强盛。是月，五味之中，宜减辛苦，以养肾脏。此月无伤筋骨，勿泄皮肤。勿妄针灸，以其血涩，津液不行。勿食生椒，损人血脉。勿食生薤，以增痰水。勿食熊、猪肉、莼菜，食之使人色衰。

十一月里，肾脏之气正旺，心、肺气衰微。是月，五味之中，宜增苦味绝咸，补理肺、胃。此月勿灸腹背。勿暴温暖，慎避贼邪之风；犯之令人面肿，腰脊强痛。勿食貉肉，伤人神魂。勿食螺、蚌、蟹、鳖，损人元气，长尸虫。勿食经夏之醋，发头风，成水病。勿食生菜，令人心痛。

十二月里，脾气正旺，肾气不行。是月，五味之中，宜减甘增苦，补心助肺，调理肾脏。此月勿冒霜露；勿泄津液及汗；勿食葵花子，会生水病。勿食薤，食薤多发痼疾。勿食鼋鳖。

《千金方》还指出，虽说要增味，但五味不欲偏多。酸多则伤脾，苦多则伤肺，辛多则伤肝，咸多则伤心，甘多则伤肾，此五味克五脏五行，自然之理也。这就是说，酸生肝，肝之五行属木，脾之五行属土，由于木克土，所以肝气太旺伤脾，

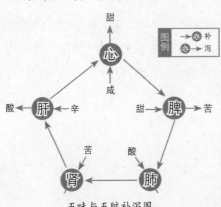

五味与五脏补泻图

即"酸多则伤脾"；苦生心，心之五行属火，肺之五行属金，由于火克金，所以心气太旺伤肺，即"苦多则伤肺"；辛生肺，肺之五行属金，肝之五行属木，由于金克木，所以肺气太旺伤肝，即"辛多则伤肝"；咸生肾，肾之五行属水，心之五行属火，由于水克火，所以肾气太旺伤心，即"咸多则伤心"；甜生脾，脾之五行属土，肾之五行属水，由于土克水，所以脾气太旺伤肾，即"甘多则伤肾"。上述养气思想是适合所有人群，无年龄段之分。就老人而言，孙思邈还指出，人过五十以后，阳气日衰日损，更需要养气补气。就饮食而言，老人在一年四季之中，常宜温食，常尝淡食，"常宜轻清甜淡之汤"；不吃所谓猪豚、鸡鱼、蒜脍、生肉、生菜、白酒、大酢、大咸；不宜食黄米、小豆，

而吃大小麦面、粳米等为佳。又切忌强用力咬坚硬脯肉，会导致牙齿折断之危险。

总而言之，《千金方》认为，随着四时天地之气的变化，人的五脏之气的盛衰亦随之而变化。根据五行相生相克之理，即时养五脏六腑之气。另外，饮食有禁忌，否则会损气伤神，阻塞血脉。

> ◆ **养生小常识：喝"点"粥**
>
> 　　冬季养生晨起服热粥，晚餐宜节食，以养胃气。特别是糯米红枣粥、八宝粥、小米粥等最适宜。还可常食安神养心的桂圆粥、益精养阴的芝麻粥、消食化痰的萝卜粥、养阴固精的胡桃粥、健脾养胃的茯苓粥、益气养阴的大枣粥、润肺生津的银耳粥、清火明目的菊花粥、和胃理肠的鲫鱼粥等。

※ 春季饮食调养

饮食要营养平衡。从饮食科学的观点来看，春季强调蛋白质、碳水化合物、维生素、矿物质要保持相对比例，防止饮食过量、暴饮暴食，避免引起肝功能障碍和胆汁分泌异常。

其一，春季饮食养肝为先

在五行学说中，肝属木，与春相应，主升发，在春季萌发、生长。因此，患有高血压、冠心病的人更应注意在春季养阳。且春季是细菌、病毒繁殖滋生的旺季，肝脏具有解毒、排毒的功能，负担最重，而且由于人们肝气升发，也会引起旧病复发，如春季肝火上升，会使虚弱的肺阴更虚，故肺结核病会乘虚而入。中医认为，春在人体主肝，而肝气自然旺于春季。如果春季养生不当，便易伤肝气。为适应季节气候的变化，保持人体健康，在饮食调理上应当注意养肝为先。

《千金方》认为，春肝木旺，其脉弦细而长曰平，反得沉濡而滑者，是肾之乘肝母之归，子为虚邪，虽病易治。反得浮大而洪者，是心之乘肝，子之乘母为实邪，虽病自愈；反得微涩而短者，是肺之乘肝，金之克木为贼邪，大逆，十死不治；反得大而缓者，是脾之乘肝，土左手关上阴绝者，无肝脉也，若癃遗溺难言，胁下有邪气，善吐，刺足少阳，治阳。春三月者，主肝胆青筋牵病也，其源从少阴而涉足少阳，少阳之气始发，少阴之气始衰，阴阳怫郁于腠理，皮毛之病俱生，表里之因起，从少阳发动反少阴，气则脏腑受疠而生，其病相反。若腑虚则为阴邪所伤，腰背强急，脚缩不伸，中欲折，目中生花，若脏实则为阳毒所损，涩涩前寒而后热，颈外双筋牵不得屈伸，颈直背强，眼赤黄，若欲转动称身回侧，故曰青筋牵病。

其二，饮食要养阳

阳，是指人体阳气，中医认为"阳气者，卫外而为"，即指阳气对人体起着保卫作用，可使人体坚固，免受自然界六淫之气的侵袭。春天在饮食方面，要遵照《黄帝内经》里提出的"春夏补阳"的原则，宜多吃些温补阳气的食物，以使人体阳气充实，增强人体抵抗力，抵御风邪为主的邪气对人体的侵袭。李时珍在《本草纲目》里亦主张"以葱、蒜、韭、蓼、蒿、芥等辛嫩之菜，杂和而食"。另一方面，由于肾阳为人体阳气之根，故在饮食上养阳，还应包括温养肾阳之意。春天时人体阳气充实于体表，而体内阳气都显得不足，因此在饮食上应多吃点培补肾阳的东西。目前除了蓼、蒿等野菜已较少食用外，葱、蒜、韭等都是养阳的佳品。

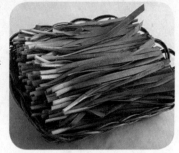

其三，多食甜，少食酸

《千金方》认为："春日宜省酸，增甘，以养脾气。"意思是当春天来临之时，人们要少吃点酸味的食品，多吃些甜味的饮食，这样做的好处是能补益人体脾胃之气。我国医学认为，脾胃是后天之本，是人体气血化生之源，脾胃之气健旺，人可延年益寿。但春为肝气当令，根据中医五行理论，肝属木，脾属土，木土相克，即肝旺可伤及脾，影响脾的消化吸收功能。我国医学又认为，五味入五脏，如酸味入肝、甘味入脾、咸味入肾等，因此若多吃酸味食物，会加强肝的功能，使本来就偏亢的肝气更旺，这样就能伤害脾胃之气。有鉴于此，在春季人们要少吃些酸味的食物，以防肝气过于旺盛。而甜味的食物入脾，能补益脾气，故可多吃一点，如大枣、山药等。

其四，饮食要清淡

由冬季的膏粱厚味转变为清温平淡，饮食宜温热，忌生冷。在动物食品上，应少吃肥肉等高脂肪食物，因为油腻的食物食后容易产生饱腹感，人体也会产生疲劳现象。胃寒的人可以经常吃点姜，以驱寒暖胃；有哮喘的人，可服点生姜蜂蜜水，以润燥镇喘；有慢性气管炎的人，应禁食或少食辛辣食物。其他人也不宜多吃辛温大热的刺激性食物，以免助火伤身。

其五，平时要多喝水

饮水可增加循环血容量，有利于养肝和代谢废物的排泄，可降低毒物对肝的损害。此外，补水还有利于腺体分泌，尤其是胆汁等消化液的分泌。春季饮香气浓郁的花茶，可有助于散发冬天积在体内的寒邪，促进人体阳气生发，郁滞疏散。而适量饮茶，还可提神解困，但春季不宜贪冷饮。

其六，多食蔬菜

人们经过冬季之后，大多数会出现多种维生素、无机盐及微量元素摄取不足的情况，如春季人们常发口腔炎、口角炎、舌炎、夜盲症和某些皮肤病等。因此，随着春季的到来及各种新鲜蔬菜的大量上市，人们一定要多吃点新鲜蔬菜，以便营养均衡，身体健康。

◆ **养生小常识：宜甘减酸**

中医认为，脾胃是人体气血化生之源，脾胃之气健壮，人可延年益寿。而春天是肝旺之时，多食酸性食物会使肝火偏亢，损伤脾胃。应多吃一些性味甘平，且富含蛋白质、维生素和矿物质的食物，如瘦肉、禽蛋、牛奶、蜂蜜、豆制品、新鲜蔬菜、水果等，有利于发寒散邪，扶助阳气。

其七，护肝的食疗法

菊花粥

配　　方	20～30克菊花，100～200克粳米。
制　　作	先把菊花用水煮20分钟，然后去渣留浓汁，再加粳米熬成粥。
功　　效	平肝熄气、清热明目。

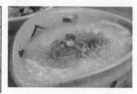

鸡肝粥

配　　方	一块鸡肝，100克大米，盐、姜等适量调味品。
制　　作	先把鸡肝切片，然后将大米加水煮成粥，待粥将熟时，把二者加入，肝熟即可。
功　　效	补肝益肾。

猪肝羹

配　　方	100克猪肝，2个鸡蛋，10个淡豆豉，少量葱白，盐等各适量调味品。
制　　作	先洗净猪肝，然后切成薄片，加鸡蛋、淡豆豉、淀粉、盐搅拌腌，水开后，一起入锅，煮开后再放入葱白及调料。
功　　效	补血益气。

※ 夏季饮食调养

五行学说认为夏时心火当令，心火过旺则克肺金，故《金匮要略》有"夏不食心"之说。味苦之物亦能助心气而制肺气。故《千金方》主张："夏七十二日，省苦增辛，以养肺气"。夏季出汗多，则盐分损失亦多。若心肌缺盐，搏动就会失常。宜多食酸味以固表，多食咸味以补心。

其一，多吃瓜类

夏季气温高，人体丢失的水分多，须及时补充。蔬菜中的水分，是经过多层生物膜过滤的天然、洁净、营养且具有生物活性的水。瓜类蔬菜含水量都在90%以上。所有瓜类蔬菜都具有降低血压、保护血管的作用。

多吃凉性蔬菜：吃些凉性蔬菜，有利于生津止渴，除烦解暑，清热泻火，排毒通便。瓜类蔬菜除南瓜属温性外，其余如苦瓜、丝瓜、黄瓜、菜瓜、西瓜、甜瓜都属于凉性蔬菜。番茄、芹菜、生菜等都属于凉性蔬菜。

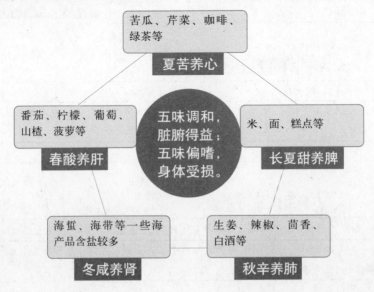

其二，吃"杀菌"蔬菜

夏季是人类疾病尤其是肠道传染病多发季节。多吃些"杀菌"蔬菜，可预防疾病。这类蔬菜包括：大蒜、洋葱、韭菜、大葱等。这些葱蒜类蔬菜中，含有丰富的植物广谱杀菌素，对各种球菌、杆菌、真菌、病毒有杀灭和抑制作用。其中，作用最突出的是大蒜，最好生食。

- 苦瓜、芹菜、咖啡、绿茶等
  - **夏苦养心**
- 番茄、柠檬、葡萄、山楂、菠萝等
  - **春酸养肝**
- 米、面、糕点等
  - **长夏甜养脾**
- 五味调和，脏腑得益；五味偏嗜，身体受损。
- 海蜇、海带等一些海产品含盐较多
  - **冬咸养肾**
- 生姜、辣椒、茴香、白酒等
  - **秋辛养肺**

※ 秋季饮食调养

《千金方》中说："秋三月此为容平，天气以急，地气以明，早卧早起，与鸡俱兴，使志安宁，以缓秋刑，收敛神气，使秋气平，毋外其志，使肺气清，此秋气之应，养收之道也。逆之则伤肺。冬为飧泄，则奉藏者少。"《千金方·肺脏篇》论曰："肺主魄，魄脏者任物之精也。为上将军使在上行，所以肺为五脏之华盖，并精出入谓之魄，魄者肺之藏也。"意思就是说肺主阴，阴气脏腑是万物的精华所在。掌管着上下的运行，所以中医认为肺是五脏的主宰者。

秋天是万物成熟、收获的季节，高风劲，地气明，养生应顺应时气，安宁神志，保护肺气，使其不受损害。一旦受损，就会出现咳嗽、冬季消化不良，腹泻等症状。

其一，秋燥伤肺少吃辛

秋季天高气爽，空气干燥，湿度小，人易出现咽干、干咳等症状，这是由于燥邪伤肺所导致的现象。此时，应少吃辛、辣食物，如葱、姜、辣椒、胡椒，防止辛温助热，加重肺燥症状。

其二，肺燥伤肝要吃酸

从中医五行生克来讲，肺属金，肝属木，金旺能克木，使肝木受损。因此应适当吃点酸味食物，因为"酸入肝"，可以强盛肝木，防止肺气太过对肝造成损伤。酸味食物可以收敛肝气，有保肝护肝的作用，但也不可过量。因为许多酸性食物，如醋、乌梅等，其酸味能刺激胃，易发生胃溃疡、胃炎等病，对身体不利。

其三，秋瓜坏肚少吃寒

许多人都有这种感受，秋天吃水果，一不小心就坏肚子，这与秋天的气候有关。秋季天凉了，气温下降，脾胃阳气不足，再吃多了阴寒性质的水果、蔬菜，自然是雪上加霜，导致阳气不振而腹泻、腹痛。因此，秋季不要吃太寒凉的食物，以保护胃肠，保护肺脏。

其四，补肺的食疗方

第三章 饮食养生

黑芝麻猪肉汤

配　方	60克黑芝麻，瘦猪肉250克，胡萝卜40克，盐5克，少许葱、姜、小麻油10克。
制　作	先把黑芝麻、胡萝卜洗净，然后分别把瘦猪肉，胡萝卜切成小块后，放进砂锅中，煲大约50分钟，加入盐、葱、姜和麻油即可。
功　效	生滋润肺、补益肺气。

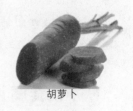

胡萝卜

海参木耳猪肉汤

配　方	海参、黑木耳100克，白木耳50克，大枣40克，瘦猪肉100克，麻油15克，精盐5克，姜粒5克。
制　作	先把海参切成薄片，猪肉切成小块，然后把大枣、木耳洗干净后一同放进锅内煲汤，大约30～50分钟后，再放入麻油、盐、姜粒，5分钟后可食用。
功　效	生滋润肺、补益肺气。

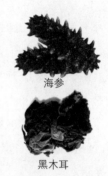

海参

黑木耳

※ 冬季饮食调养

《千金方》言：夫含气之类，未有不资食以存生，而不知食之有成败，百姓日用而不知，水火至近而难识，余。……人之所依者，形也。乱于和气者，病也。理于烦毒者，药也。济命抚危者，医也。安身之本，必资于食。救疾之速，必凭于药。不知食宜者，不足以存生也。不明药忌者，不能以除病也。是故食能排邪而安脏腑，悦神爽志以资血气。若能用食平释情遣疾者，可谓良工。长年饵老之奇法，极养生之术也。

冬季饮食对正常人来说，应当遵循"秋冬养阴"，"无扰乎阳"的原则，既不宜生冷，也不宜燥热，最宜食用滋阴潜阳，热量较高的膳食为宜。

其一，冬季养肾为先，寒气内应肾

肾是人体生命的原动力，是人体的"先天之本"。冬季，人体阳气内敛，人体的生理活动也有所收敛。此时，肾既要为维持冬季热量支出准备足够的能量，又要为来年储存一定的能量，所以此时养肾至关重要。饮食上就要时刻关注肾的调养，注意热量的补充，要多吃些动物性食品和豆类，补充维生素和无机盐。狗肉、羊肉、鹅肉、鸭肉、鹌鹑、驴肉、大豆、核桃、栗子、木耳、芝麻、红薯、萝卜等均是冬季适宜食物。

其二，温食忌硬

黏硬、生冷的食物多属阴，冬季吃这类食物易损伤脾胃。而食物过热易损伤食道，进入肠胃后，又容易引起体内积热而致病；食物过寒，容易刺激脾胃血管，使血流不畅，而血量减少将严重地影响其他脏腑的血液循环，有损人体健康，因此，冬季饮食宜温热松软。

其三，增苦少咸

冬天肾的功能偏旺，如果再多吃一些咸味食品，肾气会更旺，从而极大地伤害心脏，使心脏力量减弱，影响人体健康。因此，在冬天里，要少食用咸味食品，以防肾水过旺；多吃些苦味食物，以补益心脏，增强肾脏功能，常用食物如：槟榔、橘子、芒果、香蕉、苹果、梨、甘蔗、山楂、猪肝、鸡肝、羊肝、大头菜、莴苣、醋、茶等。

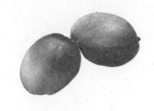 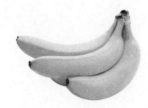 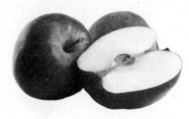

老人养生十不贪

不贪肉	老年人膳食中肉类脂肪过多，会引起营养平衡失调和新陈代谢紊乱，易患高胆固醇血症和高脂血症，不利于心脑血管病的防治。
不贪精	老年人长期讲究食用精白的米面，摄入的纤维素少了，就会减弱肠蠕动，易患便秘。
不贪硬	老年人的胃肠消化吸收功能弱，如果贪吃坚硬或煮得不烂的食物，久易得消化不良或胃病。
不贪快	老年人因牙齿脱落不全，饮食若贪快，咀嚼不烂，就会增加胃的消化负担。同时，还易发生鱼刺或肉骨头鲠喉的意外事故。
不贪饱	老年人饮食宜八分饱，如果长期贪多求饱，既增加胃肠的消化吸收负担，又会诱发或加重心脑血管疾病，发生猝死。
不贪酒	老年人长期贪杯饮酒，会使心肌变性，失去正常的弹力，加重心脏的负担。同时，老人多饮酒，还易导致肝硬化。

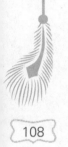

千金方养生智慧

不贪咸	老年人摄入的钠盐量太多，容易引发高血压、中风、心脏病及肾脏衰弱。
不贪甜	老人过多食甜食，会造成功能紊乱，引起肥胖症、糖尿病、脱发等，不利于身心保健。
不贪迟	三餐进食时间宜早不贪迟，有利于食物消化与饭后休息，避免积食或低血糖。
不贪热	老年人饮食宜温不宜烫，因热食易损害口腔、食管和胃。老年人如果长期服用烫食热刺激，还易罹患胃癌、食道癌。

第四章
顺时养生法

　　《千金方》主张在养生方面首先应该做到顺应四时。春应养生，夏应养长，秋应养收，冬应养藏，注意和天地保持协同一致。《千金翼方》就援引《列子》的话说"一体之盈虚消息，皆通于天也，应于物类"。人居住在天地之间，天地气交与人体小天地息息相关，故应该顺应自然，依时摄养。

春季养生重在"生"

春天三个月，从立春对立夏前，包括立春、雨水、惊蛰、春分、清明、谷雨六个节气。春为四时之首，万象更新之始，《千金要方·道林养性》说："春三月此为发陈，天地俱生，万物以荣"，春归大地，阳气升发，冰雪消融，蛰虫苏醒。自然界生机勃发，一派欣欣向荣的景象。所以，春季养生在精神、饮食、起居诸方面，都必须顺应春天阳气升发，万物始生的特点，注意保护阳气，着眼于一个"生"字。

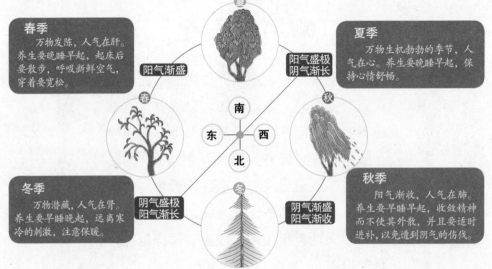

春季
万物发陈，人气在肝。养生要晚睡早起，起床后要散步，呼吸新鲜空气，穿着要宽松。

夏季
万物生机勃勃的季节，人气在心。养生要晚睡早起，保持心情舒畅。

冬季
万物潜藏，人气在肾。养生要早睡晚起，远离寒冷的刺激，注意保暖。

秋季
阳气渐收，人气在肺。养生要早睡早起，收敛精神而不使其外散，并且要适时进补，以免遭到阴气的伤伐。

阳气渐盛

阳气盛极 阴气渐长

阴气盛极 阳气渐长

阴气渐盛 阳气渐收

夏 春 秋 冬

南 东 西 北

※ 精神养生

春属木，与肝相应。肝主疏泄，在志为怒，恶抑郁而喜调达。故春季养生，既要力戒暴怒，更忌情怀忧郁，要做到心胸开阔，乐观愉快，对于自然万物要"生而勿杀，于而勿夺，赏而不罚"，在保护生态环境的同时，培养热爱大自然的良好情怀和高尚品德。

生活中要"知足常乐"，不过分追求金钱、名利和享受等。无论社会地位高低，都不必倾慕或自卑，无论吃什么都感到满足，穿什么也不挑剔，不管社会风气如何，都能够泰然处之。总之，要体会"比上不足，比下有余"的道理，这样可以感到生活和心理上的满足。

和谐的人际关系使人心情愉快，反之则使人不安、不适、不满、心情抑郁烦躁，所以要积极协调好周围的人际关系。首先要严格要求自己，看到自己的优点和长处，也要正视自己的不足，对自己的评价越客观，人际关系就越容易协调。其次，多体谅别人，设身处地替他人着想，从而避免因互不了解而产生的不协调。

幽默的直接效果是产生快乐。而快乐是人的健康灵药，它能促进肌肉和五脏六腑舒适，能调节人的情绪，能促进血液循环，筋骨舒展、呼吸通畅、气血平和。

◆ 养生小常识：多看喜剧

春天肝气生发，肝在情绪主怒，所以很多女性会在春季出现火气渐长，爆发指数增加，应注意调控情绪，多听笑话，多看喜剧，保持情绪通畅，有一个好的开头，并顺势保持下去。

※ 起居调养

春回大地，人体的阳气开始趋向于表，皮肤腠理逐渐舒展，肌表气血供应增多而肢体反觉困倦，故有"春眠不觉晓，处处闻啼鸟"之说，往往日高三丈，睡意未消。然而，睡懒觉不利于阳气生发。因此，在起居方面要求夜卧早起，免冠披发，松缓衣带，舒展形体，在庭院或场地信步慢行，克服情志上倦懒思眠的状态，以助生阳之气升发。

春季气候变化较大，极易出现乍暖乍寒的情况，加之人体腠理开始变得疏松，对寒邪的抵抗能力有所减弱。所以，春天不宜顿去棉衣。特别是年老体弱者，减脱冬装尤宜审慎，不可骤减。为此，《千金要方》主张春时衣着宜"下厚上薄"，既养阳又收阴。《老老恒言》亦云："春冻未泮，下体宁过于暖，上体无妨略减，所以养阳之生气"。凡此皆经验之谈，足供春时养生者参考。

四时病情变化

早晨	阳气生长，病气渐衰，神清气爽
中午	阳气旺盛，战胜病邪，感觉舒适
日落	阳气衰退，邪气生长，病情加重
夜半	阳气潜藏，邪气充斥于体内，病情更重

※ 运动调养

在寒冷的冬季里，人体的新陈代谢，藏精多于化气，各脏腑器官的阳气都有不同程度的下降，因而入春后，应加强锻炼。到空气清新之处，如公园、广场、树林、河边、山坡等地，玩球、跑步、打拳、做操，形式不拘，取己所好，尽量多活动，使春气升发有序，阳气增长有路，符合"春夏养阳"的要求。

　　春季雾多，风沙也大，因此锻炼时肢体裸露部分不宜过大，以防受潮寒诱发关节疼痛；不要在尘土随风飘飞的地方锻炼，要学会鼻吸口呼，不要呛风；运动前要做好准备活动，先抡抡臂、踢踢腿、转转腰，身体的肌肉、关节活动开以后再做剧烈运动。初春时晨练不要太早。早春二月，清晨气温较低，冷气袭人，如果太早外出锻炼易受"风寒"的侵害，轻者患伤风感冒，重者引发关节疼痛、胃

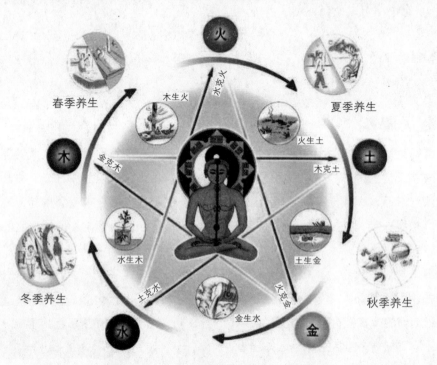

痛发作，甚至能使人冻歪嘴。运动后脱穿衣服要预防感冒。如果身上出了汗，要随时擦干，不要穿着湿衣服让冷风吹，以免着凉引起疾病。锻炼身体要全面，既要选做四肢伸展的动作，又要有背腹和胸腰部的屈伸动作。锻炼中或锻炼后，不要在草地上随处躺卧，否则易引起风湿性腰痛或关节炎。

◆ **养生小常识：梳头顶**

　　每天早起以手指甲从前发际梳到后发际一百遍，坚持下去，自会发质光亮，还有助黑发生发、神清气爽，并且对高血压、头晕头痛、失眠、神经衰弱有一定的效果。

※ 药物养生

春季养生，药物养生是一个重要组成部分，《千金方》认为：春季适时适量服用一些中药，可以调节机体，预防疾病。古人还有立春服"蔓青汁"的习俗，所以药物养生是不可忽视的。

俗语说得好："药补不如食补。"所以春季不妨自制一些养生药膳。药膳一般宜采用益气升发、养阴柔肝、疏泄条达的药物，配合相应的食物来调制，在选用药物时应避免过于升散，也要避免过于寒凉。春季养生药膳常用的药物有：首乌、白芍、枸杞、川芎、人参、黄芪等。配用的食物有：鸡肉（蛋）、鹌鹑（蛋）、羊肉、猪肉、动物肝、笋、木耳、黄花菜、香菇、鲫鱼等。常用的养生药膳有：鹌鹑肉片、姜葱鱿鱼、首乌肝片、拌茄泥等。

春季可吃点能增强身体抵抗力的补药，以防止外感热病的发生。春天阳气升发，正是推陈出新的时期；温暖多风，正是细菌、病毒等微生物的生存和传播之时，故外感热病较多。在此种情况下，就要吃点能补充人体正气，即抵抗力，亦称免疫力的药物。具体药物有：玉屏风散，由黄芪、白术、防风诸药组成，对于卫气虚弱、体表不固、易患感冒伤风者为宜。风为春天之主气，最易侵袭人体，平时服此药，能有效地抵御风邪的侵袭，体质虚弱者，春天尤服此药。服法：每日 2 次，每次服 15 克，温开水送服。此外还可服用黄精丹、补健增肥丸。

※ 防病保健

初春，由家转暖，温热毒邪开始活动，致病的微生物细菌、病毒等，随之生长繁殖。因而风湿、春温、温毒、瘟疫等，包括现代医学所说的流感、肺炎、麻疹、流血、猩红热等传染病多有发生、流行。预防措施，一是讲卫生，除害虫，消灭传染源。二是多开窗户，使室内空气流通。三是加强保健锻炼，提高机体的防御能力。根据民间经验，在饮水中浸泡贯众（取未经加工的贯众约 500 克，洗净，放置于水缸或水桶之中，每周换药一次）；或在住室内放置一些薄荷油，任其挥发，以净化空气；另外，可按 5 毫升 / 平方米食醋，加水一倍，关闭窗户，加热熏蒸，每周二次，对预防流感均有良效。用板蓝根 15 克、贯众 12 克、甘草 9 克，水煎，服一周，预防外感热病效果也佳。每天选足三里、风池、迎香等穴做保健按摩两次，能增强机体免疫功能。此外，注意口鼻保健，阻断温邪上受首先犯肺之路，亦很重要，具体方法，详见有关章节，此不复赘。

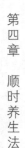

第四章　顺时养生法

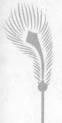
按揉足三里穴

定位取穴	该穴位于外膝眼下3寸，距胫骨前嵴1横指，当胫骨前肌上。取穴时，由外膝眼向下量4横指，在腓骨与胫骨之间，由胫骨旁量1横指，该处即是。
按摩方法	被按摩者膝盖稍弯曲，按摩者用拇指按顺时针方向按揉足三里穴约2分钟，然后按逆时针方向按揉约2分钟，以局部出现酸、麻、胀感觉为佳。
功　效	调理脾胃，补中益气，通经活络，疏风化湿，扶正祛邪。

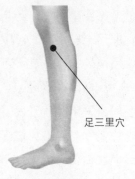

足三里穴

揉捏风池穴

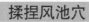

定位取穴	该穴位于项部，在枕骨之下，与风府穴相平，胸锁乳突肌与斜方肌上端之间的凹陷处。（或当后头骨下，两条大筋外缘陷窝中，相当于耳垂齐平。）
按摩方法	被按摩者取坐位，按摩者站在被按摩者背后，用拇指指腹或食指、中指两指并拢，用力环行揉按风池穴，同时头部尽力向后仰，以局部出现酸、沉、重、胀感为宜。每次按揉10分钟，早、晚各按揉一次。
功　效	通经活络、止痛。

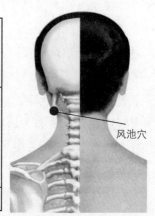

风池穴

按揉迎香穴

定位取穴	该穴位于面部，鼻翼外缘中点旁，当鼻唇沟中。取穴时一般采用正坐或仰卧姿势，眼睛正视，在鼻孔两旁五分的笑纹（微笑时鼻旁八字形的纹线）中取穴。
按摩方法	用两手食指指腹同时用力，按顺时针方向按揉迎香穴约1分钟，然后按逆时针方向按揉约1分钟，以局部出现酸、麻、胀感觉为佳。
功　效	祛风通窍，理气止痛。

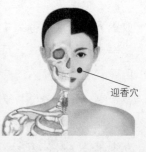

迎香穴

夏季养生重在"长"

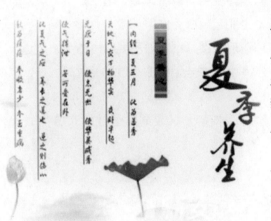

　　夏三月，从立夏到立秋前，包括立夏，小满、芒种、夏至、小暑、大暑六个节气。夏季烈日炎炎，雨水充沛，万物竞长，日新月异。阳极阴生，万物成实。正如《千金要方·道林养性》所说："夏三月，此谓蕃秀；天地气交，万物华实"。人在气交之中，故亦应之。所以，夏季养生要顺应夏季阳盛于外的特点，注意养护阳气，着眼于一个"长"字。

※ 精神调养

　　夏属火，夏季是阳气最盛的季节，气候炎热而生机旺盛。此时是新陈代谢的时期，阳气外发，伏阴在内，气血运行亦相应地旺盛起来，活跃于机体表面。夏天的特点是燥热，"热"以"凉"克之，"燥"以"清"驱之。因此，清燥解热是夏季养生的关键。盛夏酷暑蒸灼，人易感到困倦烦躁和闷热不安，因此首先要使自己的思想平静下来，神清气静，做到神清气和，切忌暴怒，以防心火内生。注意养心，夏季是心脏病的高发期，中医认为"心与夏气相通应"心的阳气在夏季最为旺盛，所以夏季更要注意心脏的养生保健。夏季养生重在精神调摄，保持愉快而稳定的情绪，切忌大悲大喜，以免以热助热，火上加油。心静人自凉，可达到养生的目的。

※ 起居调养

夏季作息，宜晚些入睡，早些起床，以顺应自然界阳盛阴衰的变化。

"暑易伤气"，炎热可使汗泄太过，令人头昏胸闷，心悸口渴、恶心、甚至昏迷。所以，安排劳动或体育锻炼时，要避开烈日炽热之时，并注意加强防护。午饭后，需安排午睡，一则避炎热之势，二则可消除疲劳。

酷热盛夏，每天洗一次温水澡，是一项值得提倡的健身措施。不仅能洗掉汗水、污垢，使皮肤清爽，消暑防病，而且能够锻炼身体。因为温水中冲洗时水压及机械按摩作用，可使神经系统兴奋性降低，扩张体表血管，加快血液循环，改善肌肤和组织的营养，降低肌肉张力消除疲劳，改善睡眠，增强抵抗力。没有条件洗温水澡时，可用温水毛巾擦身，也能起到以上作用。

夏日炎热，腠理开泄，易受风寒湿邪侵袭. 纳凉时不要在房檐下、过道里，且应远门窗之缝隙。可在树荫下、水亭中、凉台上纳凉，但不要时间过长，以防贼风入中得阴暑症。

夏日天热多汗，衣衫要勤洗勤换，久穿湿衣或穿刚晒过的衣服都会使人得病。

※ 运动调养

夏季运动量不宜过大、也不能过于剧烈运动，应以温和运动以少许出汗为宜，以免运动量过大、出汗过多损伤心阴。对于夏季依然坚持锻炼身体的人可以选择练太极拳、自然养生操等，太极拳动静相兼，刚柔相济，开合适度，起伏有致，身端形正不偏倚，正气存于内而风邪不可侵，与自然的阴阳消长相吻合，可谓夏季最佳的养心运动之一。自然养生操有形神并修，养心聚神，对身心健康特别有利。夏天运动锻炼，最好在清晨或傍晚较凉爽时进行，场地宜选择公园、河湖水边、庭院空气新鲜处，有条件最好能到高山森林、海滨地区去疗养。出汗过多时，可适当饮用盐开水或绿豆盐汤，切不可饮用大量凉开水；不要立即用冷水冲头、淋浴。否则，会引起寒湿痹证、"黄汗"等多种疾病。

※ 防病保健

夏季酷热多雨，暑湿之气容易乘虚而入，易致疰夏、中暑等病。疰夏主要表现为胸闷、胃纳欠佳、四肢无力，精神萎靡、大便稀薄、微热嗜睡、出汗多、日渐消瘦。预防疰夏，在夏令之前，可取补肺健脾益气之品，并少吃油腻厚味，减轻脾胃负担，进入夏季，宜服芳香化浊，清解湿热之方，如每天用鲜藿香叶、佩兰叶各 10 克，飞滑石、炒麦芽各 30 克，甘草 3 克，水煎代茶饮。

如果出现全身明显乏力、头昏、胸闷、心悸、注意力不能集中、大量出汗、四肢发麻、口渴，恶心等症状，是中暑的先兆。应立即将病人移至通风处休息，给病人喝些淡盐开水或绿豆汤，若用西瓜汁、芦根水、酸梅汤，则效果更好。预防中暑的方法：合理安排工作，注意劳逸结合；避免在烈日下过度曝晒，注意室内降温；睡眠要充足；讲究饮食卫生。另外，防暑饮料和药物，如绿豆汤、酸梅汁、人丹、十滴水、清凉油等，亦不可少。

◆ **"冬病夏治"保健**

从小暑到立秋，人称"伏夏"，即"三伏天"，是全年气温最高，阳气最盛的时节。对于一些每逢冬季发作的慢性病，如慢性支气管炎、肺气肿、支气管哮喘、腹泻、痹证等阳虚证，是最佳的防治时机，称为"冬病夏治"。其中，以老年性慢性支气管炎的治疗效果最为显著。具体方法：可内服中成药，也可外敷药于穴位之上。内服药，以温肾壮阳为主，如金匮肾气丸、右归丸等，每日二次，每次一丸，连服一个月。外敷药可以用白芥子 20 克、元胡 15 克、细辛 12 克、甘遂 10 克，研细末后，用鲜姜 60 克捣汁调糊，分别摊在 6 块直径约 5 厘米的油纸或塑料薄膜上（药饼直径约 3 厘米，如果有麝香更好，可取 0.3 克置药饼中央），贴在双侧肺俞、心俞、膈俞，或贴在双侧肺俞、百劳、膏肓等穴位上，以胶布固定。一般贴 4 ~ 6 小时，如感灼痛，可提前取下；局部微痒或有温热舒适感，可多贴几小时。每伏贴一次，每年三次。连续三年，可增强机体非特异性免疫力，降低机体的过敏状态。通过如此治疗，有的可以缓解，有的可以根除。对于无脾肾阳虚症状表现，但属功能低下者，于夏季选服苁蓉丸、八味丸、参芪精、固本丸等药剂，也能获得较好的保健效果。

秋季养生重在"收"

秋季，从立秋至立冬前，包括立秋、处暑、白露、秋分、寒露、霜降六个节气。气候由热转寒，是阳气渐收，阴气渐长，由阳盛转变为阴盛的关键时期，是万物成熟收获的季节，人体阴阳的代谢也开始阳消阴长过渡。因此，秋季养生，凡精神情志、饮食起居、运动锻炼，皆以养收为原则。

※ 精神调养

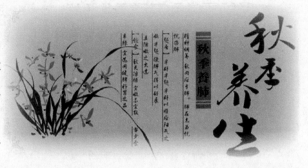

秋内应于肺。肺在志为忧，悲忧易伤肺。肺气虚，则机体对不良刺激耐受性下降，易生悲忧情结。

秋高气爽，秋天是宜人的季节，但气候渐转干燥，日照减少，气温渐降；草枯叶落，花木凋零，常在一些人心中引起凄凉，垂慕之感，产生忧郁、烦躁等情绪变化。因此，《千金要方·道林养性》指出"使志安宁，以缓秋刑，收敛神气，使秋气平；无外其志，使肺气清，此秋气之应，养收之道也"，秋季养生首先要培养乐观情绪，保持神志安宁，以避肃杀之气；收敛神气，以适应秋天容平之气，我国古代民间有重阳节（阴历九月九日）登高赏景的习俗，也是养收法之一，登高远眺，可使人心旷神怡，一切忧郁、惆怅等不良情绪顿然消散，是调解精神的良剂。

※ 起居调养

秋季，自然界的阳气由疏泄趋向收敛，起居作息要相应调整，正如《千金要方·道林养性》说："秋三月，早卧早起，与鸡俱兴"。早卧以顺应阳气之收，早起，使肺气得以舒展，且防收之太过。初秋，暑热未尽，凉风时至，天气变化无常，则使在同一地区也会有"一天有四季，十里不同天"的情况。因而，应须多备几件秋装，做到酌情增减。不宜一下子着衣太多，否则易削弱机体对气候转冷的适应能力，容易受凉感冒。深秋时节，风大转凉，应及时增加衣服，体弱的老人和儿童，尤应注意。

※ 运动调养

金秋时节，天高气爽，是运动锻炼的好时期。此时机体活动随气候变化而处"收"的状态，阴精阳气也处在收敛内养阶段，所以秋季运动项目不宜过猛。

秋日清晨气温低，锻炼时不可穿单衣去户外活动，应根据户外的气温变化来增减衣服。锻炼前一定要做好充分的准备活动，因为人体在气温下降的环境下，会反射性地引起血管收缩，肌肉伸展度降低，神经系统对运动器官调控能力下降，因而极易造成肌肉、肌腱、韧带及关节的运动损伤。锻炼时，衣服不宜一下子脱得太多，待身体发热后，再脱下多余的衣服。锻炼后不要穿着汗湿的衣服在冷风中逗留，以防身体着凉。

※ 药物养生

秋季气候干燥，肺气旺盛，肝气虚弱，脾胃易受影响，所以季秋药补的基本原则应是以滋润为主，忌耗散，辅以补养气血。常用药物有：西洋参、沙参、芡实、玉竹、天冬、麦冬、百合、女贞子、胡麻仁等。

除上述几味药外，秋季药补还可选用一些中成药，如：黄精糖浆、复方蜂乳、雪蛤参精、复方胎盘片、人参健脾丸、生脉饮、玉灵膏等。上述各种中成药，均有消除燥热对人体危害的功效，即使没有口干、舌燥等症，亦可少量服用，以达到养生目的。

※ 防病保健

秋季是肠炎、痢疾、疟疾、"乙脑"等病的多发季节。预防工作显得尤其重要。要搞好环境卫生，消灭蚊蝇。注意饮食卫生，不喝生水，不吃腐败变质和被污染的食物。群体大剂量投放中药，如板蓝根、马齿苋等煎剂，对肠炎、痢疾的流行可起到一定的防治作用；为防治"乙脑"则应按时接种乙脑疫苗。

秋季总的气候特点是干燥，故常称之为"秋燥"。燥邪伤人，容易耗人津液，常见口干、唇干、鼻干、咽干、舌上少津、大便干结、皮肤干，甚至皲裂。预防秋燥除适当多服一些维生素外，还应服用宣肺化痰、滋阴益气的中药，如人参、沙参、西洋参、百合、杏仁、川贝等，对缓解秋燥多有良效。

119

◆ 秋季养生功法（《道藏·玉轴经》所载）

具体做法：每日清晨洗漱后，于室内闭目静坐，先叩齿 36 次，再用舌在口中搅动，待口里液满，漱炼几遍，分 3 次咽下，并意送至丹田，稍停片刻，缓缓做腹式深呼吸。吸气时，舌舔上腭，用鼻吸气，用意将气送至丹田。再将气慢慢从口呼出，呼气时要稍揾（音致，擦的意思）口，默念呬（音审），但不要出声。如此反复 30 次。秋季坚持练此功，有保肺强身之功效。

冬季养生重在"藏"

冬三月，从立冬至立春前，包括立冬、小雪、大雪、冬至、小寒、大寒六个节气，是一年中气候最寒冷的季节。严寒凝野，朔风凛冽，阳气潜藏，阴气盛极，草木凋零，蛰虫伏藏，用冬眠状态养精蓄锐，为来春生机勃发做好准备，人体的阴阳

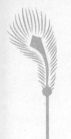

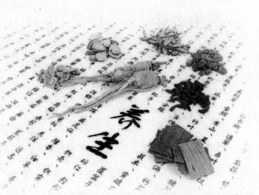

消长代谢也处于相对缓慢的水平，成形胜于化气。因此，冬季养生之道，应眼于一个"藏"字。冬季养生主要指通过饮食、睡眠、运动、药物等手段，达到保养精气、强身健体、延年益寿的目的。

※ 精神调养

为了保证冬令阳气伏藏的正常生理不受干扰，首先要求精神安静。为此，《千金要方·道林养性》有"冬三月，此为闭藏……使志若伏若匿。若有私意，若已有得"之说。意思是欲求精神安静，必须控制情志活动。做到如同对待他人隐私那样秘而不宣，如同获得了珍宝那样感到满足。如是，则"无扰乎阳"，养精蓄锐，有利于来春的阳气萌生。

> ◆ **养生小常识：调"点"神**
>
> 冬天寒冷，易使人情绪低落。最好方法是根据自身健康状况选择一些诸如慢跑、跳舞、滑冰、打球等强度不等的体育活动，这些都是消除烦闷、调养精神的良药。

※ 起居调养

冬季起居作息，中医养生学的主张，如：《千金要方·道林养性》所说："冬三月，此为闭藏。水冰地坼，无扰乎阳；早卧晚起，必待日光。……去寒就温，无泄皮肤，使气亟夺，此冬气之应，养藏之道也"。《千金要方·道林养性》又说："冬时天地气闭，血气伏藏，人不可作劳汗出，发泄阳气，有损于人也"。在寒冷的冬季里，不应当扰动阳气，破坏阴成形大于阳化气的生理比值。因此，要早睡晚起，日出而作，以保证充足的睡眠时间，以利阳气潜藏，阴精积蓄。至于防寒保暖，也必须根据"无扰乎阳"的养藏原则，做到恰如其分。衣着过少过薄，室温过低，则既耗阳气，又易感冒。反之，衣着过多过厚，室温过高，则腠理开泄，阳气不得潜藏，寒邪亦易于入侵。《素问·金匮真言论》也说："夫精者身之本也，故藏于精者，春不病温"。说明冬季节制房事，养藏保精，对于预防春季温病，具有重要意义。

※ 运动调养

"冬天动一动，少闹一场病；冬天懒一懒，多喝药一碗"。这句民谚，是以说明冬季锻炼的重要性。

冬日虽寒，仍要持之以恒进行自身锻炼，但要避免在大风、大寒、大雪、雾露中锻炼。还须指出，在冬天早晨，由于冷高压的影响，往往会发生逆温现象，即上层气温高，而地表气温低，大气停止上下对流活动，工厂、家庭炉灶等排出的废气，不能向大气层扩散，使得户外空气相当污浊，能见度大大降低。有逆温现象的早晨，在室外进行锻炼不如室内为佳。

121

※ 防病保健

冬季是进补强身的最佳时机。进补的方法有两类：一是食补，一是药补，两者相较，"药补不如食补"。不论食补还是药补，均需根据体质、年龄、性别等具体情况分别对待，有针对性，方能取效。

冬季气候寒冷，寒气凝滞收引，易导致人体气机、血运不畅，而使许多旧病复发或加重。特别是那些严重威胁生命的疾病，如中风、脑出血、心肌梗死等，不仅发病率明显增高，而且死亡率亦急剧上升。所以冬季养生要注意防寒。冬季，人体阳气收藏，气血趋向于里，皮肤致密，水湿不易从体表外泄，而经肾、膀胱的气化，少部分变为津液散布周身，大部分化为水，下注膀胱成为尿液，无形中就加重了肾脏的负担，易导致肾炎、遗尿、尿失禁、水肿等疾病。

第四章　顺时养生法

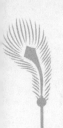

◆ **养生小常识：防"点"病**

　　冬季气候寒冷，容易诱使慢性病复发或加重，应注意防寒保暖，特别是预防大风降温天气对机体的不良刺激，备好急救药品。同时还应重视耐寒锻炼，提高御寒及抗病能力，预防呼吸道疾病发生。

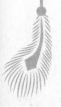

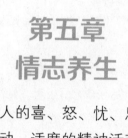

第五章
情志养生

　　情志指人的喜、怒、忧、思、悲、恐、惊等精神活动,适度的精神活动,是身心健康的标志;过度或不良的精神活动,则是导致衰老、疾病的重要因素。孙思邈认为,善于养生的人,必须具备高尚的情操,良好的精神状态。他希望人们做到"心无妄念,耳无妄听,割嗜欲以固血气,忍怒以全阴,抑喜以养阳。"使自己始终处在一个平和纯净、豁达宽宏的精神状态之中,从而达到祛病延年,抗老益寿的目的。

什么是情志养生

我国古代养生学家把人们复杂多变的情志早就归纳出来，称之为：喜、怒、忧、思、悲、恐、惊。这就是人们常说的"七情六欲"中的"七情"。"七情"本来是人体正常的感情活动，若是这些情志的变化在正常的范围之内，将内心的情绪表露于外，对人体是有利的；相反，这些情志过于激动，就可以使人百病滋生。所谓"怒伤肝，喜伤心，思伤脾，悲伤肺，恐伤肾……"就是这个道理。

孙思邈特别注重心理情志养生，他在《千金要方》中多有精辟论述。兹引述两段如下：

"莫忧思、莫大怒、莫悲愁、莫大惧、莫跳踉、莫多言、莫大笑；勿汲汲于所欲，勿悁悁怀忿恨，皆损寿命。若能不犯者，则得长生也。故善摄生者，常少思、少念、少欲、少事、少语、少笑、少愁、少乐、少喜、少怒、少好、少恶，行此十二少者，养性之都契也。多思则神殆，多念则志散，多欲则志昏，多事则形劳，多语则气乏，多笑则脏伤，多愁则心慑，多乐则意溢，多喜则忘错昏乱，多怒则百脉不定，多好则专迷不理，多恶则憔悴无欢。此十二多不除，则荣卫失度，血气妄行，丧生之本也。唯无多无少者，几于道矣。……"

"凡心有所爱，不用深爱；心有所憎，不用深憎，并皆损性伤神。亦不用深赞，亦不用深毁，常须运心于物平等，如觉偏颇，寻改正之。居贫勿谓常贫，居富勿谓常富，居贫富之中常须守道。勿以贫富易志改性，识达道理，似不能言，有大功德，勿自矜伐。美药勿离手，善言勿离口。乱想勿经心，常以深心至诚恭敬于物，慎勿诈善以悦于人。终身为善，为人所嫌，勿得起恨。事君尽礼，人以为谄，当以道自平其心。道之所在，其德不孤。"

孙思邈在此指出，一个人的思想情志一定要好好控制，绝对不可以任意放纵。不要忧思，不可大怒，不要悲哀愁苦，不要大恐惧，不要狂奔乱跳，不要多说话，不要大笑不休，不要急急忙忙去追逐名利等各种嗜欲，不要怒气冲天地怀着恼恨情绪，否则将损伤人的寿命。若能不违反上述摄养原则，就可以获得长生。所以善于颐养的人，要经常做到少思虑，少念想，少嗜欲，少杂事，少说话，少狂笑，少忧愁，少极乐，少狂喜，少忿怒，少爱慕，少憎恶。倘能做到"十二少"，就算掌握了养生保健的关键和钥匙。应当懂得：思虑过多则精神疲倦，念想太多则注意力分散，嗜欲太多则神智混乱，杂事太多则形体疲劳，说话太多则阳气亏损，过于狂笑则内脏易伤，过于忧愁则内心怯惧，极乐太多则意气外溢，狂喜过多则使人健忘而神志错乱，大怒过多则百脉暴注不定，爱慕太多则使人一味迷恋而不理智，憎恶太多则内心憔悴而郁郁寡欢。此处所说的"十二多"如不去掉，则营气、卫气的运行就会失度，血气势必妄乱流行，这是造成丧生殒命的根本原因。只有上述十二个方面都不多不少，大体上就要算合乎养生之道了。

◆ **孙思邈养生"十二少"**

所谓养生"十二少"，是指养生者在日常生活中要善于调节情绪，防止过用，以少为佳，遵循"少思、少念、少欲、少事、少语、少笑、少愁、少乐、少喜、少怒、少好、少恶行"的原则。孙思邈对此极为推崇，认为"十二少者，养性之都契"，所谓"都契"，就是总纲。自然，这里的"少"并不是要人绝对摒除情绪变化，而是适度之意。孙思邈认为情志不能过用，过则必有所伤，虽然短期内，这种伤害不一定能察觉，但日积月累，则会严重戕害身体，损伤人的寿命。

情志与五脏

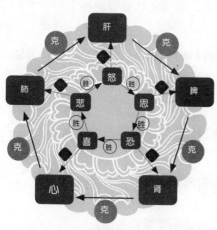

五脏七情生克图

《千金要方·道林养性》说"人有五脏，化为五气，以生喜怒悲忧恐，故喜怒伤气，寒暑伤形，暴怒伤阴，暴喜伤阳。故喜怒不节，寒暑失度，生乃不固，人能根据时摄养，故得免其夭枉也。"中医认为七情与人的五脏密切联系，与五脏的生理、病理变化相关联，喜与心、怒与肝、思与脾、忧悲与肺、恐惊与肾一一相对应。七情波动能影响人的阴阳气血平衡和运行。

正常情况下，人体的阴阳处于平衡状态，保证机体的各项生理功能的正常。剧烈的情志变化，可以使阴阳平衡失调，影响人的气血正常运行，导致气血功能紊乱。中医认为七情分属于五脏，为五脏所主。正常情况喜为心志，怒为肝志，思为脾志，悲（忧）为肺志，恐（惊）为

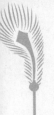

肾志。

情志太过之时，则损伤五脏，怒伤肝，喜伤心，思伤脾，悲忧伤肺，恐惊伤肾。

※ 喜伤心

喜为心志，心能表达人的喜悦之情。心能主血，喜悦时人体气血运行加速，面色红润，御寒能力。抗病能力提高，罹患心脑血管病的可能下降；心主神明，愉悦时，思维敏捷，想象力丰富，创造力增强，考试时也能有超常发挥，运动员易破纪录；心其华在面，喜悦时会神采飞扬，面带笑容，喜形于色，热恋中的情侣越发娇美动人或潇洒英俊等；心开窍于舌，高兴时能口若悬河，滔滔不绝，语言流畅动听等；由于心与小肠相表里，故人在高兴时也胃口大开，久则心宽体胖等等。

过喜的异常情志可损伤心，常出现心慌，心悸，失眠，多梦，健忘，多汗出，胸闷，头晕，头痛，心前区疼痛，甚至神志错乱，喜笑不休，悲伤欲哭，多疑善虑，惊恐不安等症状，可导致一些精神、心血管方面的疾病发生，严重者还可危及人的生命，如大喜时造成中风或突然死亡，中医称之为"喜中"。

※ 怒伤肝

怒为肝志，肝能表达人的愤怒之情志活动。怒是个人的意志和活动遭到挫折或某些目的不能达到时，所表现的、以紧张情绪为主的一种情志活动。怒既有积极的一面，即指对个人和社会产生积极的作用，战前动员要鼓舞战士的士气，包括激起战士对敌人的仇恨和愤怒，使之在战斗时化为巨大的战斗力；怒又有消极的一面，即指对个人和社会产生消极和不良的影响。暂时而轻度的发怒，能使压抑的情绪得到发泄，从而缓解紧张的精神状态，有助于人体气机的疏泄条达，以维持体内环境的平衡。

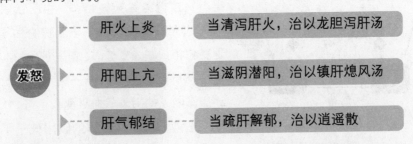

《黄帝内经》中有明确地论述："大怒则形气绝，而血菀（涌）于上。"（《素问·生气通天论》）"怒则气逆，甚则呕血及飧泄。"（《素问·举痛论》）大怒、过怒易伤肝，表现为肝失疏泄，肝气郁积，肝血瘀阻，肝阳上亢等病证。出现胸胁胀痛，烦躁不安，头昏目眩，面红目赤，有的则会出现闷闷不乐，喜太息，呃逆等症状。人体发怒时可引起唾液减少，食欲下降，胃肠痉挛，心跳加快，呼吸急促，血压上升，血中红细胞数量增加，血液黏稠度增高，交感神经兴奋。长此以往，会使人患上高血压等心脑血管疾病。对患有心脑血管病者，可导致病情加重，诱发中风、心肌梗死等，危及性命。

※ 忧（悲）伤肺

忧（悲）为肺志，古代医家对忧愁的患者仔细观察分析后发现，肺是表达人的忧愁、悲伤的情志活动的主要器官。当人因忧愁而哭泣时，会痛哭流涕，这主要是因为肺开窍于鼻，肺主气，为声音之总司。忧愁悲伤哭泣过多会导致声音嘶哑，呼吸急促等。肺主皮毛，故忧愁会使人的面部皱纹增多。

人在悲伤忧愁时，可使肺气抑郁，耗散气阴，出现感冒、咳嗽等症状。中医认为肺主皮毛，所以悲忧伤肺，还可表现在某些精神因素所致的皮肤病上。情绪抑郁，忧愁悲伤可以导致荨麻疹、斑秃、牛皮癣等。

◆ 孙思邈《养生铭》

怒甚偏伤风，思多太损神。神疲心易役，气弱病相侵。

勿被悲欢极，当令饮食均。再三防夜醉，第一戒晨嗔。

亥寝鸣天鼓，晨兴漱玉津。妖邪难犯己，精气自全身。

若要无诸病，常当节五辛。安神宜悦乐，惜气保五纯。

寿夭休论命，修行在各人。若能遵此理，平地也朝真。

※ 恐（惊）伤肾

恐（惊）为肾志，肾是人们表达惊恐之志的主要脏器。惊恐是人对外界突发刺激的应急反应。人在受到剧烈惊恐之时，会出现大小便失禁，这与肾主前后二阴，肾主两便的功能相符。肾藏精，生髓充脑，人受到惊吓后，会突然昏厥，不省人事，与肾藏精、生髓充脑有关系。惊恐在正常情况下对机体是有一定的益处的，可以引起警觉，避免机体遭到危害。

惊恐过度会耗伤肾气，使得肾气下陷，二便失禁，遗精滑泄，严重的惊恐，还会导致人的死亡。这方面的例子并不鲜见。

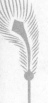
※ 思伤脾

思为脾志，人的思虑的情志活动主要是通过脾来表达的。思是精神高度集中的思考、谋虑的一种情志。当人在思考或焦虑时，往往会出现饮食无味，食欲下降；有的妇女可以因为工作紧张，思想高度集中导致月经量少，经期紊乱等，这与脾主统血的功能相一致。

伤脾可以表现为气血不足所致的乏力，出现头昏，心慌，贫血等症状。有的还可出现恶心，呕吐，腹胀，腹泻等消化道疾病所表现出的一系列症状。

精神状态对于人的阴阳、气血、脏腑有着十分重要的影响，同样当人的阴阳、气血、脏腑发生问题时也会影响人的精神状态。人们常说的因郁致病和因病致郁也就是这个道理。补益有利于健康长寿，在补益的过程中实施精神补养很重要，就是通过各种有效的方法把人的精神调整到最佳状态。

情志影响健康

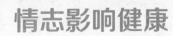

情志太过可致病。主要指两种情况：一种是情绪波动太大，过于激烈，往往很快致病伤人；另一种情况是某种情绪持续时间太长、过久，也会伤人致病。主要影响如下：

※ 损伤脏腑

《千金方》指出，"喜怒不节则伤脏"，说明情志不加节制会损伤脏腑功能。具体地说是："怒伤肝、喜伤心、思伤脾、忧伤肺、恐伤肾。"

※ 影响气机

气机，是气的运动的根本形式，人体脏腑经络气血津液的功能活动及相互联系，都有赖于气机的升降出入。而情志致病，首先是扰乱气机，并会导致气机升降失常，气机郁滞，运行不畅；此外，消、缓、乱，亦是气的运行障碍。可见，七情太过对于人体气机的影响是很严重的，许多疾病的发生皆与七情刺激引起气机失常有关。

※ 精血亏损

恐惧太过，五脏所藏之阴精失去统摄，耗散不止。过喜则使气血涣散，血行不畅。此外，过分思虑，既可耗伤心血，又能影响食欲，造成气血生化不足，皆可使精血亏损。

※ 阴阳失调

《千金方》认为，情志过激可损阴伤阳。书中又说："大惊卒恐，则气血分离，阴阳破散。"阴阳破散，也就是阴阳失调。而阴阳协调，是维持人体生命活动的基本条件，"阴平阳秘，精神乃活，阴阳离决，精气乃绝"。

啬神以养性

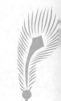

《千金要方·道林养性》说："多思则神殆，多念则志散，多欲则志昏，多愁则心慑，多乐则意溢，多喜则忘昏乱，多愁则百脉不定。"历代养生家把调养精神作为养生长寿之本法，防病治病之良药，不懂得养神之重要，单靠饮食营养、药物滋补，是难以达到健康长寿目的的。就心理与生理二者的关系而言，《黄帝内经·灵兰秘典论》认为："心者，君主之官，神明出焉。"把"心"形象地比拟为至高无上、统领一国的君主。因而，在疾病的预防及治疗过程中，《黄帝内经》特别强调精神活动的重要作用。《素问·上古天真论》云："虚邪贼风避之有时，恬淡虚无，真气从之。精神内守，病安从来"。《素问·移精变气》篇则进一步指出，在人们身染疾患时，"神"之有无是机体能否痊愈的重要参数，即"得神者昌，失神者亡"。《灵枢·官能》则提出："用针之要，无忘其神"。这也就是说，在临床过程中，病人的心理状态对针刺效果有着明显的影响，行针时"新怒勿刺，已怒勿刺……大惊大恐，必定其气，乃刺之。"这些论述表明，在先秦两汉时期人们已经明确认识到了情志可以导致疾病，调畅情志可以预防疾病的发生，这就标志着中医心理学已经初步形成了。

孙思邈继承并发展了《黄帝内经》中医学心理的基本理论，进一步强调欲防治疾病，延年益寿，必须首先注重"神"。这里的"神"，主要是指情志因素。他在《千金要方》卷二十七中提出了"养性十要"，其中的第一条就是"啬神"。"啬神"一词源自《老子》"治人事天，莫若啬。"此处的"啬"指的是收敛神气，俭约情欲。

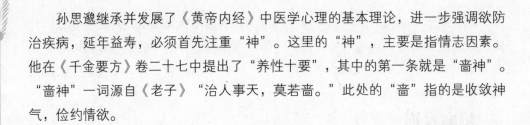

清静养神

清静，是指精神情志保持淡泊宁静的状态。因神气清净而无杂念，可达真气内存，心神平安的目的。此处之"清静"是指思想清静，即心神之静。心神不用不动固然属静，但动而不妄动，用之不过，专而不乱，同样属于"静"。我们提倡的思想清静主要是思想专一，排除杂念，不见异思迁，想入非非，而是要思想安定，专心致志地从事各项工作、学习。

静神思想始创于老庄。老子提出"清静无为"，将心静神清作为养生之道。他在《道德经》中极力主张虚无恬淡，少思寡欲，清静无为，效仿自然，柔弱退却，要求达到所谓"致虚极，守静笃"的境地，以达到神气清静的目的。庄子继承了老子的思想，也提倡静神。庄子认为："抱神以静，形将自正，必清必静，元劳汝形，无摇汝精，乃可以长生"，"水静犹明，而况精神。"同时庄子还提出：

> 清静为本，无忧无虑，静神而不用。

> 少思少虑，用神而有度，使神不过用。

> 平和心态对待名利和物质享受。

> 保持达观的处世态度，避免无原则的纠纷。

"纯粹而不杂，静一而不变，淡即无为，动以不行，此养生之道也。"庄子对静以养生的认识比老子更加全面，认识到以静养神之"静"不是绝对的静，而是"静"中有动。顺自然而动，动中以静神。《内经》从医学角度提出了"恬淡虚无"的养生防病思想。《素问·上古天真论》云："虚邪贼风，避之有时；恬淡虚无，真气从之，精神内守，病安从来？"《素问·生气通天论》说："清静则肉腠闭拒，虽有大风苛毒，弗之能害"，这里从内外两个方面揭示了调摄的重要原则。对外，顺应自然变化和避免邪气的侵袭；对内，谨守虚无，心神宁静，这样外御内守，真气从之，邪不能害。可见，"恬淡虚无"之要旨是保持静养，思想清静、畅达情志，使精气神内守而不散失，保持人体形神合一的生理状态，有利于防病去疾，促进健康。

孙思邈在《千金翼方·养老大例》中提出养老四要：即要"耳无妄听，口无妄言，身无妄动，心无妄念"，除"身无妄动"外，其余三要均与静神有关。这可以说是对以制窍静神观点的发展。口无妄言在现今看来，就是不要过多的讲话，更不要作无谓的争论。过多地、过快地讲话会使人的情绪紧张，致血压升高。不利于人的精神健康；而过多的无谓的争论对人的健康则更加有害。

耳无妄听现在可以理解为要减少噪音对人的影响。噪音对心理和生理活动的影响很大。它使人的听觉感受性降低，听力下降。使人的注意力不易集中，注意力的稳定性降低。噪音使人烦躁、易怒、情绪紧张、不安，甚至精神异常。噪音影响人的思维进程，在强烈的噪音下，思维的连贯性受到很大的影响，使记忆力降低，影响学习效率和工作效率。噪音使有的人性格特点发生某些改变。噪音对儿童智力发育有很大的危害，如意大利奥利机场附近一所小学，学生整天生活在飞机的噪音中，因此，40%的学生智力下降，学习成绩下降。噪音还可以导致心身疾病的发生。调查研究发现，噪声条件下工作的工人患高血压和胃溃疡的人明显高于低噪声条件下的工人。为了给人以安静的环境，国际上在制止噪音方面制定了标准，繁华的市区，室外的噪音白天不能超过55分贝；一般居住区白天不能超过45分贝，夜间不能超过35分贝。

心无妄念就是排除杂念。杂念是扰乱心神的主要根源。世俗的纷争常使人心烦意乱，心神不宁。故注重以静养神的人，尤其不可存非分之想，图非分之欲。而是要把精力集中在自己的工作上，集中在对社会的进步上。

立志养德

正确的精神调养，必须要有正确的人生观。只有对生活充满信心，有目标、有追求的人，才能很好地进行道德风貌的修养和精神调摄，更好地促进身心健康。

※ 立志修养

养生，首先要立志，所谓立志，就是要有为全人类服务的伟大志向，树立起生活的信念，对生活充满希望和乐趣。也就是说要有健康的心理、高尚的理想和道德情操，这是每个人的生活基石和精神支柱。

《灵枢·本脏篇》言："志意者，所以御精神，收魂魄，适寒温，和喜怒者也"。就是说意志具有统帅精神，调和情志，抗邪防病等作用，意志坚强与否与健康密切相关。事实证明，信念、意志坚定的人，能较好地控制和调节自己的情绪，保持良好的精神状态。生活实践也证实了不少病残者靠自己的信心、意志和努力，主宰自己的命运，为社会做出了可贵的贡献。

综上所述，树立理想，坚定信念，充满信心，量力而行，保持健康的心理状态，是养生保健的重要一环。现代生理学和生物信息反馈疗法研究证明，坚强的意志和信念，能够影响内分泌的变化，如白细胞大幅度升高，改善生理功能，增强抵抗力，故有益于健康长寿。

※ 道德修养

孙思邈在《千金药方·养性》说："德行不充，纵服玉液金丹，未能延寿。……故愚者抱病历年而不修一行，缠病没齿，终无悔心。"人们如果想长生保命，延年益寿，就必须提高自己的道德修养。他在提倡道德修养时特别强调淡泊名利。他对于当时社会孜孜汲汲追逐名利，纵逸情之风嗤之以鼻，孙思邈云："余慨时俗之多僻，皆放逸以陨亡。"并在《千金要方·养性》开篇引用嵇康"养生五难"来强调轻薄名利为养生之大旨。他提出：故养性者知其如此，于名于利，亦若存若亡，所以没身不殆也。孙思邈将淡泊名利之心总结为十二少："善摄生者，常少思、少念、少欲、少事、少语、少笑、少愁、少乐、少喜、少怒、少好、少恶。"孙要求人们："凡心有所爱不用深爱，心有所憎，不用深憎，并皆损性伤神。""美药勿离手，善言勿离口，乱想勿经心。"孙还继承了儒家"慎独"思想，言"最不得浮思妄想，心想欲事，恶邪大起，故孔子曰：思无邪也。"对于人们说话的要求，孙曰："旦起欲专言善事，不欲先记校钱财。""食上不得语，语而食者，常患胸背痛。"走路时候不要说话，否则"令人失气"。

现代养生实践证明，注意道德修养，塑造美好的心灵，助人为乐，养成健康高尚的生活情趣，获得巨大的精神满足，是保证身心健康的重要措施。

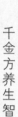

◆ **道德修养**

　　古人把道德修养作为养生的一项重要内容。孔子提出"德润身""仁者寿"的理论。他在《中庸》中进一步指出："修身以道，修道以仁"，"大德必得其寿"。他认为讲道德的人，待人宽厚大度，才能心旷神怡，体内安详舒泰得以高寿。古代的道家、墨家、法家、医家等，也都把养性养德列为摄生首务。

开朗乐观

　　性格开朗，精神乐观是健身的要素、长寿的法宝，这是人所共知的常理。

※ **性格开朗**

　　性格是人的一种心理特征，它主要表现在人已经习惯了的行为方式上。性格开朗是胸怀宽广、气量豁达所反映出来的一种心理状态。性格虽然与人的基因和遗传因素直接相关，但随着环境和时间的变化，是可以改变的。人们都有一个使自己的性格适应于自然、社会和自身健康的改造任务。

　　培养良好性格的基本原则是，从大处着眼，从具体事情入手，通过自己美好的行为，塑造开朗的性格。首先要认识到不良性格对身心健康的危害，树立正确的人生观，正确对待自己和别人，看问题、处理问题要目光远大，心胸开阔，宽以待人，大度处事，不斤斤计较，不钻牛角尖。科学、合理地安排自己的工作、学习和业余生活，丰富生活内容，陶冶性情。

※ **情绪乐观**

　　情绪乐观既是人体生理功能的需要，也是人们日常生活的需要。乐观的情绪是调养精神，舒畅情志，防衰抗老的最好的精神营养。精神乐观可使营卫流通，气血和畅，生机旺盛，从而身心健康。正如《素问·举痛论》云："喜则气和志达，营卫调利"。要想永葆乐观的情绪，首先要培养开朗的性格，因为乐观的情绪与开朗的性格是密切相关的。心胸宽广，精神才能愉快。其次，对于名利和享受，要培养"知足常乐"的思想，要体会"比上不足，比下有余"的道理，这样

第五章　情志养生

可以感到生活和心理上的满足。再次，培养幽默风趣感，幽默的直接效果是产生笑意。现代科学研究已证明，笑是一种独特的运动方式，它可以调节人体的心理活动，促进生理功能，改善生活环境，使人养成无忧无虑，开朗乐观的性格，让生命充满青春的活力。

与人为善

《素问·上古天真论》曰："故美其食，任其服，乐其俗，高下不相慕，其民故曰朴。""高下不相慕"，显示出上古圣人与人为善、追求良好人际关系的思想境界。良好的人际关系能满足人们精神层面的多种需求。

《灵枢·通天》将人的体质分成了太阳、少阳、太阴、少阴和阴阳和平五种，其中以阴阳和平者最佳。"宛然从物，或与不争"，表现了阴阳和平人在情志方面的特点，并能"与时变化，尊则谦谦"，说明与人为善，人际关系良好是保持健康的重要条件。

◆ 孙思邈养生忌"十二多"

"多思则神殆，多念则志散，多欲则志昏，多事则形劳，多语则气亡，多笑则脏伤，多愁则心慑，多乐则语溢，多喜则志忘昏乱，多怒则百脉不定，多好则专迷不理，多恶则憔悴无厌。"这里的"多"即"过度"之意，情志滥用的结果，便是伤神夺志，使人体营卫失度，气血妄行，从而引发身体的失衡，百病由此而生。

◆ 孙思邈养生"十二伤"

深忧重悲伤也，悲哀憔悴伤也，喜怒过度伤也，汲汲所欲伤也，戚戚所患伤也，久谈言笑伤也，寝息失时伤也，挽弓强弩伤也，沉醉呕吐伤也，饱食即卧伤也，跳足喘乏伤也，阴阳不交伤也。

◆ 孙思邈养生"十二莫"

"莫强食，莫强酒，莫强举，莫忧思，莫大怒，莫悲愁，莫大惧，莫多言，莫大笑，莫跳踉，莫急切追求于所欲，莫斤斤计较于愤恨。"

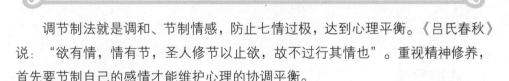

节制养生法

调节制法就是调和、节制情感，防止七情过极，达到心理平衡。《吕氏春秋》说："欲有情，情有节，圣人修节以止欲，故不过行其情也"。重视精神修养，首先要节制自己的感情才能维护心理的协调平衡。

※ 遇事戒怒

"怒"是历代养生家最忌讳的一种情绪，它是情志致病的魁首，对人体健康危害极大。怒不仅伤肝脏，怒气还伤心、伤胃、伤脑等，导致各种疾病。《千金要方》指出："卫生切要知三戒，大怒、大欲、并大醉，三者若还有一焉，须防损失真元气"。制怒之法，首先是以理制怒。即以理性克服感情上的冲动，在日常工作和生活中，虽遇可怒之事，但想一想其不良后果，可理智地控制自己过极情绪，使情绪反映"发之于情"，"止之于理"。其次，可用提醒法制怒。在自己的床头或案头写上"制怒""息怒""遇事戒怒"等警言，以此作为自己的生活信条，随时提醒自己可收到良好效果。再次。怒后反省，每次发怒之后，吸取教训，并计算一下未发怒的日子，减少发怒次数，逐渐养成遇事不怒的习惯。

※ "宠辱不惊"

人世沧桑，诸事纷繁；喜怒哀乐，此起彼伏。现代医学研究证明，情志刺激与免疫功能之间的联系息息相关。任何过激的刺激都可削弱白细胞的战斗力，减弱人体免疫能力，使人体内防御系统的功能低下而致病。为了健康长寿，任何情绪的过分激动都是不可取的。总之，要善于自我调节情感，以便养神治身。对外界的事物刺激，既要有所感受，又要思想安定，七情平和，明辨是非，保持安和的处世态度和稳定的心理状态。

> ◆ 成语解释——宠辱不惊
>
> 指受宠或受辱都不放在心上。出于《新唐书·卢承庆传》："承庆典选，校百官考，有坐漕舟溺者，承庆以'失所载，考中下'以示其人，无愠也。更日'非力所及，考中中'，亦不喜。承庆嘉之曰：'宠辱不惊，考中上。'其能著人善类此。"指受宠或受辱都不放在心上，形容不以得失而动心。

疏泄养生法

把积聚、抑郁在心中的不良情绪，通过适当的方式宣达、发泄出会，以尽快恢复心理平衡，称之为疏泄法。具体做法可采取下面几种方式。

※ 直接发泄

第一，喜乐疗法

乐以忘忧，笑能驱逐愁闷，散发心中的积郁。设法使患者心情愉快、喜悦或引之欢笑，则患者心中的烦恼、忧愁、苦闷都会烟消云散，气血和畅，而因悲伤思虑而致的病症，如癫狂、谵妄、心痛、咳血、脏燥等，就会较容易地得到治疗。

第二，愤怒疗法

"怒则气上"，"怒则气逆"。愤怒的情绪具有引发阳气升发、气机亢奋的生理效应，而能忘思虑、消郁结、抑惊喜。但临证时激怒患者要得法和适度。

第三，惊恐疗法

采用恐吓的方法使患者一定程度的恐畏惧怕，而治疗喜笑不休、癫病狂证等。

第四，悲哀疗法

以一种阴性的消极心理，使患者悲之泪出，用以平息激动，抑制狂喜，忘却思虑，宣泄内心的压抑。

※ 疏导宣散

出现不良情绪时，借助于别人的疏导，可以把闷在心里的郁闷宣散出来。所以，扩大社会交往，广交朋友，互相尊重，互相帮助，是解忧消愁，克服不良情绪的有效方法。研究证明，建立良好的人际关系，缩小"人际关系心里距"，是医治心理不健康的良药。

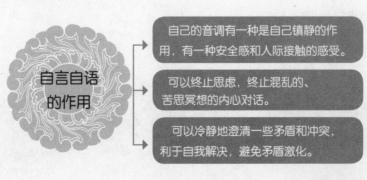

自言自语的作用

自己的音调有一种是自己镇静的作用，有一种安全感和人际接触的感受。

可以终止思虑，终止混乱的、苦思冥想的内心对话。

可以冷静地澄清一些矛盾和冲突，利于自我解决，避免矛盾激化。

◆ 流点养生汗

适当出汗不仅可以帮助人体调节体温平衡，还有助排出毒素、控制血压、促进消化等，也是一种重要的养生手段。因此，生活中要注意该动就动、加强锻炼，切忌长时间待在密闭的空调房里，使汗液封闭在体内。

◆ 痛哭流泪

从养生的观点来看，"有泪不轻弹"的说法并不可取。遭遇严重情绪创伤之后，与其强行压抑内心感情、强装"硬汉"，不如痛快大哭一场，然后"重整旗鼓"。哭完之后，把困难或委屈倾诉一番，情绪会大为改观。

转移养生法

转移法又可称移情法。即通过一定的方法和措施改变人的思想焦点，或改变其周围环境，使其与不良刺激因素脱离接触，从而从情感纠葛中解放出来，或转移到另外事物上去。转移法可采取以下几种方法。

※ 升华超脱

所谓升华，就是用顽强的意志战胜不良情绪的干扰，用理智战胜生活中的不幸，并把理智和情感化作行为的动力，投身于事业中去，以工作和事业的成绩来冲淡感情上的痛苦，寄托自己的情思。这也是排除不良情绪，保持稳定心理状态的一条重要保健方法。

超脱，即超然，思想上把事情看得淡一些，行动上脱离导致不良情绪的环境。在心情不快、痛苦不解时，可以到环境优美的公园或视野开阔的海滨漫步散心，可驱除烦恼，产生豁达明朗的心境。如果条件许可，还可以作短期旅游，把自己置身于绮丽多彩的自然美景之中，可使精神愉快，气机舒畅，忘却忧烦，寄托情怀，美化心灵。

※ 移情易性

移情，即排遣情思，改变内心情绪的指向性；易性，即改易心志，进过排除内心杂念和抑郁，改变其不良情绪和习惯。《千金要方·养胎》说：
"弹琴瑟，调心神，和性情，节嗜欲"。古人早就认识到琴棋书画具有影响人的情感，转移情志，陶冶性情的作用。实践证明，情绪不佳时，听听适宜的音乐，观赏一场幽默的相声或喜剧，苦闷顿消，精神振奋。可见，移情易性并不是压抑情感。如对愤怒者，要疏散其怒气；对悲痛者，要使其脱离产生悲痛的环境与气氛；对屈辱者，要增强其自尊心；对痴情思者，要冲淡其思念的缠绵；对有迷信观念者，要用科学知识消除其愚昧的偏见等等。

※ 运动移情

　　运动不仅可以增强生命的活力，而且能改善不良情绪，使人精神愉快。因为运动可以有效地把不良情绪的能量发散出去，调整机体平衡。当自己的情绪苦闷、烦恼，或情绪激动与别人争吵时，最好的方法是转移一下注意力，去参加体育锻炼。如打球、散步、爬山等活动，也可采用传统的运动健身法和太极拳、太极剑、导引保健功等，传统的体育运动锻炼主张动中有静，静中有动，动静结合，因而能使形神舒畅，松静自然，心神安合，达到阴阳协调平衡。且有一种浩然之气充满天地之间之感，一切不良情绪随之而消。此外，还可以参加适当的体力劳动，用肌肉的紧张去消除精神的紧张。在劳动中付出辛勤的汗水，促进血液循环，活跃了生命功能，使人心情愉快，精神饱满。

情志制约法

　　情志制约法，又称以情胜情法。它是根据情志及五脏间存在的阴阳五行生克原理，用互相制约、互相克制的情志，来转移和干扰原来对机体有害的情志，藉以达到协调情志的目的。

※ 五脏情志制约法

　　《素问·阴阳应象大论》曾指出："怒伤肝，悲胜怒"；"喜伤心，恐胜喜"；"思伤脾，怒胜思"；"忧伤肺，喜胜忧"；"恐伤肾，思胜恐"。这是认识了精神因素与形体内脏、情志之间，及生理病理上相互影响的辩证关系，根据"以偏救偏"的原理，创立的"以情胜情"的独特方法。后世不少医家对情志的调摄有时比药石祛疾还加重视，而且创造了许多行之有效的情志疗法。例如，或逗之以笑，或激之以怒，或惹之以哭，或引之以恐等，因势利导，宣泄积郁之情，畅遂情志。总之，情志既可致病，又可治病的理论，在心理保健上是有特殊意义的。

在运用"以情胜情"方法时，要注意情志刺激的总强度，超过或压倒致病的情志因素，或是采用突然地强大刺激，或是采用持续不断的强化刺激，总之后者要适当超过前者，否则就难以达到目的。

※ 阴阳情志制约法

运用情志之间阴阳属性的对立制约关系，调节情志，协调阴阳，是为阴阳情志制约法。人类的情志活动是相当复杂的，往往多种情感互相交错，很难明确区分其五脏所主及五行属性，然而情志活动可用阴阳属性来分，此亦即现代心理学所称的"情感的两极性"。《素问·举通论》指出："怒则气上，喜则气缓，悲则气消，恐则气下，……惊则气乱，……思则气结"。七情引出的气机异常，具有两极倾向的特点。根据阴阳分类，人的多种多样的情感，皆可配合成对，例如，喜与悲、喜与怒、怒与恐、惊与思、怒与思、喜乐与忧愁、喜与恶、爱与恨等等，性质彼此相反的情志，对人体阴阳气血的影响也正好相反。因而相反的情志之间，可以互相调节控制，使阴阳平衡。喜可胜悲，悲也可胜喜；喜可胜恐，恐也可胜喜；怒可胜恐，恐也可胜怒等。总之，应采用使之产生有针对性的情志变化的刺激方法，通过相反的情志变动，以调整整体气机，从而起到协调情志的作用。

以情胜情实际上是一种整体气调整方法，人们只要掌握情志对于气机运行影响的特点，采用相应方法即可，切不可简单机械、千篇一律的按图照搬。倘若单纯拘泥于五行相生相克而滥用情志制约法，有可能增加新的不良刺激。因此，只有掌握其精神实质，方法运用得当，才能真正起到心理保健作用。

第五章　情志养生

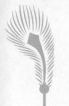

孙思邈养生十三法

1. 发常梳	将手掌互搓 36 下令掌心发热，然后由前额开始扫上去，经后脑扫回颈部。早晚各做 10 次。 头部有很多重要的穴位。经常做这动作，可以明目祛风、防止头痛、耳鸣、白发和脱发。
2. 目常运	(1) 合眼，然后用力睁开眼，眼珠打圈，望向左、上、右、下四方；再合眼，然后用力睁开眼，眼珠打圈，望向右、上、左、下四方。重复 3 次。
	(2) 搓手 36 下，将发热的掌心敷上眼部。
	这动作可以强化眼睛，纠正近视和弱视。
3. 齿常叩	微微合上，上下排牙齿互叩，无需太用力，但牙齿互叩时须发出声响。轻轻松松慢慢做 36 下。 这动作可以通上下颚经络，帮助保持头脑清醒，加强肠胃吸收、防止蛀牙和牙骸骨退化。
4. 漱玉津（玉津即津液、口水）	(1) 口微微合上，将舌头伸出牙齿外，由上面开始，向左慢慢转动，一共转 12 圈，然后将口水吞下去。之后再由上面开始，反方向再做一下。
	(2) 口微微合上，这次舌头不在牙齿外边，而在口腔里，围绕上下颚转动。左转 12 圈后吞口水，然后再反方向做一次。吞口水时，尽量想象将口水带到下丹田。
	从现代科学角度分析，口水含有大量酵素，能调和荷尔蒙分泌，因此经常做这动作，可以强健肠胃，延年益寿。

5. 耳常鼓	(1) 手掌掩双耳,用力向内压,然后放手,应该有"扑"的一声。重复做 10 下。
	(2) 双掌掩耳,将耳朵反折,双手食指压住中指,以食指用力弹后脑风池穴 10 下, "扑扑"有声。这动作每天临睡前后做,可以增强记忆和听觉。
6. 面常洗	(1) 搓手 36 下,暖手以后上下扫面。
	(2) 暖手后双手同时向外圈。
	这动作经常做,可以令脸色红润有光泽,同时不会有皱纹。
7. 头常摇	双手叉腰,闭目,垂下头,缓缓向右扭动,直至恢复原位为一次,共做 6 次。反方面重复。这动作经常做可以令头脑灵活,防止颈椎增生。不过,注意要慢慢做,否则会头晕。
8. 腰常摆	身体和双手有韵律地摆动。当身体扭向左时,右手在前,左手在后,在前的右手轻轻拍打小腹,在后的左手轻轻拍打"命门"穴位。反方向重复。最少做 50 下,做够 100 下更好。这动作可以强化肠胃、固肾气、防止消化不良,胃痛、腰痛。
9. 腹常揉	搓手 36 下,手暖后两手交叉,围绕肚脐顺时针方向揉。当自己的身体是一个时钟。揉的范围由小到大,做 36 下。这动作可以帮助消化、吸收、消除腹部鼓胀。

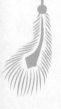

10. 摄谷道（即提肛）	吸气时提肛，即将肛门的肌肉收紧。闭气，维持数秒，直至不能忍受，然后呼气放松。这动作无论何时都可以练习。最好是每天早晚各做 20 ~ 30 下。相传这动作是十全老人乾隆最得意的养生功法。
11. 膝常扭	双脚并排，膝部紧贴，人微微下蹲，双手按膝，向左右扭动，各做 20 下。 这动作可以强化膝头关节，所谓"人老腿先老、肾亏膝先软"。要延年益寿，要由双脚做起。
12. 常散步	挺直胸膛，轻松地散步。最好心无杂念，尽情欣赏沿途景色。民间有个说法，"饭后走一走，活到九十九"。虽然有点夸张，不过，散步确实是有益的运动。
13. 脚常搓	(1) 右手擦左脚，左手擦右脚。由脚跟向上至脚趾，再向下擦回脚跟为一下。共做 36 下。
	(2) 两手大拇指轮流擦脚心涌泉穴，共做 100 下。
	常做这动作，可以治失眠、降血压、消除头痛。脚底集中了全身器官的反射区。经常搓脚可以强化各器官，对身体有益。

第六章
房事有节可保天年

房事，是"行房中之事"的简称，指夫妇间的性行为。房事养生，是我国古代养生学的重要组成部分。中国古代对"性"相当重视，并有多人多部专著流传于世。在孙思邈《千金要方》《千金翼方》中，对房事养生多有研究。特别是《千金要方》中的《房中补益篇》，是古代专论房事养生的重要文献。概括该篇所述，可以看出孙思邈的房事养生经验非常丰富而科学。孙思邈认为，房中术是一种调和阴阳、摄生保健、愉悦心身、养生长寿的方法，其目的不是为了"务手淫佚"，而是掌握两性生活的原则和方法，以达到愉悦和摄生保健。他强调房中术是以人疗人，通过两性生活，调节肌体，使之各种功能达到协调。明确房中术的目的并实现这个目的，是夫妻两性生活必须首先把握的，这是方向和根基。

《千金方》中房事养生的思想

※ 房中补益，意在遣疾

　　房中之事本是男女之间生理之必需，是一种正常的行为。早在《周易》就指出，"天地感而万物化生"，"云行雨施，品物流行"，宇宙间万千庶物，无一不是天地之气交相感应而化育长生。人类也是如此，"二气感应以相与"，男女阴阳感应而两相亲和。《内经》也明言："人生于地，悬命于天，天地合气，命之曰人。"这和《管子》所说"凡人之生也，天出其精，地出其形，合此以为人"是一样的道理。作为自然产物的人，男女相悦，婚育延嗣，似乎是一种本能。然而，人毕竟是社会的人，房中之事绝非因循苟且之举。《汉书·艺文志》指房中为"性情之极，至道之际"，说明人类情感的极致发挥与根本道理学问的发端都是由男女而展开的。孙思邈谙稔中国文化的精髓，继往开来，径撰《房中补益》一篇，"意在补益以遣疾"。此语一出，石破天惊。考诸历史，孙思邈是在道教房中修炼思想的影响下，完全从养生祛疾、益寿延年的角度正面肯定房中为补益的第一人。为此，孙思邈还举了一个例子，文称："或曰：年未六十，当闭精守一为可尔否？曰：不然。男不可无女，女不可无男。无女则意动，意动则神劳，神劳则损寿。"认为即使人至老年，也不能完全断绝阴阳之事。男女相欢，平心静意，是延年益寿的基础。

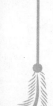

房事养生原则

节欲保精

节制房事

注重饮食调摄

睡前按摩

※ 以人疗人，真得其真

　　孙思邈在《房中补益》开篇即引道教尊仙彭祖的话，提出"以人疗人，真得其真"的命题。以人疗人，就是要通过性生活来达到健康长寿，这和一般宗教的禁欲、世俗的享乐是完全不同的，是道教区别于其他宗教的一个显著特征，也是世界其他文化所没有的特例。当然，这种明确以疗人为目的的性行为，是有其技巧的，是需要专门修炼的，故称为"房中之术"。既是"术"，就不是世俗的简单的"同房"生活。"年至四十，须识房中之术"。"年未满四十者，不足与论房中之事"。孙思邈为什么强调年满四十要重视房中养生呢？他认为"人年四十以下多有放恣"，"贪心未止，兼饵补药，倍力行房"，而"四十以上即顿觉气力一时衰退。衰退既至，众病蜂起。久而不治，遂至不救"。四十岁，是人生的分水岭。《素问·阴阳应象大论》指出："年四十，而阴气自半也，起居衰矣；年五十，体重，耳目不聪明矣；年六十，阴痿，气大衰，九窍不利，下虚上实，涕泣俱出矣。"人一般在四十岁左右开始衰老，并以十年为一个阶段，逐渐加重。由于四十岁以前，多恃血气方刚，不节房事，乃至到了四十岁肾脏精气耗损减半，起居衰迟而精力渐乏。此时，如果"不知持满，不时御神"，仍然自恃年轻力壮，纵欲快志，必定会加速衰老。相反，如果以房中为补益，通过房中修炼来弥补耗散的精力，自然"可以不老"。

孙思邈提出"以人疗人"的房中补益原则，是道教房中"采阴补阳，还精补脑"的高度概括。道教之外，一般认为房事之事是有损无益的，如果不是为了人伦和生理的需要，而仅为享受那是要付出代价的，所谓"一滴精一滴血"，每一次性生活都是对生命的损耗。唯独道教，既适嗜欲于世俗之间，行不离世，举不观俗，又善于从世俗生活中寻求探觅适合实现其宗教目标的途径。在道教中认为，房中之事不但无损，而且有益，只要行之有法，操之有术，就能采阴气而补阳气，"却走马以补脑"，达到长生不老的效果。由此看来，孙思邈以人疗人的房中补益思想，不仅肯定了道教房中炼养的目的，也突出了道教房中炼养的特色。

※ 务存节欲，以广养生

孙思邈强调房中之术的微旨是"补益以遣疾"，即把性生活作为以人疗人的一种道术，通过炼养掌握其真谛，非但有益于人，还可祛遣某些疾病，而绝不是教人纵情女色，放恣淫佚。因此，孙思邈明确指出："夫房中术者，其道甚近，而人莫能行。其法一夜御十女，闭固而已，此房中之术毕矣。兼之药饵，四时勿绝，则气力百倍，而智慧日新。然此方之作也，非欲务于淫佚，苟求快意，务存节欲，以广养生也。"这里有一个长期让人困惑的问题，即孙思邈一方面提出要节欲，一方面又说一夜御十女、御十二女，甚至御九十三女，不仅十分矛盾，亦十分荒诞不经。实际上，孙思邈从来就不是那种禁欲意义上的节欲者，也不是性滥交主义者。他所说的节欲，是一种调节控制精液排泄的房中炼养技巧，即"炼欲"的功夫。节欲，就是闭固不泄。所言一夜御十女、十二女者，不过是强调数交多交而不泄罢了，并非欲人性生活糜烂。因此，孙思邈说："昔黄帝御女一千二百而登仙，而俗人以一女伐命。知与不知，岂不远矣。"节欲的目的是为了"广养生"，即掌握了闭固不泄的房中真谛，就能在更全面更广泛的基础上养护生命，达到健康长寿甚至"登仙"的境界。

※ 宝精守一，数交慎密

为什么要节欲闭固呢？道教吸纳医学观点，认为"精者，身之本也"，是生命"三宝"之一。陶弘景《养性延命录》明言"道以精为宝。施之则生人，留之则生身"。这里所言之精，均指肾精。道教医学认为肾精的施泻则能繁衍后代，守藏不泄则能养护身体。后来的道书阐释说："精者，血脉之川源，守骨之灵神也。精去则骨枯，骨枯则死，是以宝之也。"孙思邈《房中补益》进一步告诫说："凡精少则病，精尽则死，不可不思，不可不慎！"

道教房中术一方面主张"从欲快志"的性生活，一方面又反复强调宝精闭固的重要性，这显然是一个矛盾。为解决这个矛盾，孙思邈提出了"数交慎密"的原则。他说："但数交而慎密者，诸病皆愈，年寿日益，去仙不远矣，不必九一三五之数也。能百接而不施泻者，长生矣。"所谓慎密，就是交而不泻。这其中的道理，孙思邈是这样解释的："数交而一泻，精气随长不能使人虚也。若不数交，交而即泻，则不得益。泻之精气自然生长，但迟微，不如数交接不泻之速也。"

光有原则还不行，还必须有贯彻原则的措施。为了实现数交不泻的原则，道教房中术结合行气、存思、导引等炼养方法，形成了独具特色的道教房中技巧，掌握了这一套技巧，就能数御女而闭固不泻。

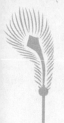

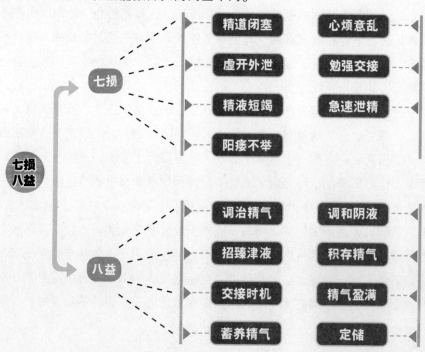

七损八益

七损：精道闭塞、虚开外泄、精液短竭、阳痿不举、心烦意乱、勉强交接、急速泄精

八益：调治精气、招臻津液、交接时机、蓄养精气、调和阴液、积存精气、精气盈满、定储

房事养生的技巧

道教房中炼养，本质上是一种在道教成仙思想指导下的性行为艺术，经过历代道侣的实践探索，总结积累了丰富的性行为形式和技巧，是最具魅力而又至为神秘的道教炼养术。所谓房中技巧，实质上是对性心理和性行为的自我调控，是能自主控制性行为过程的能力。孙思邈充分吸纳魏晋以来房中炼养术的精华，把房中采气、房中存思和房中导引作为道教房中术最主要的炼养技巧。

※ 嬉戏调情，神和意感

古代房中术中向来有"先嬉后戏"之说。"先嬉"，是性交前的准备动作，是唤起性兴奋乃至使性交高潮能够及时或较快到来的一种技巧；"后戏"，是性交后继续保持或延长性快乐性享受的一种抚爱行为。《房中补益》特别强调这种性艺术，追求在神和意感的精神状态下进入性爱的境界。孙思邈指出："凡御女之道，不欲令气未感动，阳气微弱即以交合。必须先徐徐嬉戏，使神和意感良久，乃可令得阴气。"徐徐嬉气的目的是使阴气萌发，阳气强盛，男女双方均达到相互愉悦阴阳感动的性兴奋发动状态。嬉戏既可以是语言的温存、挑逗激赏，也可以是行为的拥抱、抚摸、拨弄。《房中补益》还特别征引道教著作《仙经》的记载，介绍一种"饮玉浆"的先嬉技巧："《仙经》曰令人长生不老，先与女戏，饮玉浆。玉浆，口中津也。使男女感动。"所谓饮玉浆，就是一种接吻的艺术。男女之间通过较长时间的接吻，互相吞饮对方的唾液，目的还是使男女感动，以达到最大程度的性唤起。

※ 吐纳行气，采阴补阳

道教"采阴补阳"多被认为是神秘甚至是荒诞的邪淫之术，实际上只是一种男女双方调控性行为的技巧。早期的采补理论，只是男子在性交过程中控制精液的排出，"留以生身"，以阴精自补，从而强身益寿。道教房中术发展了男子以阴精自补的观点，提出了采女方之阴气以补男子之阳气的理论，甚至还产生了女子也可采男子之阳气以补女子之阴气的主张，形成了一整套男可补女、女可补男、采阴补阳、采阳补阴的道教房中采补术。但就道教房中炼养的主流来看，男子采阴补阳始终占据主导的地位。

采阴补阳是在吐纳行气的基础上实现的，即在性交的过程中，结合呼吸吐纳的功夫来调整心理意念，"引取女气"而控制射精，因此又称为"采气之道"。孙思邈总结说："凡人习交合之时，常以鼻多纳气，口微吐气，自然益矣。""采气之道，但深接勿动，使良久气上面热，以口相当引取女气而吞之，可疏疏进退，意动便止。"采气的目的是得阴气，只有得阴气才能使性行为得益有补。孙思邈说："令得阴气，阴气推之，须臾自强，所谓弱而内迎，坚急出之，进退欲令疏迟，情动而止。"至于采阴补阳的道理，孙思邈以阴阳水火为喻，称"阳道法火，阴家法水，水能制火，阴亦消阳。久用不止，阴气逾阳，阳则转损，所得不补所失。"指出性交之中，由于女性性高潮的到来较迟，"阴气逾阳"，就会使男性先行射精而"转损"。因此，采阴补阳的核心问题是从呼吸控制入手，通过鼻多纳气，口微吐气的调节，尽量提升运气，口吻对方引取女方的阴气，而做吞咽之势，并且阳具深纳不动，或只徐徐进退，绝不做"高自投掷，颠倒五脏"的动作，以免"伤绝精脉，生致百病"。

※ 存思守意，闭气深纳

存思内观，意守丹田，是道教最富特色的修炼方法。存思，即闭合双眼或微闭双眼，存想内观某一具体物像或道教神真，以集中意念，排除妄想。守意，即意念集中于脐下的丹田、气海等处，精神专注而不外攘。存思守意高度结合，目的是调控身心，以达到精神安静宁寂的境界。《房中补益》介绍的房中存思有三种方法："以左手握持，思存丹田，中有赤气，内黄外白，变为日月，徘徊丹田中，俱入泥垣，两半合成一团。闭气深纳，勿出入，但上下，徐徐咽气，情动欲出，急退之。丹田在脐下三寸，泥垣者在头中，对两目直入内。思作

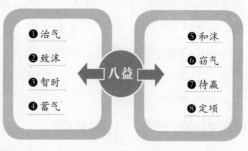

- ❶ 治气
- ❷ 致沫
- ❸ 智时
- ❹ 蓄气

八益

- ❺ 和沫
- ❻ 窃气
- ❼ 待赢
- ❽ 定顷

日月想，合经三寸许，两半合形而一，谓日月相掩者也。虽出入仍思念，所作者勿废，佳也。男女俱仙之道，深纳勿动精，思脐中赤色大如鸡子形，乃徐徐出入，情动乃退。一日一夕可数十为定，令人益寿。男女各息意共存思之，可猛念之。"房中存思的实质是集中意念以延缓性交的过程。如果说房中采气是通过呼吸吐纳的调节，使性交初始状态即能定气和志，既不因亢奋而紧张，也不因激越而躁竞，变得平稳而愉悦有度，那么，房中存思就是要尽量维持这个平和稳定的性交过程，使之"久用不止"，"久而弥佳"。

房中存思的关键是闭气深纳，不要扰动阴精，即通过高度集中意念以控制精

液的排泄。这种修炼无疑是一种高级的功夫，所以孙思邈说"此非上士有智者不能行也"。

※ 导引按摩，还精补脑

道教房中描绘的理想性交过程分为四步：首先，男女双方通过徐徐嬉戏神和意感地铺开性爱的温床，尔后结合吐纳行气让性爱在气定心安志和"三气皆至，神明统归"的状态下展开，继之以存思守念，使性爱悠然延伸，最后即使施泻，也要"精上补脑，使人长生"。这四个步骤，以"精上补脑"为归结，是道教房中炼养追求的最高境界。

所谓"精上补脑"，即葛洪《抱朴子》提出的"还精补脑"，据称出自老子的摄养之术。葛洪总结晋以前的房中术，认为"房中之术十余家，或以补救劳损，或以攻治众病，或以采阴补阳，或以增年延寿，其大要在于还精补脑之一事耳"。道教的还精术，实际上是一种控制精液排出体外的技巧。孙思邈肯定葛洪的观点，提倡保精闭固，数交不泄，如果万一要施泄，也要使精液不妄出，而上补于脑髓。《房中补益》称："凡欲施泄者，当闭口张目，闭气，握固两手，左右上下缩鼻取气，又缩下部及吸腹，小偃脊膂，急以左手中两指抑屏翳穴，长吐气并啄齿千遍，则精上补脑，使人长生。若精妄出，则损神也。"孙思邈所辑的"精上补脑"法，不见于此前的文献，是十分珍贵的房中养生资料。

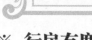

房事养生的原则

※ 行房有度

所谓有度，即适度，就是说不能恣其情欲，漫无节制。古代养生家认为，男女房事，实乃交换阴阳之气，固本还元，只要行之有度，对双方都有益处。马王堆出土的竹简《十问》中，有房事影响寿夭的记载，其大意是说，夫妇间的性生活如能遵守一定的法度，做到心安不放纵，形气相和谐，保精全神，勿使元精乏竭。这样，体虚的人可以逐渐充盈，体壮的人更能健实，老年的人亦可因而长寿。

房事有度，即解决一个数量问题。但"度"不是一个绝对概念。《千金方》认为："人年二十者，四日泄；年三十者，八日泄；年四十者，十六日泄；年五十者，二十一日泄；年六十者，即当闭精，勿复更泄也。若体力犹壮者，一月泄。凡人气力自相有强盛过人者，亦不可抑忍；久而不泄，致痈疽。若年过六十，而有数旬不得交接，意中平平者，可闭精勿泄也"。古人认为不同的季节，度的标准也不相同，应遵循"春二、夏三、秋一、冬无"的原则，即春天每月二次，夏天每月三次，秋天每月一次，冬天避免房事。孙思邈还指出："人年四十以下，多有放恣"，若不加节制，"倍力行房，不过半年，精髓枯竭，唯向死近，少年极须慎之"。古人这些有关两性生活的观点，其中包含着合理的科学成分。

现代医学认为，行房次数适度的掌握，并没有一个统一标准和规定的限制，宜根据性生活的个体差异，加上年龄、体质、职业等不同情况，灵活掌握，区别对待。新婚初期，或夫妻久别重逢的最初几日，可能行房次数较频，而经常在一起生活的青壮年夫妇，每周1～2次正常的房事不会影响身体健康。行房适度一般以第二天不感到疲劳为原则，觉得身心舒适，精神愉快，工作效率高。如果出现腰痠背痛、疲乏无力、工作效率低，说明纵欲过度，应当调整节制。对于青壮年来说，房事生活一定要节制，不可放纵；对于老年人，更应以少为佳。

※ 晚婚少育

中国古代养生家历来主张"欲不可早"。《寿世保元》指出"男子破阳太早，则伤其精气；女子破阴太早，则伤其血脉"，故青少年不可近欲。《三元延寿参赞书》引《书》云："精未通而御女，以通其精，则五体有不满之处，异日有难状之疾"；

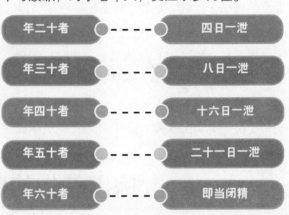

年二十者	四日一泄
年三十者	八日一泄
年四十者	十六日一泄
年五十者	二十一日一泄
年六十者	即当闭精

"未笄之女天癸始至，已近男色，阴气早泄，未完而伤"。这说明"早欲"影响正常生理发育，危害健康。故此，古代养生家早就提出晚婚的主张。《泰定养生主论》中指出："古法以男三十而婚，女二十而嫁。又当观其血色强弱而抑扬之；察其禀性淳漓而权变之，则无旷夫怨女过时之瘵也"。可见，不仅主张晚婚，而且还要查着有无妨碍晚育的疾病，再作决定，这些观点与现代医学的观点是一致的。从现代生理学观点看，人体骨骼的钙化过程要在23～25周岁才能完成。只有待全身发育成熟后，婚育才可进行，晚婚必然晚育。不仅如此，还应提倡少育。《千金方》中说："子育太早，或童孺而擅气"，"生子愚痴，多病短寿"。可见，早婚早育不仅会耗损男女本身的精血，损害身体健康，而且为下一代带来

灾难。胎孕生育必然耗伤人体大量精血。因此，产妇产后，正气未复，则不可再孕。否则，会更加耗精伤肾，引起多种疾病。不仅影响母体健康，胎儿亦多先天不足。

※ 提倡独宿

孙思邈将独宿作为节制房事和养生保健的重要措施之一。孙思邈在《千金翼方》中引用彭祖的话说："上士别床，中士异被，服药百裹，不如独卧"。《孙真人养生铭》说："秋冬固阳事，独卧是守真"。孙思邈认为，独卧则心神安定，耳目不染，易于控制情欲，有利房事保健。故民间亦有"中年异被，老年异床"之说法。临床所见，房劳伤肾者，的确有之。尤其少数年轻人不懂房事保健之法，婚后纵欲，致使体弱肾亏，未老先衰。故青壮年情欲易动难制者，可采用此法。老年纵欲者，多致病患缠身，很少有长寿者。所以赵献可的《寡欲论》要求老年人"急远房帏，绝嗜欲"。有些患慢性疾病康复期间，也宜适当采用独卧养生之法，戒房事，调养精血，以期早日康复。总之，独卧可作为一种辅助保健方法，针对不同情况，分别对待。

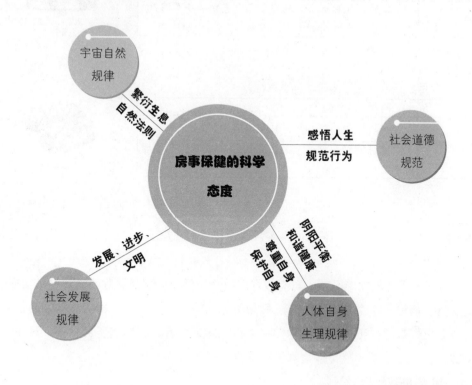

※ **有助于房事的食疗方**

羊肉粥

配　方	鲜羊肉 200 克，粳米 100 克。
制　作	把粳米熬至半熟后，加入切碎的羊肉，一起煮至熟。
功　效	羊肉粥可益气补虚，对于气血亏损、阳气不足、肢体冰冷、腰膝酸软的中老年人更为适合。健康人食用，也能增加食欲，强健体魄，提高抵抗力。

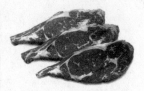

羊肉

猪肝粥

配　方	猪肝 50 克，粳米 100 克。
制　作	将猪肝切碎，放入适量酱油、盐、味精待用，粳米加水煮粥，等粥将熟时，放入猪肝。
功　效	猪肝粥能养血补肝。对于面色苍白、头晕目眩、疲倦不堪，失眠的妇女尤其有效。

猪肝

胡桃粥

配　方	胡桃仁 50 克，粳米 100 克。
制　作	把胡桃仁捣碎，加水与粳米同煮。
功　效	可补肾肺，经常食用，还可健脑益智。冬季常用于止咳。

胡桃仁

房事保健的功法

　　肾气充足，性功能旺盛，可有效地保持身心健康。强肾保健的方法种类很多，如饮食、药物、推拿按摩、针灸、气功等。根据不同情况选择相应方法保健，都可收到良好效果。下面介绍几种简单易行，效果显著，不出偏差的功法，只要坚持锻炼，持之以恒，就可以达到强肾保精，延年益寿的目的。

※ **叩齿咽津翕周法**

　　每日早晨起床后叩齿 100 次，然后舌舐上腭及舌下、齿龈，含津液满口，频频咽下，意送至丹田。翕周即收缩肛门，吸气时将肛门收紧，呼气时放松，一收一松为一次，连续做 50 次。此法有滋阴除火，固齿益精，补肾壮腰的作用，能防治性功能的衰退。

※ 按摩下肢涌泉法

取坐位，双手搓热后，双手掌分别紧贴脚面，从趾跟处沿踝关节至三阴交一线，往返摩擦 20 ～ 30 次，然后用手掌分别搓涌泉穴 100 次，摩擦时，宜意守涌泉穴，手势略有节奏感。本法有交通心肾、引火归源之功，对心肾不交引起的失眠、遗精等症都有很好的防治效果。

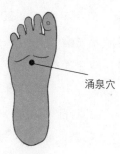

涌泉穴

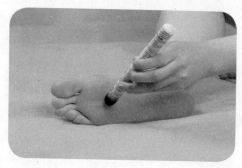

※ 双掌摩腰法

取坐位，两手掌贴于肾俞穴，中指正对命门穴，意守命门，双掌从上向下摩擦 40 ～ 100 次，使局部有温热感。此法有温肾摄精之效，对男子遗精、阳痿、早泄，女子虚寒带下，月经不调等，均有很好的防治作用。

※ 壮阳固精法（仅用于中老年男子）

兜阴囊：取半仰卧位。将双手搓热后，以一手扶小腹，另一手将阴囊上下兜动，连续做 60 ～ 100 次，然后换手也做 60 ～ 100 次。拿睾丸：一手扶小腹，另一手抓拿睾丸，一抓一放为一次，连续做 60 ～ 100 次，然后换手，以同样方法再做一次。提阳根：一手掌面紧贴丹田，另一手握阴茎和睾丸向上、下、左、右提拉各 30 次，然后换手再做一次。壮神鞭：两手掌夹持阴茎，逐次加力，来回搓动 100 ～ 200 次。做功时不要憋气，要放松肌肉，意念部位，切忌胡思乱想。此功法有壮阳、补肾、固精作用。该功法未婚青年不宜练，最适用于中老年操练，久练能延缓衰老，益寿延年。

※ 培元固本法（仅用于女子）

取坐位或仰卧位。揉乳房：两手同时揉乳房正反方向各 30 ～ 50 圈，再左右与上下各揉 30 ~ 50 次。抓乳房：两手交叉，用手指抓拿乳房，一抓一放为一次，可做 30 ~ 50 次。捏乳头：两手手尖同时提住乳头，以不痛为度，一捏一放为一次，连续做 30 ~ 50 次。拉乳头：两手同时将乳头向前拉长，然后松回，一位一松为一次，可连续做 30 ~ 50 次。此功法对女性有滋补肝肾，培补元气，调节功能，促进发育之功效。久练可调节内分泌，提高免疫功能和抗病能力，增强性功能，延缓衰老。

※ 疏通任督法

取半仰卧位。点神阙：一手扶小腹，另一手中指点按在神阙穴上，默数 60 个数，然后换手再做一次。搓尾闾：一只手扶小腹，另一手握尾闾 30 ~ 50 次，然后换手再重做 30 ~ 50 次。揉会阴：一只手或双手重叠扶在阴部，手指按在会阴穴上，正反方向各揉按 30 ~ 50 次。揉小腹：双手重叠，在小腹部正反方向各揉按 30 ~ 50 圈。此功法温运任督，疏通任督，培补元气，燮理阴阳。久练可有疏通经络、滋阴补肾，调节任督冲带等脉功能，对前列腺炎、泌尿结石、子宫疾患有良好的防治功效。上述六种功法，既可单项做，亦可综合做。只要认真坚持这些保健功法的锻炼，就能使肾气旺盛，阴阳协调，精力充沛，从而起到防治疾病、延缓衰老的作用。

房事的禁忌

孙思邈在房事养生中非常重视行房禁忌，强调"欲有所忌""欲有所避"。所谓禁忌，就是在某些情况下要禁止房事。若犯禁忌，则可损害健康，引起很多疾病。房事禁忌，大致有三个方面：

※ 行房人忌

阴阳合气，要讲究"人和"。选择双方最佳状态。人的生理状态受生活习惯、情志变化、疾病调治等方面的直接影响，女性还有胎、产、经、育等生理特点。在某些特定的情况下不宜行房，以免带来不良后果。

醉莫行房：一般认为酒对性兴奋有一定的促进作用，故有"酒是色媒人"之说。但切勿饮酒过量行房，更不能用酒刺激性欲，不然会带来很多危害。《千金要方·道林养性》说："醉不可以接房，醉饱交接，小者面黯咳嗽，大者伤绝血脉损命"。《素问·上古天真论》云："以酒为浆，以妄为常，醉以入房，以欲

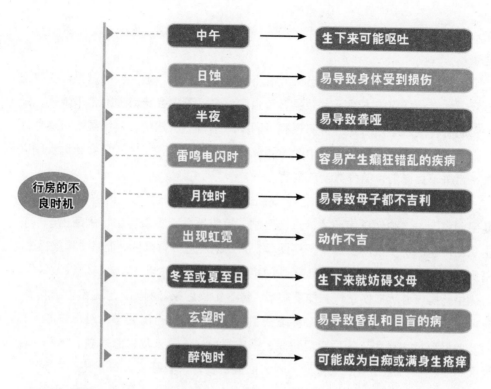

行房的不良时机		
中午	→	生下来可能呕吐
日蚀	→	易导致身体受到损伤
半夜	→	易导致聋哑
雷鸣电闪时	→	容易产生癫狂错乱的疾病
月蚀时	→	易导致母子都不吉利
出现虹霓	→	动作不吉
冬至或夏至日	→	生下来就妨碍父母
玄望时	→	易导致昏乱和目盲的病
醉饱时	→	可能成为白痴或满身生疮痒

竭其精，以耗散其真，不知持满，不知御神，务快其心，逆于生乐，起居无节，故半百而衰也"。可见，醉酒入房害处无穷。

现代研究认为，古人的这些主张有许多科学价值。醉酒之后有的欲火难禁，行为失控，动作粗暴，礼仪不周，醉态中彼此都会有一些超出双方可容范围的行为。导致房事不和谐，且伤肾耗精，可引起各种病变。临床所见早泄、阳痿、月经不调、消渴等病，常与酒后房事不当有一定关系，长期饮酒过度，可诱发骨髓炎、食道炎及严重的营养缺乏症等。由于乙醇可损害精细胞和卵细胞，经常饮酒或醉酒入房，不但有害自身，还可殃及后代。妇女酒后受孕或妊娠期饮酒，可使胎儿发育不良，严重者发生各种畸形，出生后先天发育不全，智力迟钝、呆傻，健康状况不佳，寿命不长。

七情劳伤禁欲：《千金要方·房中补益》指出："人有所怒，气血未定，因以交合，令人发痈疽……运行疲乏来入房，为五劳虚损，少子"。当人的情志发生剧烈变化时，常使气机失常，脏腑功能失调。在这种情况下，应舒畅情志，调理气血，不应借房事求得心理平衡。七情过极，再行房事，不仅易引起本身疾病，如果受孕还可影响胎儿的生长、发育。另外，劳倦过度宜及时休息调理，尽快恢复生理平衡。若又以房事耗精血，必使整个机体脏腑虚损，造成种种病变。只有

第六章　房事有节可保天年

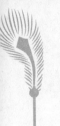
在双方精神愉快、体力充沛的状态下，性生活才能完美和谐，才能无碍于身心健康。

切忌强合：养生家早就指出："欲不可强"。所谓"强"，即勉强，性生活是双方的事，任何一方都不宜勉强。勉强房事者，不仅会给心理上带来障碍，还会引起各种疾病。因为强行合房违犯了阴阳顺乎自然的法则，其结果不可避免地会带来不良后果。在两性生活中，不顾体力和情感，勉强行房，只会给男女间之关系带来不良影响，给身体造成危害。

病期慎欲：《千金要方·养性序》指出："疾病而媾精，精气薄恶，血脉不充，既出胞脏……，胞伤孩病而脆，未及坚刚，复纵情欲，重重相生，病病相孕"。这从遗传学的观点说明了病中行房受孕，胎儿易患遗传性疾病，而且"重重相生，病病相孕"，代代相因，贻害无穷。患病期间，人体正气全力以赴与邪气做斗争，若病中行房，必然损伤正气，加重病情，导致不良后果。例如：患眼疾（结膜炎）未愈时，切忌行房，否则视神经萎缩会引起失明。病中行房受孕，对母体健康和胎儿的发育危害更大。病后康复阶段，精虚气扇，元气未复，急需静心休养。若反而行房耗精，使正气更难复元，轻者旧疾复发，重者甚或丧命。《千金要方·伤寒劳复》指出："病新差，未满百日、气力未平复，而以房室者，略无不死……近者有一士大大，小得伤寒，差已十余日，能乘马行来，自谓平复，以房室，即小腹急痛，手足拘挛而死"，这就突出说明了病后房事的严重危害性。现代医学证明，适度而和谐的性生活可给男女双方带来好处。有些慢性病患者，也非一概不能行房事，但决不可多欲。例如：结核病、肝脏病、肾病等慢性病人，房事过度可促使旧病复发或恶化。一定要视病之轻重，适量掌握。凡病情较重，体质又弱者，应严格禁欲。

妇女房事禁忌：妇女具有特殊的生理特点，即指经期、孕期、产期及哺乳期，这是正常的生理现象。针对妇女的特殊生理，古代医家和养生家提出了一些具体房中保健要求。

1. 经期禁欲 《千金要方·房中补益》指出："妇人月事未绝而与交合，令人成病"。月经期性生活，易引起痛经、月经不调、子宫糜烂、输卵管炎、盆腔感染，或宫颈癌等多种疾病，影响女方身体健康。

2. 孕期早晚阶段禁欲 妇女在怀孕期间，对房事生活必须谨慎从事，严守禁忌。尤其是妊娠前三个月和后三个月内要避免性生活。早期房事易引起流产，晚期房事易引起早产和感染，影响母子健康。孕期妇女需要集中全身精血育养胎儿，房事最易耗散阴精，若不善自珍摄，则母体多病，胎儿亦难保全，故怀孕期间必须节制房事。

3. 产期百日内禁欲 《千金要方·妇人方》中明确指出："至于产后，大须将慎，危笃之至，其在于斯。勿以产时无它，乃纵心恣意，无所不犯，犯时微若秋毫，感病广于嵩岱……所以，妇人产后百日以来，极须殷勤忧畏，勿纵心犯触，及即便行房。若有所犯，必身反强直，犹如角弓反张，名曰褥风……凡产后满百日，乃可合会，不尔至死，虚羸百病滋长，慎之。凡妇人皆患风气脐下虚冷，莫不由此早行房故也"。孕妇产后，百脉空虚，体质虚弱，抵抗力低下，需要较长时间的补养调理，才能恢复健康。同时产褥期恶露未净，若再房事，更伤精血，邪气乘虚而入，引起多种疾病。故产后百日内必须严戒房事。

4. 哺乳期内当节欲 《千金要方·少小婴孺方上》指出："毋新房以乳儿，令儿羸瘦，交胫不行"，特别是"其母遇醉及房劳喘后乳儿最剧，能杀儿也"。在哺乳期内，喂养幼儿需要大量营养价值高的母乳。乳汁乃母体气血所化，若用劳损伤，气血生化之源不足，则乳汁质量不佳，影响婴儿的正常发育，还可引起软骨病、疳积、贫血等病。所以，因此，在哺乳期应节制房事，安和五脏，保证婴幼儿的健康成长。

※ 行房天忌

所谓"天忌"，是指在自然界某些异常变化的情况下应禁止房事活动。"人与天地相应"，自然界的剧烈变化能给人以很大的影响，日食月食，雷电暴击，狂风大雨，山崩地裂，奇寒异热之时，天地阴阳错乱，不可同房。自然界的剧烈变化对人体的影响，一是导致精神情绪变化，二是对生物功能的干扰。自然界的剧变常可超过人体本身的调节能力，打破人体的阴阳平衡，发生气血逆乱。此时行房，即为触犯天忌。古代养生家还认为，在自然界气候异常变化之时行房受孕，对胎儿正常发育产生一定的影响。《千金要方·房中补益》中强调指出："弦望晦朔，大风、大雨、大雾、大寒、大暑、雷电霹雳、天地晦暝，日月薄蚀，虹蜺地动，若御女者，则损人神不吉，损男百倍，令女得病，有子必癫痴顽愚瘖哑聋聩，挛跛盲眇，多病短寿"。在自然界剧烈变化之时进行房事，不仅影响男女双方的身体健康，如果受孕生子，有可能出现先天性疾病和先天畸形或出现临盆难产等情况。从现在的临床观察情况来看，婴幼儿的先天性疾患，皆与孕前的生活环境或孕期感染及发热过度等因素有关，这说明夫妇房事生活充分注意自然界的异常变化是非常必要的，对优生优育有积极意义。

※ 行房地忌

所谓"地忌"就是指要避免不利于房事活动的不良环境。例如，《千金要方·房中补益》所说日月星辰火光之下，神庙佛寺之中，井灶圊厕之侧，塚墓尸枢之傍"等等，一切环境不佳之处均应列为禁忌。良好的环境是房事成功的重要条件之一。不良的环境可影响男女双方的情绪，有害于房事质量，有时还能造成不良后果。在心理上留下阴影。有利于房事的环境，应是安静，少干扰，面积较小的房间，室内光线明暗适度，温度适宜。空气较为流通，卧具要干净。总之，一个安逸、舒爽的环境，对房事和健康有益。

房事保健对人类健康长寿至关重要，正常的房事生活是人们幸福美满生活中不可缺少的一部分。它可以给人们带来幸福和欢乐，也可给人们造成灾难和苦恼，这种相互满足的幸福是不会自行来到人们中间，它是建立在一定知识的基础之上的。《千金方》对房中保健做了比较系统的阐述，指出了房中保健的理论原则和具体方法，以及有关禁忌。其中很多观点已被现代科学所证实。在性生活问题上假道学从来没有好结果。我们研究和学习《千金方》中房事保健知识的目的是为了使人类能够得到科学的指导，打破人类对性生活的蒙昧和神秘，创立新的生命科学观，为提高人口素质和人类的健康长寿做出新的贡献。

第七章
睡眠养生

　　所谓睡眠养生就是根据宇宙与人体阴阳变化的规律，采用合理的睡眠方法和措施，以保证睡眠质量，恢复机体疲劳，养蓄精神，从而达到防病治病、强身益寿的目的。

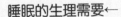

睡眠的生理需要←	→充足睡眠，促进生长发育
消除疲劳，恢复体力←	→充足睡眠，利于皮肤美容
保护大脑，恢复精神← 睡眠养生法	→延缓衰老，促进生长
增强免疫，康复机体←	→保护人们的心理健康

《千金方》强调指出："寝息失时，伤也"，提倡："善摄生者，卧起有四时之早晚，兴居有至和之常制"，意思是说要根据天时，地利和人的具体情况，制定属于自己生物钟的作息制度。孙思邈对不同季节的作息时间有不同的要求："春欲晏卧早起，夏及秋欲侵夜乃卧，早起，冬欲早卧而晏起"。此外，他对早晚的时间，也有规定："虽云早起，莫在鸡鸣前，虽云晏起，莫在日出后"。

睡眠的作用

※ 消除疲劳

睡眠是消除身体疲劳的主要形式。睡眠时，人体精气神皆内守于五脏，五体安舒，气血和调，体温、心率、血压下降，呼吸及内分泌明显减少，从而使代谢率降低，体力得以恢复。

※ 保护大脑

睡眠不足者，表现为烦躁、激动或精神萎靡、注意力分散、记忆减退等精神神经症状，长期缺眠则会导致幻觉。因此，睡眠有利于保护大脑。此外，大脑在睡眠状态中耗氧量大大减少，利于脑细胞能量储存，可以恢复精力，提高脑力效率。

※ 增强免疫

睡眠不仅是智力和体力的再创造过程，而且还是疾病康复的重要手段。睡眠时能产生更多的抗原抗体，增强了机体抵抗力，睡眠还使各组织器官自我修复加快。现代医学常常把睡眠作为一种治疗手段，用来医治顽固性疼痛及精神病等。

※ 促进发育

睡眠与儿童生长发有密切相关。婴幼儿在出生后相当长时期内，大脑继续发育，需要更多的睡眠。婴儿睡眠中有一半是快动眼睡眠期（REM），而早产儿REM可达80%，说明他们的大脑尚未成熟。儿童生长速度在睡眠状态下增快，因为在慢波睡眠期血浆中生长激素可持续数小时维持在较高水平，故要使儿童身高增长，就应当保证睡眠足够时间和质量。

※ 利于美容

睡眠对皮肤健美有很大影响。甜蜜地熟睡可使第二天皮肤光滑，眼睛有神，面容滋润，而由于精神创伤、疲劳过度及其他不良习惯造成的睡眠不足或失眠则会颜面憔悴，毛发枯槁，皮肤出现细碎皱纹。由于睡眠过程中，皮肤表面分泌和清除过进加强，毛细血管循环增多，加快了皮肤的再生。所以说，睡眠是皮肤美容的基本保证。

◆ 睡眠的分期

现代实验研究将睡眠按深度分为四期：Ⅰ入睡期；Ⅱ浅睡期；Ⅲ中等深度睡眠期；Ⅳ深度睡眠期。Ⅰ、Ⅱ期易被唤醒，Ⅲ、Ⅳ期处于熟睡状态。睡眠又可分为两种；即慢波睡眠和快波睡眠。开始入睡是慢波睡眠，大约持续90分钟左右，然后转入快波睡眠持续15～30分钟，睡眠过程是这两种状态交替进行的，二者交替一次，即称一个睡眠周期。一夜大约有四、五个周期。慢快波睡眠期的正常比例是保证睡眠顺利进行的条件。

睡眠应顺应四时

孙思邈主张在养生方面首先应该做到顺应四时。春应养生，夏应养长，秋应养收，冬应养藏。注意和天地保持协同一致。《千金翼方》就援引《列子》的话说"一体之盈虚消息，皆通于天也，应于物类"。道教认为，人居住在天地之间，天地气交与人体小天地息息相关，故应该顺应自然，依时摄养，具体到睡眠养生也是如此。

孙思邈就说："天有四时五行以生长收藏……人能依时摄养，故得免其夭亡也"，"衣食寝处皆适，能顺时气者，始尽养生之道。故善摄生者，无犯日月之忌，毋失岁时之和"（《千金要方·养性》）。所以根据不同的季节应该调整自

己的起卧时间。

那么具体应该如何做呢？他在《千金要方·养性》中引用《黄帝内经》的话说："春三月，此谓发陈。天地俱生，万物以荣。"这时要做到"夜卧早起，广步庭院，被发缓形，以使志生。生而勿杀，予而勿夺，赏而勿罚，此春气之应，养生之道也。逆之则伤肝，夏为寒变，奉长者少"。春天的时候，也就是从立春到立夏的三个月，万物生发推陈。应该做到晚睡早起，起床之后，可以稍微散开衣服，在庭院中缓缓散步，否则"伤肝，夏为寒为变，奉长者少"。不仅损伤肝脏，夏天就会发生寒性病变，而且还会让自身的精微物质流失。

而"夏三月，此为蕃秀。天地气交，万物华实，夜卧早起，无厌于日"。也要做到晚睡早起，不要因为日长夜短感到厌烦而贪睡。"秋三月，此谓容平。天气以急，地气以明，早卧早起，与鸡俱兴，使志安宁"。这里就和春夏不大一样了，需要早睡早起。这时天地以急，秋高气爽。地气以明，向下收敛。为冬天的到来好做准备。"冬三月，此谓闭藏。水冰地坼，无扰乎阳，早卧晚起，必待日光"。冬天到来了就要做到早睡晚起，不要扰动自身的阳气。

不仅如此，孙思邈在另一处也提到："春欲晏卧欲早起；夏及秋欲侵夜乃卧，早起；冬欲早卧而晏起，皆益人。虽云早起，莫在鸡鸣前；虽言晏起，莫在日出后。凡冬月忽有大热之时，夏月忽有大凉之时，皆勿受之。"而陶弘景的《养性延年录》也有相同的记载。

孙思邈还说："夏不用露面卧，令人面皮浓，善成癣，或作面风。冬夜勿覆头，得长寿。""每冬至日于北壁下浓铺草而卧，云受元气。""冬温夏凉慎勿冒之"看来不仅睡眠的时间要顺应四时，睡眠的其他注意事项也要考虑四时的影响。

健康睡眠十要素

少 思	睡前不想忧郁事，先睡心后睡眠。
平 心	睡前控制情绪，不要恼怒发火，心平睡自安。
忌 食	睡前不吃东西，太饱影响入睡。
节 语	睡前不要讲话太多，掌握食不言，寝不语。
关 灯	不要开灯睡觉，开灯睡可使心神不安，并有损眼睛健康。
闭 嘴	不要用嘴呼吸，张嘴呼吸不卫生，口、咽、喉和肺脏受冷空气刺激，易发生呼吸道感染。
通 风	睡前开窗通风，保持卧室空气清新。
常 温	睡眠时要调节好冷气或暖气的温度。
露 头	不要蒙头睡，被窝里空气不洁净，有损健康，影响呼吸。
饮 水	睡前喝杯白开水、蜂蜜水或牛奶，稀释血液，帮助入睡。

睡眠的方位

《千金要方·养性》里说："凡人卧，春夏向东，秋冬向西"，除此之外还应该做到"头勿北卧，及墙北亦勿安床"。所谓卧向，是指睡眠时头足的方向位置。睡眠的方位与健康紧密相关。

※ 按四时阴阳定东西

春夏属阳，头宜朝东卧；秋冬属阴，头宜朝西卧，以合"春夏养阳，秋冬养阴"的原则。

※ 寝卧恒东向

因为头为诸阳之会，人体之最上方，气血升发所向，而东方震位主春，能够升发万物之气，故头向东卧，可保证清升浊降，头脑清楚。

※ 避免北首而卧

孙思邈认为北方属水，阴中之阴位，主冬主寒，恐北首而卧阴寒之气直伤人体元阳，损害元神之府。现代临床调查发现头北足南而卧的老人，其脑血栓发病率较其他卧向高。国外资料表明，头北足南而卧，易诱发心肌梗死。

睡眠姿势

《千金要方·养性》里说："屈膝侧卧，益人气力。胜正偃卧，按孔子不尸卧，故曰：睡不厌蹙，觉不厌舒。"由此看来，孙思邈认为侧卧为佳，那么如何侧卧呢？孙思邈在另外一处提道："然后行作鹅王步，语作含钟声，眠作狮子卧。"不过这也并非一成不变的。孙思邈说："卧欲得数转侧。""人卧一夜当作五度反复，常逐更转"。孙思邈说："凡人眠，勿以脚悬踏高处，久成肾水及损房"。"人卧勿跂床悬脚，闭口，口开即失气，且邪恶从口入，久而成消渴及失血色。"还要注意不能悬足，不能张口。

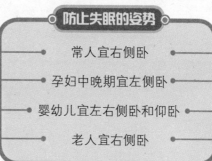

防止失眠的姿势

- 常人宜右侧卧
- 孕妇中晚期宜左侧卧
- 婴幼儿宜左右侧卧和仰卧
- 老人宜右侧卧

※ 宜右侧卧

右侧卧为最佳卧姿。这是因为右侧卧优点在于使心脏在胸腔中受压最小，利于减轻心脏负荷，使心排血量增多。另外，右侧卧时肝处于最低位，肝藏血最多，加强了对食物的消化和营养物质的代谢。右侧卧时，胃及十二指肠的出口均在下方，利于胃肠内容物的排空。

※ 孕妇宜左侧卧

对于女性来说侧卧较仰卧和俯卧好。俯卧可使颜面皮肤血液循环受影响，致皱纹增加。仰卧对妇女盆腔血液循环不利，易致各种月经病。孕妇宜取左侧卧，左侧卧最利于胎儿生长，可以大大减少妊娠并发症。

※ 婴幼儿睡姿

对婴幼儿来说俯卧是最不卫生的卧姿。婴儿自主力差，不能主动翻身，加之颅骨软嫩，易受压变形，俯卧时间一长，会造成面部五官畸形。长期一侧卧或仰卧也易使头颅发育不对称。因而婴幼儿睡眠时，应在大人的帮助下经常地变换体位，每隔 1 ～ 2 小时翻一次身。

※ 老人及病人睡姿

老年以右侧卧最好。对于心衰病人及咳喘发作病人宜取半侧位或半坐位，同时将枕与后背垫高。对于肺病造成的胸腔积液患者，宜取患侧卧位，使胸水位置最低，不妨碍健侧肺的呼吸功能。对于有瘀血症状的心脏病人，如肺心病人等一般不宜取左侧卧或俯卧，以防心脏负荷过大。

◆ 四种睡姿与健康

1. 仰睡：身体平躺伸直，两臂平放两侧，胸腹部不要盖得太厚，这样呼吸自然，全身肌肉均可松弛，身体能得到充分休息。

2. 俯睡：趴着睡时胸腹受挤压，吸气时胸部扩张受限，呼吸费力，久之颈肩部肌肉易发生疼痛不适。

3. 蜷睡：蜷曲睡姿多见于冬季，由于腿脚不暖和，便将双腿屈曲于腹部，这样使下肢血液循环减慢受阻，难以睡熟，晨起便觉腿足乏力。

4. 侧睡：是符合生理健康的睡姿。侧睡时，胳膊不要枕在头下，两腿自然弯曲，不要并放在一起。这样全身松弛，血液通畅，入睡无影响。从生理上讲，以右侧睡姿为最佳，既不压迫心脏，又利于肝脏的血液回流及胃肠的排空。

睡眠的宜忌

睡前禁忌	睡中禁忌	醒后禁忌
睡前不宜饱食、饥饿，不宜大量饮水或浓茶、咖啡等饮料。 睡前忌七情过激，过度思虑。	寝卧忌当风、对炉火、对灯光等。 睡卧忌高声言语、哼唱。 睡卧时忌蒙头、张口。	醒后忌恋床不起，最不宜在夏月晚起。 旦起忌嗔恚、恼怒，此大伤心神。

※ 睡前禁忌

要想取得良好的睡眠养生效果，睡前的一些注意事项是必不可少的。

首先要选择合适的睡处，孙思邈认为："凡人居止之室，必须周密，勿令有细隙，致有风气得入"。"凡所居之室必须大周密无致风鮎也"。就是强调睡处要避免风邪的侵入。不仅如此，《孙真人卫生歌》里还说："坐卧防风来脑后，脑内入风人不寿。更兼醉饱卧中风，风才着体成灾咎。"《千金要方·养性》还说："醉不可以当风，向阳令人发狂，又不可当风卧，不可令人扇凉，皆得病也。醉不可露卧及卧黍穰中，发癫疮。""夜卧当耳勿有孔，吹入即耳聋。""足冷勿顺墙卧，风吹入人，发癫及体重。"而在《黄帝内经·素问》曰："风者，百病之长也。""虚邪贼风，避之有时。""圣人避风，如避矢石焉"。很多人体疾病都是风邪引起的，"尝闻避风如避箭，坐卧须当预防患，况因食后毫孔开，风才一入成瘫痪。"（《陶真人卫生歌》）这实在值得引起养生者认真。

所谓"避风如避箭，避色如避乱。"（《混俗颐生录》）在劝告人们注意避风的同时，孙思邈也借用彭祖的话说："上士别茎，中士异被，服药百裹，不如独卧。"建议在睡眠的时候，还是以独卧为最佳选择。

孙思邈还认为在睡前要注意千万不能饱食而卧，他说："饱食即卧，乃生百病，不消成积聚。饱食仰卧成气痞，作头风。触寒来者，寒未解食热，成刺风。人不得夜食，又云夜勿过醉饱。"陶弘景《养性延命录·食诫篇》也提到这个问题，食后即卧，饮食不易消化，气血痰食积聚而致百病丛生，陶弘景认为强调"食讫跑蹦长生"，"暮食毕行五里许乃卧，令人除病"。

《论语》曰："食不语，寝不言"。孙思邈也主张卧前不要过多言笑歌唱。他说："亦不用寝卧多言笑，寝不得语言者，言五脏如钟磬，不悬则不可发声。""行住坐卧言谈语笑寝食造次之间能行不妄失者，则可延年益寿矣。""凡欲睡，勿歌咏，不祥起。"现代养生学也认为，在睡觉前言笑歌唱会导致中枢神经兴奋，影响睡眠质量，甚至导致难以成眠，不利于人体的休息和健康。孙思邈说："凡眠先卧心后卧眼。"也就是说，睡前应该放松心情，减少思虑，才能获得更好的睡眠养生效果。

※ 睡中禁忌

《千金要方》说："卧讫勿留烛灯，令人魂魄及六神不安，多愁怨。人头边勿安火炉，日久引火气，头重目赤睛及鼻干。"睡眠要注重周围小环境，睡卧时头对门窗风口，易成风入脑户引起面瘫、偏瘫。卧时头对炉火、暖气，易使火攻上焦，造成咽干目赤鼻衄，甚则头痛。卧时头对灯光则神不寐，其次卧忌言语哼唱。古人云："肺为五脏华盖，好似钟磬，凡人卧下肺即收敛"，如果卧下言语，则肺震动而使五脏俱不得宁。睡卧时还忌蒙头张口，不蒙头可使呼吸通畅，脑供

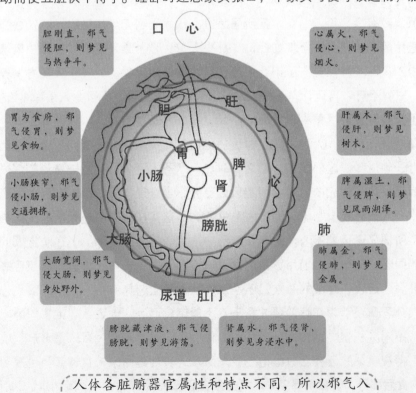

胆刚直，邪气侵胆，则梦见与热争斗。

心属火，邪气侵心，则梦见烟火。

胃为食府，邪气侵胃，则梦见食物。

肝属木，邪气侵肝，则梦见树木。

小肠狭窄，邪气侵小肠，则梦见交通拥挤。

脾属湿土，邪气侵脾，则梦见风雨湖泽。

大肠宽阔，邪气侵大肠，则梦见身处野外。

肺属金，邪气侵肺，则梦见金属。

膀胱藏津液，邪气侵膀胱，则梦见游荡。

肾属水，邪气侵肾，则梦见身浸水中。

人体各脏腑器官属性和特点不同，所以邪气入侵不同的部位时，所见的梦境也不同。

氧充足。张口睡眠最不卫生，易生外感，易被痰窒息。

睡眠中不可避免要做梦，孙思邈认为可以根据梦境来推测自己的身体健康状况，以便及早做出反应。《千金要方》说："故阴气壮则梦涉大水而恐惧，阳气壮则梦涉大火而燔焫，阴阳俱壮则梦生杀，甚饱则梦与，甚饥则梦取，是以浮虚为疾者则梦扬，沈实为疾者则梦溺，藉带而寝者则梦蛇，飞鸟衔发者则梦飞，心躁者梦火，将病者梦饮酒歌舞，将衰者梦哭，是以和之于始治之，于终，静神灭想，此养生之道备也。"

晚上做了噩梦该如何呢，《千金要方》说："夜梦恶不须说，旦以水面东方之，咒曰：噩梦着草木，好梦成宝玉。即无咎矣。"关于做梦的问题《千金要方》还强调说："梦之善恶并勿说为吉。"那么遇到别人在睡觉中夜魇该咋办呢？《千金要方》说："凡人夜魇，勿燃灯唤之，定死无疑，暗唤之吉。亦不得近前急唤。"

※ 醒后禁忌

睡懒觉不利于人体阳气宣发，使气机不畅，易生滞疾。《千金要方》中几次提到早晨起来，要先讲些好事儿。《千金要方》告诉我们要经常讲行善的好事儿，尤其是在早晨，如果我们就开始讲述一些美好的事儿，那么我们就会以一个阳光的状态来迎接一天的到来。此外，早晨生气发怒，此大伤人神。《养生延命录·杂诫篇》说："凡人旦起恒言善事，勿言奈何，歌啸"，"旦起嗔恚二不详"，认为这样影响一日之内的气血阴阳变化，极有害于健康。

夜间保健六措施

晚吃素	晚餐应以素食为主，不宜吃得过饱。过饱会使胃部膨胀，影响心肺正常活动，油腻荤腥食物会使血脂升高。
卧宜房静	睡觉的房间应空气新鲜，湿度适宜，环境清静。
起要身缓	夜间下床不要起身太快，以免出现短暂性脑缺血而致晕倒跌伤。
宜睡板床	最好睡木板床加柔软的床垫或褥子，不要睡过软的弹簧床，以免日久引起腰背疼痛。
枕头适宜	枕头高度要适中，以自己的一拳半为宜。枕头的软硬要适度，有利于呼吸道通畅，不发生落枕。
自备药物	心血管病患者床头应自备保健药盒，药盒里应备有硝酸甘油片、扩心痛定、消心痛等药，一旦发病，随手可取，便于及时救治。

失眠的预防

《千金要方》还特别注意老年人的养生问题，对此有专门的论述。俗话说得好："每天睡得好，八十不见老。"古人也说"睡眠者，能食，能长生。"但是老年人往往被失眠所困扰。对此《千金要方》说："（老年人）寝处不安，子孙不能识其情，惟云大人老来恶性不可咨谏。是以为孝之道，常须慎护其事，每起速称其所须不得令其意负不快。"遇到老年人失眠的情况，作为后辈也应该适当的理解，给予特别的关心和理解。失眠是一种困扰，多睡、贪睡也不是一件好事，孙思邈也指出久卧也容易产生种种弊端，也需要引起注意。

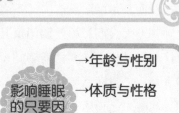

影响睡眠的只要因素
→ 年龄与性别
→ 体质与性格
→ 环境、季节
→ 其他因素

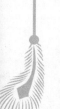

睡眠九大注意事项

睡眠环境	卧室整洁，空气流通，不燥不湿，光线柔和，温度18～20℃；床铺软硬适度，被褥干净柔软，枕头高低适当。
睡前散步	睡前散步30～60分钟。
睡前洗脚	温热水洗脚，有利于消除疲劳，有利于脑细胞由兴奋转为抑制，促进睡眠。
睡前饮水	睡前饮水，使血液适当稀释，以防睡觉时血流缓慢导致血栓形成。
睡前喝奶	睡前喝奶，可以镇静安神，补充钙质，防止骨质疏松。
睡前刷牙	可保护牙齿，提高睡眠质量。
睡前洗脸	防止化妆品和污垢刺激皮肤。
睡眠侧卧	可消除疲劳，有利于肠胃消化和排空。
不蒙头睡	把头蒙在被窝里睡觉，影响呼吸，不利健康。

第八章
运动养生

孙思邈非常重视运动养生，而且身体力行。他强调晨勿贪睡。鸡鸣即起，平卧于床，导行健身，运动肢体，活动关节，按摩周身，以达行气活血，养筋壮骨，除劳解烦，祛病延年之目的。并提出："人若劳于行，百病不能成"，建议人们经常进行身体的运动或适度的劳动，并主张"量其时节寒温，出门行三里、二里及三百、二百步为佳"，意思是说要根据天气的情况采取适量的运动。相传孙思邈自己有十大养生方法：发常梳、目常运、齿常叩、津常咽、耳常鼓、腰常摆、腹常揉、肛常提、膝常扭、脚常搓等。在日常生活中经常进行这些运动，可以使人的气血流通，经脉调和，有益健康。

要掌握运动养生的要领

传统运动养生的练功要领是意守、调息、动形的统一。这三方面中，关键的是意守，只有精神专注，方可宁神静息，呼吸均匀，导气血运行。三者的关系是：以意领气，以气动形。这样，在锻炼过程中，内炼精神，脏腑、气血；外炼经脉、筋骨、四肢，使内外和谐，气血周流，整个机体可得到全面锻炼。

※ 注重动静结合

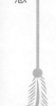

华佗

孙思邈继承了华佗的养生思想，强调适当运动且动静结合是中医养生的重要内容。他指出："每日必须调气补泻，按摩导引为佳。""行气之道，礼拜一日勿住，不得安于其处以致壅滞"。他主张人体要动起来，包括运动和劳动，但都不能过度，更不能"强所不堪"，超过自身体力所能承受范围在《千金方·道林养性》中说："养性之道，常欲小劳，但莫大疲及强所不堪耳！且流水不腐，户枢不蠹，以其运动故

也。""不动则气郁，动极则气耗"。动静结合是孙思邈强调各种运动养生方法的核心，静中寓动，动中寓静，二者相辅相成、相互为用。调气补泻是静，静中寓有动；按摩导引为动，又以安神静志为前提，动中寓有静。行气导引也正是意守、调息和动形三者的协调配合："当得密室闭户，安床暖席，枕高二寸半，正身偃卧，瞑目，闭气自止于胸膈，以鸿毛著鼻上，毛不动，经三百息，耳无所闻，目无所见，心无所思，当以渐除之耳。"这些论述充分体现了他主张适当运动、动静结合的观点，较之片面主静或主动的观点显然更为合理。

※ 强度适度，不宜过量

运动养生是通过锻炼以达到健身的目的，因此，要注意根据个人情况掌握运动量的大小。孙思邈在《千金方》中指出："养性之道，常欲小劳，但莫大疲及强所不能堪耳。"运动量的测定，往往以运动者的呼吸、心跳、脉率、氧气消耗量等作为客观指标，并且结合运动者自己的主观感觉加以全面测量。如果运动之后，锻炼者食欲增加，睡眠良好，情绪轻松，精力充沛，即使增大运动量也不疲劳这是动静结合、运动量适宜的表现。反之，如运动后食欲减退，头昏头痛，自觉劳累汗多，精神倦怠者，说明运动量过大，应适当酌减。如减少运动量后仍有

上述症状，且长时间疲劳，则应做身体检查。

※ 运动时间，一般早晨最好

因为早晨的空气最新鲜，到室外空气新鲜的地方进行锻炼，是休息一夜的肢体为一天的活动做准备。也有人爱好在晚上睡前练功锻炼，这是各人的运动习惯。如在饭后锻炼，至少要休息半小时后才能锻炼。为了避免锻炼后过度兴奋而影响入睡，应该在临睡前 2 小时结束锻炼。

※ 应因人因时因地制宜

各人根据自己的身体状况、年龄阶段，体质与运动量的配合，选择相适宜的运动方法和运动量来进行日常的运动锻炼。如《千金翼方》所载自我按摩之法："清旦初，以左右手摩交耳，从头上挽两耳，又引发，则面气通流，如此者令人头不白，耳不聋；又摩掌令热，以摩面，从上向下二七过，去皮干气，令人面有光，又令人胜风寒时气，寒热头痛，百疾皆除。"这些方法与现在起床时适当按摩，即干洗澡、干洗脸法有相似之处，这些方法从现代科学的角度看仍有一定的道理。有慢性病者可选其中的几式，对自己的疾病具有针对性地进行锻炼，由少逐渐增多，逐步增加运动量。太极拳、八段锦、五禽戏可重复锻炼，打两三遍来增加运动量，以取得有效的健身效果。太极拳、八段锦、五禽戏、跑步等，不需要借助任何器具，也不需要特定场所，在公园、广场、街道、空地、屋前、走廊等处均可，室外林木繁茂，空气新鲜的地方更为理想。

※ 提倡持之以恒，坚持不懈

锻炼身体并非一朝一夕的事，要经常而不间断。"流水不腐，户枢不蠹"，这句话一方面说明了"动而不衰"的道理，另一方面，也强调了经常、不间断的重要性，水常流方能不腐，户枢常转才能不被蠹。只有持之以恒，坚持不懈，才能收到健身效果，三天打鱼两天晒网是不会达到锻炼目的的。运动养生不仅是身体锻炼，也是意志和毅力的锻炼。

五禽戏

禽，在古代泛指禽兽之类动物，五禽，是指虎、鹿、熊、猿、鸟五种禽兽。戏，即游戏、戏耍之意。所谓五禽戏，就是指模仿虎、鹿、熊、猿、鸟五种禽兽的动作，组编而成的一套锻炼身体的功法。

以模仿禽兽动作来达到健身目的的方法，最早见于战国时期。《庄子·刻意》

有："熊经鸟伸，为寿而已"的记载，至汉初《淮南子·精神训》则有："熊经、鸟伸、凫浴、蝯躩、鸱视、虎顾，是养形之人也"的说法，而五禽戏之名相传出自华佗。《后汉书·方术传》载，华佗云："我有一术，名五禽之戏，一曰虎、二曰鹿、三曰熊、四曰猿、五曰鸟。亦以除疾，兼利蹄足，以当导引"。随着时间的推移，辗转传授，逐渐发展，形成了各种流派的五禽戏，流传至今。

※ 养生机理

五禽戏属古代导引术之一，它要求意守、调息和动形谐调配合。意守可以使精神宁静，神静则可以培育真气；调息可以行气，通调经脉；动形可以强筋骨，利关节。由于是模仿五种禽兽的动作，所以，意守的部位有所不同，动作不同，所起的作用也有所区别。虎戏即模仿虎的形象，取其神气、善用爪力和摇首摆尾、鼓荡周身的动作。要求意守命门，命门乃元阳之所居，精血之海，元气之根、水火之宅，意守此处，有益肾强腰，壮骨生髓的作用，可以通督脉、去风邪；鹿戏即模仿鹿的形象，取其长寿而性灵，善运尾闾，尾闾是任、督二脉通会之处，鹿戏意守尾闾，可以引气周营于身，通经络、行血脉、舒展筋骨；熊戏即模仿熊的形象，熊体笨力大，外静而内动。要求意守中宫（脐内），以调和气血。练熊戏时，着重于内动而外静。这样，可以使头脑虚静，意气相合，真气贯通，且有健脾益胃之功效；猿戏即模仿猿的形象，猿机警灵活，好动无定。练此戏就是要外练肢体的灵活性，内练抑制思想活动，达到思想清静，体轻身健的目的。要求意守脐中，以求形动而神静；鸟戏又称鹤戏，即模仿鹤的形象，动作轻翔舒展。练此戏要意守气海，气海乃任脉之要穴，为生气之海；鹤戏可以调达气血，疏通经络，活动筋骨关节。五禽戏的五种功法各有侧重，但又是一个整体，一套有系统的功法，如果经常练习而不间断，则具有养精神、调气血、益脏腑、通经络、活筋骨、利关节的作用。神静而气足，气足而生精，精足而化气动形，达到三元（精、气、神）合一，则可以收到祛病、健身的效果。恰如华佗所说："亦以除疾，兼利蹄足"。

※ 练功要领

第一，全身放松

练功时，首先要全身放松，情绪要轻松乐观。乐观轻松的情绪可使气血通畅，精神振奋；全身放松可使动作不致过分僵硬、紧张。

第二，呼吸均匀

呼吸要平静自然，用腹式呼吸，均匀和缓。吸气时，口要合闭，舌尖轻抵上腭。吸气用鼻，呼气用嘴。

第三，专注意守

要排除杂念，精神专注，根据各戏意守要求，将意志集中于意守部位，以保证意、气相随。

第四，动作自然

五禽戏动作各有不同，如熊之沉缓、猿之轻灵、虎之刚健，鹿之温驯、鹤之活泼等等。练功时，应据其动作特点而进行，动作宜自然舒展，不要拘谨。

导引调气，却病延年

导引按摩、吐纳调气是孙思邈养生的重要内容。前者属健身体操，以动为主，后者为呼吸体操，以静为主，二者均属气功范畴，名动静气功。孙思邈的锻炼方法是动静结合，缺一不可。他强调指出，欲养生者，不但要啬神、爱气、养形，还必须"兼之以导引行气"，久之行之，始能延寿。又说"善摄养者，须知调气方焉，调气方疗万病大患，百日生须眉"。可见导引按摩吐纳调气的养生效果是十分显著的。孙思邈之所以得以高寿，是与他长年坚持不懈地习练导引吐纳之术分不开的。

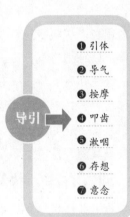

※ 导引按摩，百节通利

导引吐纳之术起源很早，春秋战国时期就已经形成了较为系统的理论，如《庄子·刻意》所说的"吹呴呼吸；吐故纳新，熊经鸟申，为寿而已"。至秦汉魏晋以后，养生家无不操习导引吐纳之术，各种流派发展了许多方法；至唐代，随着中外文化医药交流的不断发展，西域诸国的医药传入中国，其中包括很多按摩养生的方法。孙思邈既注重继承我国古代的导引按摩法，又善于吸收外来的按摩养生法。孙思邈传授下来的导引按摩法主要是老子按摩五十法和天竺国按摩十八势。天竺国即古印度，也盛行按摩养生之术，其按摩十八势和老子按摩五十法相比较，大同小异，都是以双手对身体的各部分进行按摩，使头、颈、胸、胁、腰、腹、胯、膝、踝、足等各部位得到充分的活动，以保持其良好的功能，故能起到延缓衰老的作用。根据孙思邈的体会，老人最宜按擦，每日各做三遍，一月之后可见功效，行动敏捷，身体轻健，饮食增加，耳聪目明，有补益延年之效。导引按摩

第八章 运动养生

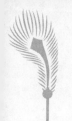

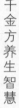

之法，最宜日日行之不辍，自然无病能防，有病能治。偶感身体不适，即宜行按摩之法，可令百节通利，邪气自除。所以，凡欲养生者，不问有病无病，有事无事，都应每日按摩脊背四肢各一遍，或依法行之，最为养生之要妙。

※ 三调健身，吐故纳新

调气养生，又名吐纳、服气、食气、迎气等，是益寿延年的重要方法，不可不知，孙思邈对此法最有研究，所传既多且详。他所传授的调气法包含了气功的三大要领，一曰调身，二曰调息，三曰调心。调身的奥妙在于使身体完全放松，消除肌肉的紧张状态，所以床要舒适柔软，枕高与身相平，仰面正卧，两手半握拳，平放于身两侧，距身四五寸，两腿伸直，两足相距四五寸，采取这种姿势的目的是为了放松身体的各个部位，为调息做准备。调息就是调整呼吸，"口吐浊气，鼻引清气"，即口呼鼻吸，要求是细长缓匀，以鹅毛置于鼻前而不动为准。吸气用鼻，缓缓吸气入于腹中，至不能吸为止；然后闭气停止呼吸，至感觉气闷时再从口细细将气呼出，呼尽更吸，周而复始，呼吸时不闻其声，务令细缓轻匀。调心之法在于心静，"耳无所闻，目无所见，心无所思"。有禅观之法可行，定心闭目存思，想象观看到太空中元和之气，如紫云成盖，五色分明，下入毛际，渐渐入顶，犹如雨初晴，云入山，透皮入肉，至骨至脑，渐渐下入腹中，四肢五脏皆受其润，这便达到了预定的要求。

※ 调气吞津，添精益寿

除上述调气法外，孙思邈还传授了很多简便有效的调气养生法。如黄帝内视法，即心存思念，如目见五脏如悬钟，心赤，肺白，肝青，脾黄，肾黑，五色了然分明，久久行之，勿令中断。这种内视五脏的方法是气功锻炼的重要方法。明代李时珍指出："内景隧道，惟反观者能察照之。"再如，每日清晨未起床时即行叩齿二七遍，并吞咽"玉泉"。双唇紧闭，上下牙互相叩击，能使人牙齿坚固，至老不脱不松。"玉泉"即口中唾液，又名上池水，最能益五脏添精驻颜色，每早鼓颌嗽口，令津液满口，随满随咽，名曰"练精"。

※ 呼吸吐纳，调理五脏

调气法不独擅长养生，且能治病。孙思邈传授了一种调治五脏疾病的呼气方法，用六种不同形式的呼气分别治疗五脏之病。即"呼、吹、嘘、呵、唏、呬"六字诀。若心病，冷用呼，大呼三十遍，细呼十遍，其法鼻吸气入，口吐气出，吐气时口中发出"呼"字之音；热用吹，大吹五十遍，细吹十遍，如吹气之吹，使气随"吹"字之音吐出；若肺病用"嘘"字，大嘘三十遍，细嘘十遍，气随"嘘"字音吐出；若肝病用"呵"字，大呵三十遍，细呵十遍，气随"呵"字音吐出；若脾病用"唏"字，大唏三十遍，细唏十遍，气随"唏"字音吐出；若肾病用"呬"字，大呬三十遍，细呬十遍，气随"呬"字音吐出。孙思邈指出，凡五脏有病，可依此法安心调气，恭敬用心，无有不愈者。

天竺国按摩法

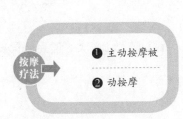

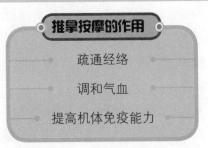

推拿按摩的作用

疏通经络

调和气血

提高机体免疫能力

天竺国按摩法系古印度的一种养生自我按摩法，早在唐代已传入中国，孙思邈将此法收入他写的《千金要方》中。

※ 练习方法

第一式　指腕运动

两腕各自转动30下，再将两手十指互相扭捉如洗衣状，约洗2分钟（按：这是活动腕指关节的柔软操）。

第二式　臂腕运动

两手十指交叉，一翻手，掌心朝前，一回手，手心朝胸。一翻手一回手为1次，共做30次。

第三式　搓腿运动

先将两手掌心搓热，马上将两掌心快速摩左膝盖与左小腿内外两侧，共30下。

第四式　挺身运动

先将两掌快速搓摩左夫腿内外两侧30下，继而再将两手掌重按左大腿膝盖上面，作挺身运动30下。接着，再用两掌快速搓摩右大腿内外两侧30下，然后再将两手掌重按右大腿膝盖上面，做挺身运动30下。

第五式　挽弓肩臂运动

左手前伸如挽弓，右手后掣如拉满弓弦，连拉30下，继而右手前伸如挽弓，

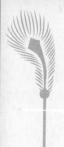

左手后挈如拉满弓弦，连拉 30 下。

第六式　捣空运动

右手叉腰，左手握拳，向前伸臂作捣空运动 30 下。再以左手叉腰，右手握拳向前伸臂同样做 30 下。

第七式　托天肩臂运动

先将左臂向上直伸作托天状，连做托天 30 下，再换用右臂向上直伸作托天状，也连续 30 下（按：此式乃锻炼两侧肩臂与胸肺运动）。

第八式　顿拳健胸运动

左手握拳，向左伸臂，做顿拳运动 30 下，右手同样握拳，做顿拳运动 30 下。

第九式　拉腰运动

盘腿平坐，向左斜身，再恢复正坐，一正一斜，连做 30 次；然后以同样方法做右斜身 30 次。

第十式　引胁运动

坐式，两手抱头，俯身贴近腿上，然后使头身向左右交替扭转 30 次，以抽引两胁。

第十一式　强腰运动

站立，两手按地，俯身弯背（同时曲肘），然后使身躯向上挺举（同时伸肘）30 次。本式主要活动肩背，强壮腰脊。

第十二式　上肢运动

两手左右轮流反捶背上。本式可活动上肢各关节，强壮背脊。

第十三式　下肢运动

平坐，两脚向前伸直，先将一脚向前虚掣，左右交替进行，连续做 30 次。

第十四式　颈项运动

弯腰，两手据于地或床上，向左扭颈，回视左后方约 1 分钟；然后依式再向右扭颈，回视右后方 1 分钟。

第十五式　上身运动

站立，身躯后仰再挺直为一次，连作 3 次。

第十六式　腰部运动

两手紧紧交叉，同时以一脚踏手中，然后放开手脚；再叉手，以另一脚踏手中，两脚交替进行。

第十七式　踏空运动

直立，两手叉腰，先提左腿离地约半尺，左脚做踏空动作 9 次；然后依前式再做右脚踏空动作 9 次。

第十八式　开胯运动

坐式，伸两脚，一手钩住
对侧脚置另一腿膝上，以另一
手按压同侧腿膝。本式主要开
胯兼活动四肢。

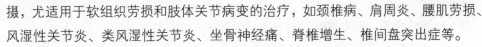

※ 养生功效

适用于中老年人养生保健
或多种慢性病患者的自我调
摄，尤适用于软组织劳损和肢体关节病变的治疗，如颈椎病、肩周炎、腰肌劳损、
风湿性关节炎、类风湿性关节炎、坐骨神经痛、脊椎增生、椎间盘突出症等。

全身性疾病，以全套操练为宜；局部病变，则可有针对性地选练几式。如：
颈项疾病，可选练第十、十四式；胸胁疾病，可选练第二、六、九、十式；肩
臂疾病，可选炼第一、五、六、七、十二式；腰腿疾病，可选练第三、四、九、
十五、十六、十七、十八式等。

※ 注意事项

操习时，动作幅度应由小渐大，每式操练次数除注明外，一般由少渐多。整
个操练过程应量力而行，不可用力过猛。高血压、心脏病或肝硬化等患者尤宜谨慎。

此功主要适用于慢性病或无病者的养生保健。急性病，或慢性病急性发作期
不宜操习。

此功不宜于空腹或饱食后即练，至少在食后半小时方可进行。

老子按摩法

《千金方》所载老子按摩法是一套动功法，虽称为"按摩法"，实则主要内
容是肢体运动，属于古导引术。该法虽动作较多，但动作十分简练实用，可根据
练习者具体情况和条件选择运用。该法也是古代备受重视的导引法之一，为《圣
济总录》《居家必备》《遵生八笺》等多种养生医学典籍所载录，但名称改为"太
上混元按摩法"。该套功法主要通过一系列肢体的运动以及拍击、按摩等动作，
可以理气活血，疏通经络，从而产生防病治病的功效。本法共有 35 式，各式动
作具体操作方法如下：

1. 两手按住大腿，上体向左右扭动二十一遍。（原文为两手捺髀左右捩身三七遍）。

2. 两手按住大腿，向左右扭肩十四次。

3. 两手抱住头项，向左右扭腰十四次。

4. 向左右摇头十四次。

5. 一手抱头，一手托膝弯成三折状，左右相同。

6. 两手托头向上三次。

7. 一手托住头项，一手托住膝外侧，并由下向上扳三次，左右相同。

8. 两手扳头向下俯三次，然后顿足。

9. 两手相捉，一手引另一手从头上过，左右各三次。

10. 两手相叉，掌心向胸，收回；然后反转向胸，连收回三次。

11. 右手曲腕，捶肋，左手挽引右肘，两手交换动作，各做三次。

12. 两手先由左右两侧往中间挽引，然后由前后往身体拔牵，各做三次。

13. 伸开手指，挽引头项（颈部），向左、右侧各三遍。

14. 翻转左手，掌心按右膝上；右手挽引左肘，然后按在左手上，两手相叠。左右交换动作，各做三次。（反手着膝手挽肘复手着膝上左右亦三遍）

15. 左手向上而下按摸右肩，左右相同。

16. 两手握虚拳，向前捶击出三次。（两手空拳筑三遍）

17. 两手掌心向外振动三次，向内振动三次，向下振亦三次。

18. 两手相叉，来回搅动腕关节，左右各七次。

19. 摩擦、扭动十指三次。

20. 两手翻掌，正反摇动三遍。

21. 两手反叉上下扭时无数单用十呼。亦即两手反叉，上下运动使两肘扭动，做无数次。单独练习，做十次呼吸的时间即可。

22. 两手相叉，向上耸伸三次，向下顿接三次。

23. 两手相手叉头上过，向左右分别牵引伸肋十次。

24. 两手握拳，反捶脊背上下各三次。

25. 两手反背上相捉，上下往来推脊三遍。

26. 手掌按搦腕内，向外振动三次。

27. 两掌向前推三次。（覆掌前耸三遍）

28. 掌心向下，两手相交叉成横位，向下按三次。（覆掌两手相叉交横三遍）

29. 两手掌心向下，横向对直，向上耸举三次。如有手患冷病，可以从上到下拍打身体，手得热，病便除。（复手横直即耸三遍，若有手患冷从上打至下得热便休）

30. 舒左脚右手承之，左手捺脚从上至下直脚三遍，右手捺脚亦同。亦即伸左脚，右手托在左膝弯，左手从上而下推捺下肢，三次。右手推脚，也如此。

31. 前后捺足三遍，左捺足，右捺足，各三遍，前后脚捺足三遍。亦即站立，向前、向后、向左、向右扭转足踝关节各三次，前后反向扭足三次。

32. 直脚三遍，扭髀三遍，内外振动三遍，若有脚患冷者，打热便休。扭髀以意多少顿脚三遍却直脚三遍。亦即伸脚三次，转动髋关节三次，向内外转动足踝各三次。如有脚冷者，用手打热便除。扭动关节时，用意注之。顿脚三次，再伸脚三次。

33. 如虎踞地，头向左右肩回顾，各三次。（左右扭肩三次）

34. 一手托天，一手按地，左右交替，各做三次。（推天托地左右在遍）

35. 两手向左右如排山一样外推，做三次。背如负山，两手如拔树一样牵引三次。（左右排山负山拔木各三遍）

※ 注意事项

1. 操作本疗法各式时，应当轻松自然；动作幅度由小渐大，不可用力过猛。高血压、心脏病、肝硬化等患者尤宜注意，应该在医生指导下进行。

2. 如果身体条件允许，在体力能承受的前提下，能站立者尽量采用立式。身体较差的人，尽量采用坐姿。

3. 空腹或饱食后不能立即操练本法，至少于食后半小时以上方可练习。

4. 本法可以用来治病，但须反复操练，不过也不要用力过猛，每天操练的次数以力所能及为度，直至痊愈。若用以养生保健者，则须持之以恒，经常操练。

调气法

《千金方》所载"调气法"，是我国医学典籍中关于气功锻炼方法记述较早、较具体的文献。这种方法是以深呼吸结合有意识的腹部运动，来调整人体的生理功能，达到和神养气、保健治病的目的。由于其练法简便易行，人人可做，颇适合于初学气功者，以及患有消化、神经、心血管、呼吸、泌尿系统慢性疾病的人。

彭祖说："养生的道理并不复杂，只要能不想锦衣玉食，不想声色货利，不

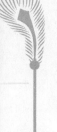

想到胜利失败，不想到是非曲直，不患得患失，不计较荣华和屈辱，心中不烦躁，形体勿疲劳，又从事导引的锻炼，经常做气功，也可得到长生延年的效果，达千岁而不死。"人是不可能没有思想的，应当逐渐地消除杂思邪念。

※ 和神导气之道

彭祖说："调和心神和练气的方法，应当有一间静室，关好门，安置好床铺，枕高二寸半，端正身体呈仰卧姿势，轻闭双眼，在胸膈中间停气，用鸿毛放在鼻孔上而不动，约三百次呼吸的时间，耳朵听不到声音，眼睛看不到东西，心内没有思虑。能够这样，则寒暑不能侵犯，毒蜂也不能损害，寿命达到三百六十岁，真可以和神仙媲美了。

※ 旦夕调气法

清晨与傍晚，尤其是中午时分，舒展两手于膝部，慢慢地按捺肢体和关节。口中吐出浊气，鼻内吸入清气。多次之后，慢慢地左右、上下、前后将手徐徐托起，开眼张口，叩齿，按摩眼部，作低头扳耳的动作，以手理发并松腰。

作气功声法咳嗽，行振动以发散阳气。左右手肩臂部按摩，左右换手。然后用两手攀足作俯仰运动八十到九十次。

俯仰完毕，慢慢地定下心来，作佛家禅观的方法。闭目存想，想见空中有一团太和元气，如一朵华盖样的五色分明的紫气腾腾的云雾，从毛发而出，渐渐地进入头顶部，如久雨初晴，如飞云入山，透过皮肤，进入肌肉，到达骨髓和脑，逐渐进入下腹部，四肢和五脏都受到输布润泽。如若渗入地下的水，是那样的透彻明净，便可觉到腹中有汩汩的肠蠕动的声音。

用意专一地存想，不能和外界的事物攀缘。若有外缘相攀立即觉察而予以反照。元气达到气海的部位，不久即可自行达到涌泉穴，便可觉到身体振动，两脚呈屈曲，也可令床坐发出"拉拉"的声响。这称第一次气血通达的振动，再有第二次，日子一久，可达第三次以至第五次，那时，身体就觉得愉快，面色发出光泽，毛发润泽，耳聪目明，使人饮食甘美，体力强健，百病都不受侵犯。

如能持之有恒地长期坚持五年十年，呼吸万千遍，则真可与得道成仙的美妙境界不远了。人的机体是虚灵的，但是因为有游散的浊气得不到调理才导致疾病，如果气机的消息能顺利通达，则百病不生，若消息不通畅，则许多疾患都会接踵而至。所以善于养生的人必须明晓调气的道理和方法。因为这种调气的方法可以治疗万病，大病百日之后可使脱落的须眉复生，其他当然也就不用谈了。

千金方养生智慧

※ 调气法的注意事项

调气的方法，从夜半午夜零时到中午 12 时，属生气的时间，是可以调气的。日中 12 时到午夜 12 时，乃是死气的时间，一般不宜于调气。调气可取仰卧位，床褥略厚软。枕高与身平，舒展手脚、两手握拇指，置于离身四五寸之处，两脚间距离四五寸。叩齿多次，咽下唾液，将气从鼻腔引入，达腹部，吸足的时候就停止，有余力可继续吸取。若长久地闭气则生气闷的感觉，可将气从口细细地吐尽，然后再从鼻细细地吸入。呼气的方法亦如前法所述，轻轻地闭口，默默地数数字，耳朵听不到数数字的声音。为了避免数字的错误，可甩手作记号以作筹码。若能呼吸千遍，则可以说到达神仙的境界已经不远了。假使遇到阴雾、恶风的时候，或在暴寒的情况下则不要练功，但可闭气。

※ 十二种调气法

若患寒热及卒患痛疽，不问日中，疾患未发前一食间即调，如其不得痊愈，明日根据式更调之。

若患心冷病，气即呼出。若热病，气即吹出。若肺病即嘘出，若肝病即呵出，若脾病即唏（音 xī：指以"唏"音从口出气）出，若肾病即稻（音 xì：指以"稻"音从口出气）出。夜半后八十一鸡鸣，七十二平旦，六十三日出，五十四辰时，四十五巳时，三十六欲作此法，先左右导引三百六十遍。

病有四种，一冷痹，二气疾，三邪风，四热毒。若有患者，安心调气，此法无有不瘥也。

凡百病不离五脏，各有八十一种疾，冷热风气计成四百四病，事须识其相类，善以知之。

心脏病者，体冷热。相法，心色赤，患者梦中见人着赤衣，持赤刀杖，火来怖人。疗法，用呼吹二气，呼疗冷，吹治热。

肺脏病者，胸背满胀，四肢烦闷。相法，肺色白，患者喜梦见美女美男，诈亲附人，共相抱持，或做父母兄弟妻子。疗法，用嘘（音 xū：指以"嘘"音从口出气）气出。

肝脏病者，忧愁不乐，悲思喜头眼疼痛。相法，肝色青，梦见人着青衣，捉青刀杖，或狮子、虎、野狼来恐怖人。疗法，用呵（hē：指以"呵"音从口出气）气出。

脾脏病者，体上游风习习，遍身痛烦闷。相法，脾色黄，通土色，梦或作小儿击历人邪犹人，或如旋风团栾转。治法，用唏气出。

肾脏病者，体冷阴衰，面目恶痿。相法：肾色黑。梦见黑衣，及兽物捉刀杖相怖。用稻气冲。

冷病者，用大呼三十遍，细呼面遍，细呼十遍，呼法，鼻中引气入，口中吐气出，当令声相逐呼字而吐之。

热病者，用大吹五十遍，细吹十遍。吹如吹物之吹，当使字气声似字。

肺病者，用大嘘三十遍，细嘘十遍。

肝病者，用大呵三十遍，细呵十遍。

脾病者，用大唏三十遍，细唏十遍。

肾病者，用大呬五十遍，细呬三十遍。

此十二种调气法，若有病根据此法恭敬用心，无有不差，皆须左右导引三百六十遍，然后乃为之。

彭祖：传说中的长寿人物。姓篯名铿，颛顼玄孙，至殷末时已767岁（一说800余岁）。旧时因以彭祖为长寿的象征。事见《神仙传》及《列仙传》。又据《楚辞·天问》："彭铿斟雉帝何飨，受寿永多何久长。"王逸注及洪兴祖补注：彭祖善调雉羹以事帝尧，为尧所赞美，封之于彭城。

旦夕：是阴阳转换的时间，旦是五更，阳长阴消；夕是傍晚，阴长阳消。万物阴阳进退转换，无一刻停止，一进一退，如昼夜之更替，如潮汐之起伏，这就是天地消长的道理。

清气：又名生气，吸入的清新之气；吐出的浊气，又名死气。鼻是天地之门户，可以出纳天地阴阳之气。

第九章
药物养生

　　具有抗老防衰作用的药物，称为延年益寿药物。运用这类药物来达到延缓衰老，健身强身目的的方法，即是药物养生。千百年来，历代医家不仅发现了许多益寿延年的保健药物，而且也创造出不少行之有效的抗衰防老的方剂，积累了丰富的经验，为人类的健康长寿做出了巨大贡献。

《千金方》中的药物养生思想

孙思邈继承和发展了服用药物以延缓衰老的思想，他在《千金方》中提出："药能恬神养性，以资四气"，并记载了不少延寿中药，如服地黄方、乌麻散、琥珀散、熟地膏、枸杞根方、孔圣枕中丹等。

※ "益气补虚，扶助正气"是老年养生的起点

《素问·遗篇·制法论》所说："正气存内，邪不可干"。孙思邈认为人到老年以后体质渐衰，阴阳之气不相协调，脏腑功能减弱，气血津液运行欠佳，外来邪气就易侵入身体而患病。在未病先防观点的基础上，人要长寿，必须先除疾。

老年人多患虚羸之疾，虚羸之疾一般病程较长，易耗伤正气，最主要为元气亏虚。元气为肾中之气为先天之本，气又具有固摄作用和防御作用，所以扶助正气，主要指补益正气，这样便能起到养生益寿的作用。该类方剂代表方为：华佗云母丸，久服可延年益寿，耳目聪明，流通营卫，补养五脏，调和六腑，颜色充壮，不知衰老。另外还有大黄芪丸等。

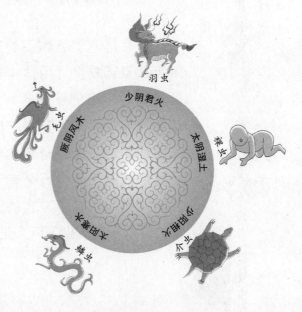

※ 补肾润肺、益智健脑为老年养生之根本

孙思邈认为："五十以上，阳气日衰，损与日至，心力渐退，忘前失后，兴居怠惰……"他提出了"至千年迈，气力稍微，非药不救"的养生措施。在药物养生方面，他认为养生贵在安神补心、补肾、润肺、益智健脑。补肾中阴阳为根本，能固精延年。孙思邈在"养生篇"中设补肾润肺方剂14首，占全篇方剂总数的25.9%，其补肾润肺的方剂有地黄酥（生地汁、杏仁、麻汁、麦面、酒、酥油）服后令人白发变黑，齿落更生，髓脑满实，还年却劳，

走及奔马，久服可有子；二是天门冬方，其主要功能是养阴清热，润肺滋肾；三是黄精方，即黄精一味，空腹服。黄精味甘、平，质润，其功类熟地、惟熟地专于补肾阳、益精血，补脾润肺，养性延年。肾主藏精，主骨生髓通于脑，为脏腑阴阳之源泉。肺主气，司呼吸，主通调水道，朝百脉而主治节，肺主皮毛，五行学说中肺为肾之母，肾为肺之子，后天之本有赖先天之本的滋养，脑为髓海，赖其滋养，所以孙思邈主张补肾润肺、益智健脑，为老年养生之根本。

地黄酒酥（《千金翼》卷十二）

组　　成	粗肥地黄10石（切，捣取汁3石），麻子1石（捣作末，以地黄汁研取汁2石7斗），杏仁1石（去皮尖双仁，捣作末，以麻子汁研取汁2石5斗），曲末3斗。
制　　法	上以地黄等汁浸曲7日，候沸，以米3石，分作3份投下，愦一度，以药汁5斗，和酿酒，如家酿酒法，3日1投，9日3投。熟讫，密封3～7日，酥在酒上，其酥色如金，以物接取，可得大升9升酥。然后取酒封之。其糟令服药人食之，食糟尽，乃服药酒及酥。
功能主治	令人肥悦，百病除愈，发白更黑，齿落更生，髓脑满实，还年却老，走及奔马，久服有子。
用法用量	每服酒200毫升，5克酥，温酒和服之。其地黄滓晒干，更以酒600毫升和地黄滓捣之，晒干，做饼服之。
注　　意	宜吃白饭、芜菁。忌生冷，酢滑、猪、鸡、鱼、蒜。

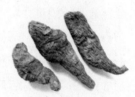

地黄

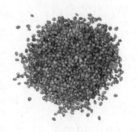

麻子

185

天门冬方

组　　成	天门冬（晒干）
制　　法	上药捣下筛。
功能主治	补中益气，愈百病，白发变黑，齿落复生，延年益寿。主虚劳绝伤，年老衰损，羸瘦，偏枯不遂，风湿不仁，冷痹，心腹积聚，恶疮痈疽肿癞疾，重者周身脓坏，鼻柱败烂，阳痿耳聋，目暗。
用法用量	每服1克，食后服，1日3次，可至10服。小儿服尤良。与松脂若蜜丸服之益善。或捣取汁，微火煎取5斗，下白蜜1斗，胡麻炒末2升，合煎，搅之勿息，可丸即上火，下大豆黄末和为饼，径3寸，厚半寸，每服1枚，1日3次。或酿酒服。

※ 安神补心为老年人养生之关键

《素问·灵兰·秘典论》称心为君主之官，它的主要生理功能是主血脉和主神志，开窍于舌，在体为脉，其华在面，又主汗液。五行之中心克肺，肾克心，所以先天之本的充盈与否有赖心血的充盈与否。孙思邈重心神之保养，以促进体力健全，肾气充足，从而达到延年益寿的目的。在养生篇的54首方剂中，其中安神补心的方剂达15首，占所有方剂的27.8%。以济坤丸为代表方，方中茯苓、干姜补心通阳，甘草调和诸药，有安神补心、宁心益智之功效。再是五参丸，由人参、丹参、玄参、沙参、苦参五参组成，方中人参大补元气，以助心阳；沙参味甘、性寒、甘能养阴、寒能清热，甘寒相合，起养心清热之功；丹参味苦寒，苦能降泄，寒能除烦凉血，有活血祛瘀、安神除烦、凉血疗效；玄参甘苦咸寒，为滋阴降火之要药；苦参清心泻热，五味同用主治心虚热、不能饮食、食即呕逆、不想听人说话等虚烦症。因此说安神补心，乃老年养生之关键。对于现今的老年人来说，冠心病、脑血管病等多高发，安神补心仍有很大的参考价值。

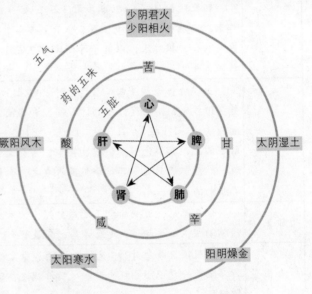

※ 攻补兼施是药物保健易忽视的问题

孙思邈在老年人养生保健用药方面，不但只注重以补为主，还结合老年人的体质情况，辨明虚实，补中有泻，泻中有补，以达到药物养生的目的，因为"至虚有盛候，大实有羸状"。孙思邈认为，对于老年人的"虚羸少气者，得伤寒有热，心下满，胃中有宿食，大便不利"等症候，用生地黄汤治疗，该方有清热攻下之芒硝、大黄，又有清热养阴的生地黄益气养胃。这种攻补兼施的方法，给后世治疗老年人便秘、虚人便秘、病缓正气耗伤等症有很大的启发，这充分体现了孙思邈药物保健注重治病求本的特点。

※ 养生保健服药方法因人而异

孙思邈云："人非金石，况犯寒热雾露，既不调理，必生疾病，常宜服药，

千金方养生智慧

186

辟外气和脏腑也"。这说明老年人需要服药以保养身体，又强调服药要有步骤，他说："服饵大体皆有次第，不知其术者，非止交由所损，卒亦不得其力。"孙思邈认为服饵时要先去三虫，三虫既去，次服草药，好得药力，次服本药，好得力讫；次服石药，依此次第，乃得遂其药性，庶事安稳，可以延龄矣。他还主张"夫欲服食，当寻性理所宜，审冷暖之适，不可见彼得力，便服食。"主张服药要根据体质病情和节气选择服用药物，这样才有益于养生保健，有利于延年益寿。

　　总的来说，孙思邈的药物保健法，在阴阳五行学说的基础上，主张未病先防，有病早治，主张从扶助正气，补益肺肾，安神补心角度出发攻补兼施，适时服药，就可达到"阴平阳秘，精神乃治"的健康水平。药物保健法，只是孙思邈养生保健的内容之一，临床中应将孙思邈的精神保健、房事保健、运动保健、针灸按摩保健等有机结合起来，古为今用，就会减少老年疾病的发病率，提高老年人的生活质量。

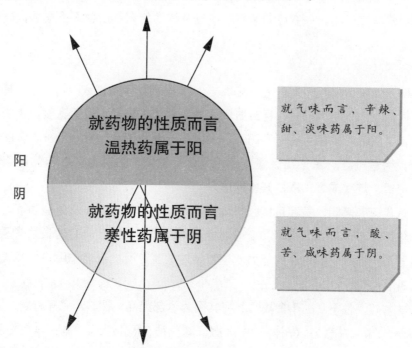

就药物的功效而言，具有发散、升浮功效的药物属阳。

就药物的性质而言
温热药属于阳

就药物的性质而言
寒性药属于阴

阳
阴

就气味而言，辛辣、甜、淡味药属于阳。

就气味而言，酸、苦、咸味药属于阴。

就药物的功效而言，具有收敛、沉降功效的药物属阴。

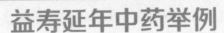

益寿延年中药举例

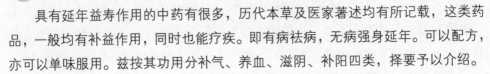

具有延年益寿作用的中药有很多，历代本草及医家著述均有所记载，这类药品，一般均有补益作用，同时也能疗疾。即有病祛病，无病强身延年。可以配方，亦可以单味服用。兹按其功用分补气、养血、滋阴、补阳四类，择要予以介绍。

※ 补气类

1. 人参

味甘，微寒，微温，无毒。《千金翼方》将其列为草部上品，谓其："主补五脏，安精神，定魂魄，止惊悸，除邪气"，"明目、开心、益智，久服轻身延年"。本品可大补元气，生津止渴，对年老气虚，久病虚脱者，尤为适宜。

人参一味煎汤，名独参汤，具有益气固脱之功效，年老体弱之人，长服此汤，可强身体，抗衰老。

人参切成饮片，每日噙化，可补益身体，防御疾病，增强机体抵抗能力。

近代研究证明，人参可调节网状内皮系统功能，其所含人参皂甙，确实具有抗衰老作用。

2. 黄芪

味甘，性微温，无毒。《千金翼方》将其列为草部上品，谓其："补虚，小儿百病，妇人子脏风邪气，逐五脏间恶血，补丈夫虚损，五劳羸瘦，止渴，腹痛泻痢，益气。"本品可补气升阳，益卫固表，利水消肿，补益五脏。久服可壮骨强身，治诸气虚。清宫廷保健，多用黄芪补中气，益荣血。单味黄芪480克，用水煎透，炼蜜成膏，以白开水冲服。

近代研究表明，黄芪可增强机体抵抗力，具有调整血压及免疫功能，有性激素样作用，可改善冠状循环和心脏功能。同时证明，黄芪具有延长某些原代细胞和某些二倍体细胞株寿命的能力。这都是对黄芪具有抗衰老作用的很好说明。

3. 茯苓

味甘淡、性平。《千金翼方》将其列为木部上品，谓其："开胸腑，调脏气，伐肾邪，长阴，益气力，保神守中。久服安魂养神，不饥延年。"本品具有健脾和胃，宁心安神，渗湿利水之功用。《千金方》载有茯苓久服令人长生之法。历代医家均将其视为常用的延年益寿之品，因其药性缓和，可益心脾、利水湿，补而不峻，利而不猛，既可扶正，又可去邪。故为平补之佳品。将白茯苓磨成细粉，取15克，与粳米煮粥，名为茯苓粥，李时珍谓："茯苓粉粥清上实下"。常吃茯苓粥，对老年性浮肿、肥胖症，以及预防癌肿，均有好处。

《千金翼方》卷十二中，有制茯苓酥的配方，作为经常服用的滋补佳品。

近代研究证明，茯苓的有较成分90％以上为茯苓多糖，其不仅能增强人体免疫功能，常食还可以提高机体的抗病能力，而且具有较强的抗癌作用，确实是延年益寿的佳品。

4. 山药

味甘，性平，《千金翼方》将其列为草部上品，谓其："补中，益气力，长肌肉……补虚劳羸瘦，充五脏，除烦热，强阴。久服耳目聪明，轻身不饥，延年"。本品具有健脾补肺，固肾益精之作用，因此，体弱多病的中老年人，经常服用山药，好处颇多。

《萨谦斋经验方》载有山药粥，即用干山药片45～60克（或鲜山药100～120克，洗净切片），粳米60～90克同煮粥。此粥四季可食，早晚均可用，温热服食。常食此粥，可健脾益气、止泻痢，对老年性糖尿病、慢性肾炎等病，均有益处。

近代研究证明，山药营养丰富，内含淀粉酶，胆碱、黏液质、糖蛋白和自由氨基酸、脂肪、碳水化合物，维生素 C 等。山药中所含的淀粉酶，可分解成蛋白质和碳水化合物，故有滋补效果。

5. 薏苡仁

味甘淡，性凉。《千金翼方》将其列为草部上品，谓其："主筋急拘挛，不可屈伸，风湿痹，……久服，轻身益气"。本品具有健脾、补肺、利尿之效用。

薏苡仁是一味可作杂粮食用的中药，用薏苡仁煮饭和煮粥。历代均有记载，沿用至今。将薏苡仁洗净，与粳米同煮成粥，也可单味薏苡仁煮粥，具有健脾胃，利水湿，抗癌肿之作用。中老年人经常服用，很有益处。

近代研究证明，薏苡仁含有丰富的碳水化合物、蛋白质、脂肪、维生素 B_1 薏苡素、薏苡醇，以及各种氨基酸。药理试验发现其对癌细胞有阻止生长和伤害作用。由于其药性缓和，味甘淡而无毒，故成为大众喜爱的保健佳品。

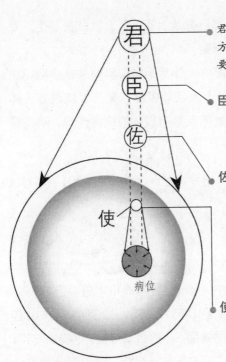

君药就是在治疗疾病时起主要作用的药。其药力居方中之首，用量也较多。在一个方剂中，君药是首要的、不可缺少的药物。

臣药有两种含义

1. 辅助君药发挥治疗作用的药物。
2. 针对兼病或兼证起治疗作用的药物。

佐药有三种含义

1. 佐助药：协助君臣药加强治疗作用，或直接治疗次要兼证。
2. 佐制药：消除或减缓君臣药的毒性和烈性。
3. 反佐药：与君药性味相反而又能在治疗中起相成作用。

使药有两种含义

1. 为引经药，将各药的药力引导至患病部位。
2. 为调和药，调和各药的作用。

※ 养血类

1. 熟地

味甘、性微温。《本草纲目》谓其："填骨髓，长肌肉，生精血，补五脏内伤不足，通血脉，利耳目，黑须发"。本品有补血滋阴之功。

《千金要方》载有熟地膏，即将熟地300克，煎熬三次，分次过滤去滓，合并滤液，兑白蜜适量，熬炼成膏，装瓶藏之。每服两汤匙（约9～15克）日服1～2次，白开水送服。对血虚、肾精不足者，可起到养血滋阴，益肾添精的作用。

近代研究，本品有很好的强心、利尿、降血糖作用。

2. 何首乌

味苦甘涩，性温。《开宝本草》谓其："益气血，黑髭鬓，悦颜色。久服长筋骨，益精髓延年不老"。本品具有补益精血，涩精止遗，补益肝肾的作用。明代医家李中梓云："何首乌老年尤为要药，久服令人延年。"

何首乌一般多为丸、散、煎剂所用。可水煎、酒浸，亦可熬膏，与其他药与配伍合用居多。

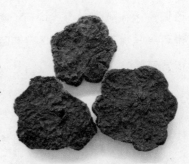

近代研究结果认为，何首乌含有蒽醇类、卵磷脂、淀粉、粗脂肪等。而卵磷脂对人体的生长发育，特别是中枢神经系统的营养，起很大的作用。且其对心脏也可起到强心的作用。另外，据报道，何首乌能降低血脂，缓解动脉粥样硬化的形成。由此可见，何首乌的益寿延年作用是通过强壮神经，增强心脏机能，降低血脂，缓解动脉硬化等作用，增强人体体质的。

3. 龙眼肉

味甘，性温。《千金翼方》将其列为木部中品，谓其："主五脏邪气，安志厌食，除虫去毒。久服强魂聪明，轻身不老，通神明"。本品具有补心脾，益气血之功。

清代养生家曹庭栋在其所著的《老老恒言》中，有龙眼肉粥。即龙眼肉 15 克，红枣 10 克，粳米 60 克。一并煮粥。具有养心、安神、健脾、补血之效用。每日早晚可服一、二碗。该书云："龙眼肉粥开胃悦脾，养心益智，通神明，安五脏，其效甚大"，然而"内有火者禁用"。

近代科学研究证明，龙眼肉的成分内含有维生素 A 和 B，葡萄糖、蔗糖及酒石酸等，据临床报道，对神经性心悸有一定疗效。

5. 阿胶

味甘，性平，《千金翼方》谓其："久服轻身益气。"本品具有补血滋阴，止血安胎，利小便，润大肠之功效。为补血佳品。

本品单服，可用开水，或热黄酒烊化；或隔水炖化，每次 3～6 克。适用于血虚诸证。

近代研究，本品含有胶原、多种氨基酸、钙、硫等成分。具有加速生成红细胞和红蛋白作用，促进血液凝固作用，故善于补血、止血。

※ 滋阴类

1. 枸杞子

味甘，性平。《千金翼方》将其列为木部上品，谓其："补内伤，大劳嘘吸，坚筋骨，强阴，利大小肠。久服坚筋骨，轻身不老，耐寒暑。"《本草经疏》曰："枸杞子，润血滋补，兼能退热，而专于补肾，润肺，生津、益气，为肝肾真阴不足，劳乏内热补益之要药。老人阴虚者十之七八，故取食家为益精

第九章 药物养生

明目之上品"。本品具有滋肾润肺，平肝明目之功效。

《太平圣惠方》载有枸杞粥，用枸杞子 30 克，粳米 60 克，煮粥食用，对中老年因肝肾阴虚所致之头晕目眩，腰膝疲软，久视昏暗，及老年性糖尿病等，有一定效用。《本草纲目》云："枸杞子粥，补精血，益肾气"，对血虚肾亏之老年人最为相宜。

近代研究，枸杞子含有甜菜碱、胡萝卜素、硫胺、核黄素、烟酸、抗坏血酸、钙、磷、铁等成分，具有抑制脂肪在肝细胞内沉积，防止脂肪肝，促进肝细胞新生的作用。

2. 黄精

味甘，性平。《千金翼方》将其列为草部上品，谓其："主补中益气，除风湿，安五脏。久服轻身，延年不饥。"本品有益脾胃，润心肺，填精髓之作用。

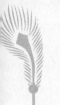

《千金方》载有取黄精法。将黄精根茎不限多少，洗净，细切，用流水去掉苦汁。经九蒸九晒后，食之。此对气阴两虚，身倦乏力，口干津少有益。

近代研究证明，黄精具有降压作用，对防止动脉粥样硬化及肝脏脂肪浸润也有一定效果。所以，常吃黄柏，对肺气虚患者有益，还能防止一些心血管系统疾病的发生。

4. 女贞子

味甘微苦，性平。《千金翼方》将其列为木部上品，谓其："主补中，安五脏，养精神，除百疾，久服肥健，轻身不老。"《本草纲目》云："强阴健腰膝，变白发，明目"。本品可滋补肝肾，强阴明目。其补而不腻，但性质偏凉，脾胃虚寒泄泻及阳虚者慎用。

近代研究证明：女贞子的果皮中含三萜类物质，如齐墩果醇酸、右旋甘露醇、葡萄糖。种子含脂肪油，其中有软脂酸、油酸及亚麻酸等成分。本品有强心、利尿作用。还可淋巴结核及肺结核潮热等。

※ 补阳类

1. 菟丝子

味甘、辛，微温。《千金翼方》将其列为草部上品，谓其："补不足，益气力，肥健……久服明目，轻身延年。"本品具有补肝肾、益精髓、坚筋骨、益气力之功效。

《太平圣惠方》载有服菟丝法，云："服之令人光泽。唯服多甚好，三年后变老为少。……久服延年"。具体方法是："用酒一斗浸，曝干再浸，又曝，令酒尽乃止，捣筛"，每次酒服 6 克，日服二次。此药禀气和中，既可补阳，又可补阴，具有温而不燥、补而不滞的特点。现代研究证明，菟丝子含树脂样的糖体、大量淀粉酶、维生素 A 类物质等。

2. 鹿茸

味甘咸，性温。《千金翼方》谓其："益气强志，生齿不老，疗虚劳洒洒如疟，羸瘦，四肢酸疼，腰脊痛，小便利，泄精溺血"，《本草纲目》云："生精补髓，养血益阳，强筋健骨"。本品具有补肾阳，益精血，强筋骨之功效。

单味鹿茸可冲服，亦可炖服。冲服时，鹿茸研细末，每服 0.5～1 克。炖服时，鹿茸 1.5～4.5 克，放杯内加水，隔水炖服。阴虚火旺患者及肺热、肝阳上亢者忌用。

近代科学研究证明：鹿茸含鹿茸精，系雄性激素，又含磷酸钙、碳酸钙的胶质，软骨及氯化物等。能减轻疲劳、提高工作能力，改善饮食和睡眠。可促进红细胞、血红蛋白、网状红细胞的新生，促进创伤骨折和溃疡的愈合。是一种良好的全身强壮药物。

3. 肉苁蓉

味甘咸，性温。《千金翼方》将其列为草部上品，谓其："主五劳七伤，补中，除茎中寒热痛，养五脏，强阴，益精气，多子。疗妇人症瘕，除膀胱邪气，腰痛，止痢。久服轻身。"本品有补肾助阳，润肠通便之功效。

本品单味服用，可以水煎，每次 6～15 克内服。亦可煮粥食用，《本经逢原》云："肉苁蓉，老人燥结，宜煮粥食之。"即肉苁蓉加大米、羊肉煮粥。有补肝肾、强身体之功用。

近代研究证明：肉苁蓉含有列当素、微量生物碱、甙类、有机酸类物质。具有激素样作用，性激素样作用，还有降压、强心、强壮、增强机体抵抗力等作用。

4. 杜仲

味甘，性温。《千金翼方》将其列为木部上品，谓其："主腰脊痛，补中，益精气，坚筋骨，强志，除阴下痒湿余沥，脚中酸疼，不欲践地。久服轻身耐老。"

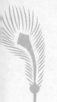
本品有补肝肾、强筋骨、安胎之功效。

近代科学研究证明：杜仲含有杜仲酸，为异戊己烯的聚合体，还含有树脂，动物实验证明，杜仲有镇静和降血压作用。

益寿延年"名方"举例

※ 益肾方

历代方书所载之延年益寿方剂，以补肾者居多，其法有补阴、补阳、阴阳双补等。盖肾为先天之本，元阴元阳所居，肾气旺盛，则延缓衰老而增寿。

琥珀散（《千金要方》）

组　成	琥珀、松子、柏子、荏子（白苏子）、芜菁子、胡麻子、车前子、蛇床子菟丝子、枸杞子、菴䕡子、麦冬、橘皮、松脂、牡蛎、肉苁蓉、桂心、石苇、石斛、滑石茯苓、川芎、人参、杜蘅、续断、远志、当归、牛膝、牡丹、通草。
功　效	补肾益气养血。原书云："长服令人志性强，轻体，益气，消谷，能食，耐寒暑，百病除愈"。
方义方解	琥珀散专取琥珀以散血结，庵䕡以破水气，芜菁以解热毒，杜蘅以散风气，石苇以利水道。使经脉调畅，则温补诸药得以奏振起之功。
功能主治	老年人五脏虚损，身倦乏力，气短痞闷，饮食无味，腰脊瘆痛，四肢沉重，阳痿精泄，二便不利。

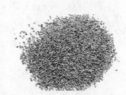

蛇床子

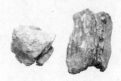

琥珀

乌麻散（《千金翼方》）

组　成	纯黑乌麻，量不拘多少。
功　效	补肾润燥。原书云："久服百病不生；常服延年不老，耐寒暑"。
功能主治	老年肾虚津亏，肌肤干燥，大便秘结。

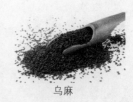

乌麻

彭祖延年柏子仁丸（《千金翼方》）

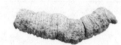

组　　成	柏子仁 90 克，石斛、巴戟天各 75 克，杜仲、天门冬、远志各 100 克，肉苁蓉 180 克，蛇床子、菟丝子、覆盆子、天雄、续断、桂心各 45 克，菖蒲、泽泻、山药、人参、干地黄、山茱萸各 60 克，五味子 150 克，钟乳石 50 克。
制　　法	以上药物，捣烂过筛取细末，炼蜜和丸，如梧桐子大。
用法用量	先食服 20 丸，稍加至 30 丸，每天 2～3 次，温水送下。
功　　效	此方滋补肾气、养阴壮阳、乌发润发，能够治疗各种肾虚病症。服后能使人增加记忆，强记不忘，颜面悦泽，眼珠黑白分明，白发变黑，腰背不痛。
方义方解	方中山药益肾气，健脾胃、润皮毛、强筋骨；干地黄补阴血，益气力，通血脉；桂心、蛇床子温肾阳，令人好颜色；钟乳石温肺气，壮元阳；菟丝子、覆盆子、杜仲、巴戟天、续断、山茱萸、肉苁蓉、五味子、泽泻均有补肾益精、壮阳强筋骨、美容乌发养颜等功效；人参、柏子仁、石斛、二冬、菖蒲有补气、补血、滋阴、宁心安神、利耳目等作用。

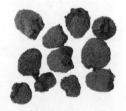

巴戟天

覆盆子

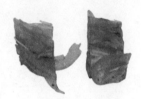

天门冬

茯苓膏

组　　成	茯苓（净，去皮）、松脂各 24 斤，松子仁 12 斤，柏子仁 12 斤。
功　　效	上药皆依法炼之。松、柏仁不炼，捣筛，白蜜 4800 毫升，纳铜器中汤上，微火煎 1 日 1 夕，次第下药，搅令相得，微火煎 7 日 7 夜止，为丸如小枣大。
功能主治	轻身明目，不老。发白更黑，齿落重生，延年益寿。

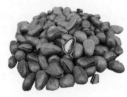

松子

※ 健脾益气方

本类方药均以培补后天脾胃为主，辅以其他法则，兼而用之。脾居中央，以溉四旁，脾胃健旺，斡旋之力充实，则周身皆得其养，气血充盛，便可延缓衰老。

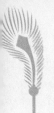

茯苓酥（《千金翼方》）

组 成	白茯苓1440克，蜂蜜2400毫升，白酒3000毫升。
制 法	茯苓去皮薄切，曝干蒸之。以汤淋去苦味，淋之不止，其汁当甜，乃曝干筛末，用酒、蜜相和，置大瓮中，搅之百遍，密封勿泄气，冬50天，夏25天，酥白浮出酒上，掠取，其味极甘美，作掌大块，空室中阴干，色赤如枣。饥时食1枚，酒送之，终日不饥。
功 效	健脾利湿、宁心安神。原书云："除万病，久服延年。"

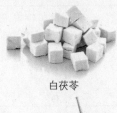

白茯苓

蜂蜜

第十章
部位养生

　　人是一个有机的整体，人体的各个部位，如头部、颜面、五官九窍、皮肤、躯干、四肢、五脏六腑等，都是这个整体的一部分。局部和整体是密不可分的。只有整体功能健旺，机体各部分的功能才能正常。反过来，任何局部功能障碍也必然会影响到整体功能。

口腔保健

口腔是人体的"开放门户"之一，不但通过口腔摄取营养物质，而且各种各样的细菌、病毒、寄生虫卵也可通过口腔进入人体，"病从口入"是尽人皆知的道理。做好口腔卫生保健，不仅可以预防口腔和牙齿的疾病，而且可以有效地防治多种全身性疾病。口腔病灶不能及时正确治疗，就会影响机体免疫功能，可引起很多疾病，如急性和亚急性心内膜炎、肾炎、风湿热、关节炎、白血病、恶性肿瘤及呼吸道疾病等，所以口腔保健是预防全身疾病的一项重要措施。

※ 防止疾病，从口开始

《千金方》言："手太阴与阳明为表里。大肠若病实则伤热，热则胀满不通，口为生疮。"腹中有热，又人食少，肠胃空虚，三虫行作求食，蚀人五脏及下部。若齿龈无色，舌上尽白，甚者唇里有疮，四肢沉重，忽忽喜眠，当数看其上唇，内有疮唾血，唇内如粟疮者，心内懊恼痛闷。……

中医认为人体内大肠直接联系着人的口腔好坏。如果大肠伤热，口腔内就会生疮。严重者嘴唇生疮，四肢沉重。因而，不难看出，人体的口腔疾病多数原因是与肠道是否健康有关。

此外，专家指出，不良情绪也会导致口腔疾病的发生。所以，保持愉悦的心情也是防止口腔疾病的一种很有效的方法。

※ 清新口腔，吐气如兰

《千金方》说："食毕当漱口数过，令人牙齿不败口香"。漱口能除口中的浊气和食物残渣，清洁口齿。一日三餐之后，或平时甜食皆需漱口。漱口的方法很多，如水漱、茶漱、津漱、盐水漱、食醋漱、中药泡水漱等，可根据自己的情况，选择使用。

《千金方》言："右手关上阳实者，胃实也。若肠中伏伏（一作幅幅）不思食，得食不能消，刺足阳明治阳，在足上动脉。脉浮而芤，浮则为阳，芤则为阴。浮芤相搏，胃气生热，其阳则绝。……肝着其根，心气因起，阳行四肢，肺气亭亭，喘息则安。肾为安声，其味为咸，倚坐母败，臭如腥。"

口臭是胃的腑气上逆，消化功能出了问题导致的。胃气是以降为和的，如果胃气往上壅，腑气上逆，就会出现口臭。这是脾胃衰败的一个迹象。现在有很多人患上了口臭疾病，这类病是后天之本受到损害形成的。因而，我们要根据自己的具体情况来医治。《千金方》有专门治口臭的方药，现仅举1例。

甜瓜子丸

组　　成	甜瓜子2000克。
制　　法	研细末，蜜和为丸，如枣核大。
用法用量	每日早上洗漱后，口含1丸，亦可敷牙齿处。
方义方解	方中甜瓜子性味甘寒，含亚油酸、棕榈酸、卵磷脂、葡萄糖、树脂等，可清肺润肠，和中止渴，散结消瘀。
功　　效	用于口臭口渴。

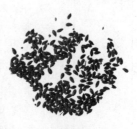
甜瓜子

※ 养唇还要养色

　　《千金方》言："口唇者，脾之官，脾气通于口，口和则能别五谷味矣，故云口为戊，舌唇为己，循环中宫，上出颐颊，次候于唇，下回脾中。荣华于舌，外主肉，内主味。"……"足太阴气绝则脉不营其口唇。口唇者，肌肉之本也。脉弗营则肌肉濡，肌肉濡则人中满，人中满则唇反，唇反者，肉先死，甲笃乙死，木胜土也"。

　　脾主肌肉，如果脾气健运，保证肌肉充足的营养，那么口唇就会红润且有光泽；脾气不运，不能正常运化水谷精微，尤其是慢性消化不良者，常会出现口唇萎黄不泽。细软、润泽的唇不仅能表露女性的性感，同时也反映着人体脾脏的健康。"唇"情自检，唇色可直接暴露您身体的健康状况，所以养好唇色就等于一石二鸟，何乐而不为呢。《千金方》有专门美唇的方药，现仅举2例。

治冬月唇干坼出血方

组　　成	桃仁不计量，猪脂适量。
制　　法	捣桃仁如泥，与猪脂和合成膏。
用法用量	用药膏敷于唇上。
方义方解	本方出自《千金要方》。方中桃仁苦甘性平，含有丰富的油质，有润燥泽肤的功效，与猪脂同用，二者均有润燥作用，"能悦皮肤，不皲裂（《本草纲目》）"。
功　　效	用于冬季气候寒冷干燥或内脏疾病所致的口唇干裂出血，是护唇的一种理想药膏。

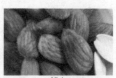
桃仁

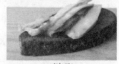
猪脂

甲煎唇脂

组　　成	甘松香、白檀香、白胶香各50克，艾纳香、苜蓿香、茅香、丁香、甲香、麝香各30克，藿香、雀头香、苏合香各90克，上色沉香1500克。
制　　法	先备2只好瓷瓶，能容5000毫升以上为佳。将甘松香、艾纳香、苜蓿香、茅香、藿香、零陵香6味药以酒2水1之比作汤洗之，洗净后以酒水各200毫升浸1宿，次日早上纳于3000毫升乌麻油中微火煎之。3上3下，去滓，纳1只瓷瓶中。然后取其他8味亦以酒水合作汤洗令净，分别捣碎，用蜜400毫升，酒200毫升合香纳另1瓷瓶中，令实满以绵裹瓶口又以竹篾纵横束之，勿令香出。先掘地为坑埋前1只油瓶，瓶口与地平，以香瓶倒合复油瓶上，两口对好，麻泥泥之，厚约1.5厘米，用糠壅瓶上，厚1.5厘米，烧之。火欲尽，即加糠，3日3夜勿令火绝。停3日，令冷出之。另炼蜡4000克，煮数沸，纳紫草450克煎之数十沸，取1茎紫草向爪甲上研着，紫草骨白出之，以绵滤过，与前煎相合，令调，乃内纳砂粉180克，搅令匀和，稍冷未凝间，倾竹筒中，纸裹，筒上以麻缠之，待凝冷解麻，则唇脂成。
用法用量	任意涂唇。
方义方解	本方出自《千金要方》。是一首润唇、美唇方。方中诸香药皆气味芳香，含各种芳香挥发油成分，虽其性温燥，但在乌麻油中慢火渐渐煎熬，则温燥之性已解，香气仍存；乌麻油润泽皮肤，有滋养之功；紫草、朱砂色红，起到染色作用。
功　　效	用于天寒、气候干燥或因疾病，气虚亏虚，津液不足而致的口唇皲裂、口臭；或作美唇化妆品使用，可滋润口唇，无毒副作用。

面部保健

　　颜面保健，又可称美容保健，古人谓之"驻颜"。面容美是指面色红润，洁白细腻，无明显皱纹和雀斑、皮肤病等。中国传统美容保健有广义和狭义之分，广义者，是指养护颜面、须发、五官、皮肤、机体等，提高其生理功能；狭义者，是专指用传统方法护养容颜。本书所谈内容仅指狭义范围。颜面保健实质上是抗衰老，永葆"青春容颜"，使人洋溢健美的活力与魅力。

※ 颜面的生理特点

　　面部是脏腑气血上注之处，血液循环比较丰富。心主血脉，其华在面。《素问·痿论》说："十二经脉，三百六十五络，其血气皆上于面而走空窍"。中医还将面部不同部位分属五脏。即左颊属肝，右颊属肺，头额属心，下颌属肾，鼻属脾。可见，面部与脏腑经络的关系非常密切，尤以心与颜面最为攸关。同样，面部的变化可反映出心脏经络的气血盛衰和病变。颜面部位暴露在人体上部，六淫之邪侵犯人体，颜面首当其冲，其中危害最甚的是风邪。七情过极，超过人体正常生理范围，导致人体气机紊乱，脏腑阴阳气血失调，郁阻于面部经络，影响面容。颜面是反映机体健康状况的一个窗口，故凡养生者，皆重视颜面保健，健康的面容是以精神和生理健康为前提的。保健手段的使用上，注重整体采取综合调养。着眼于脏腑、气血，充分调动人体自身的积极因素，从根本上保证面容不衰，此即传统的整体美容保健思想。

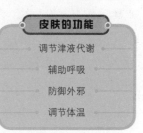

皮肤的功能

调节津液代谢

辅助呼吸

防御外邪

调节体温

※ 颜面皮肤衰老的原因

面部皱纹的出现是人体衰老的一个综合标志，其原因是多方面的。随着年龄的增长，皮肤逐渐变粗、变干燥、弹性减小、皱纹增多，这是机体生理老化过程中出现的现象。但由于保健情况不同，颜面皱纹出现的早晚和程度也是各有差异的。人体的各种疾病，特别是多种慢性疾病，长期耗损气血、精力，导致身体虚弱，面部皱纹出现的较早。饮食失调，肌肉失养，可加速皮肤的老化速度。外界六淫侵袭，防护不周，皮肤易变得粗硬老化，尤其是阳光暴晒，还易使皮肤老化。另外，不良习惯和不良动作也是促使皮肤早衰的一个原因。研究认为，烟草中的尼古丁有收缩皮肤血管的作用，减少营养和氧气对皮肤的供应，影响皮肤代谢，加速皱纹出现。还有颜面部的不良动作和姿势，如经常蹙眉、托腮、眯眼睛、吹口哨、脸贴枕头睡觉等，可加深面部皱纹线条，加速老化。

※ 颜面保健方法

科学洗面：面部是五脏精气外荣之处，经常洗面能疏通气血，有促进五脏精气外荣的作用。但洗面用水的水质、水温、次数都应符合人体生理特点。洗面宜用软水，软水含矿物质较少，对皮肤有软化作用。对于水温，可根据需要而定，若习惯于冷水洗面，可结合冷水浸面，则可保持颜面青春，或用冷温交替洗面，能加强皮肤血液循环，使皮肤细腻净嫩。洗面次数，一般应早、午、晚各一次。这样既可发挥乳化膜生理作用，又可及时去除陈旧的皮脂等污垢物，保持颜面润泽与光洁。因工作环境需要，适宜时增加次数。洗面所用面皂，要根据不同气候和各人不同的年龄、职业、皮肤特点等，有针对性地选择用皂。

药物养颜：在《备急千金要方》中专辟了"面药"一篇，在《千金翼方》中专辟了"妇人面药"一篇，两篇集中刊载、公布美容秘方130余首，其他篇章中，还夹杂着各种美容保健及治疗的内服、外用方200余首。这些美容秘方内容丰富，

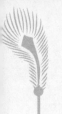

较详细地记载了美容方剂的组成、配制、功效和用法，涉及美容的疾病包括毛发、胡须、唇齿、皮肤、体气、衣着等方面内容，有治"唇焦枯无润"的"润脾膏"；有治"面黑不净"的"澡豆洗手面方"；有"令面光悦，却老去皱"的"面膏方"；有"令人面白净"的"悦泽方"；此外还有"治面生黯黯""去粉滓""治面皮粗涩"，"治手皱干燥少润"等以治疗面部疾患和美化面容、皮肤、毛发、肢体为目的的方剂，这些方剂制作精良，剂型多样，用法各异，为中医美容的发展做出了重要贡献。现仅举几例。

千金洗面药

组　　成	猪胰2具，大猪蹄1具，黑豆面4000克，冬瓜仁、细辛、白术、土瓜根各30克，防风、白蔹、白芷各60克，商陆90克，皂荚5只。
制　　法	猪胰去脂，上药除大猪蹄外，和捣，绢罗，即取大猪蹄煮令烂作汁，和散为饼，曝燥，更捣为末。
用法用量	取药末适量洗手面。
方义方解	方中猪蹄炖成的浓汁，号称"猪蹄浆"，它能使皮肤滑泽细腻，白嫩无皱，配合猪胰，效力更大；黑大豆面活血、利水、下瘀血，能使人容颜红匀，永不憔悴；冬瓜仁、白芷都是滋润肌肤，祛斑增白的要药；加上细辛、防风、白术、商陆、土瓜根、白蔹、皂荚的祛风除湿，清热涤浊。诸药配合起来可以防治面黑、雀斑、粉刺、痤疮、痱等皮肤病，从而达到美容目的。
功　　效	除黯黯，悦白防皱。

羊乳膏

组　　成	白羊乳2000毫升，羊胰2具，甘草60克。
制　　法	羊胰水浸，漂洗干净，然后擘成小块，越小越好；甘草为细末，把2种药放到白羊乳中浸泡1昼夜，有效成分就会溶解在羊乳中。
用法用量	每天晚上先用加醋的温水洗脸，然后用新的棉布揩拭脸面（因为新的棉布比较粗，揩拭后容易使皮肤发热，毛孔开张，药物的吸收能力就会大大加强）。第二天早上用猪蹄汤洗去（猪蹄汤：用猪蹄加清水炖煮即成，要用急火取清汤，滤去浮油，方可使用）。
方义方解	此方选自《千金要方》。方中白羊乳，甘温润泽，能使皮肤滑润细腻、白净倍增。羊胰"入面膏，去黯黯，泽肌肤，灭瘢痕（《本草纲目》）"；能营养皮肤；甘草味甘性润，可润养皮肤。
功　　效	治面皯，润泽肌肤，灭瘢痕。

按摩：《千金翼方》彭祖浴面法：清晨起床用左右手摩擦耳朵，然后轻轻牵拉耳朵；再用手指摩擦头皮，梳理头发；最后把双手摩热，以热手擦面，从上向下14次。此法可使颜面气血流通，面有光泽，头发不白，且可预防头病。

饮食美容：《千金方》言："是故食能排邪而安脏腑，悦神爽志以资血气。若能用食平释情遣疾者，可谓良工。长年饵老之奇法，极养生之术也。夫为医者，当须先洞晓病源，知其所犯，以食治之。食疗不愈，然后命药……奶酪酥等常食之，令人有筋力胆干，肌体润泽。卒多食之，亦令胕胀泄利，渐渐自已。吃不仅能安抚脏腑，愉悦心情，滋养气血，还能延年益寿，是养生之道。"为了预防颜面皮肤早衰，应注意饮食营养平衡，适当增加对皮肤有益的保健食品。中医古籍中记载有很多"驻颜""耐老""返老"等食品，如芝麻、蜂蜜、香菇、羊乳、海参、南瓜子、莲藕、冬瓜、小麦等。现代科学研究证实，这些食品营养极为丰富，含有多种维生素、酶、矿物质，多种氨基酸等，不仅可使面色嫩白、红润光泽，而且还能延年益寿。此外，还可进行食疗药膳美容保健。例如胡桃粥：胡桃、粳米适量煮熟成粥，早晚空腹食用，润肤益颜。红枣粥：红枣、大米适量，可健脾补血、悦泽容颜。薏苡仁、百合适量煮粥，可清热润燥，治疗面部扁平疣、痤疮、雀斑等。

药物美容：药物保健，就是运用美容方药使皮肤细腻洁白，滋养肌肤，去皱防皱，并祛除面部的皮肤疾患。具有美容作用的方药很多，可分为内服美容方药和外用美容品两类。《千金方》在这方面有很多记载，现仅举几例。

面脂方

组　　成	丁香8克，零陵香、桃仁（去皮）、土瓜根、白蔹、白芨、防风、当归、商陆、辛夷、沉香、麝香（研）、栀子花、川芎各90克，白芷、玉竹、菟丝子、甘松香、藿香各50克，青木香、蜀水花各60克，木兰皮、白僵蚕、藁本各70克，茯苓100克，冬瓜仁120克，鹅脂、羊髓各1500克，猪胰6具，清酒2500克，生猪脂1500克。
制　　法	上述药物细锉，酒揉猪胰取汁，渍药一宿，放入油脂中煎三上三下，候白芷色黄，膏成，绵滤，去滓，贮瓷器中。
用法用量	用膏脂涂面。
方义方解	方出自《千金翼方》。方中丁香、零陵香、沉香、青木香、甘松香、藿香芳香辟秽、燥湿杀虫；桃仁、当归养血和血，通行血脉；白芷、藁本、辛夷祛风止痒；冬瓜仁、木兰皮润肌肤，去面上黑皯；土瓜根、川芎消肿行血，疗面疮；白芨、白蔹解毒生肌；猪脂、羊髓含脂肪酸，能润泽皮肤，灭疵瘢，悦色增容。
功　　效	主治面皮皱皱、皯黑皯及面部之病。

千金面脂

组　成	白芷、冬瓜仁、商陆、川芎各90克，萎蕤、细辛、防风各45克，当归、藁本、靡芜、土瓜根、桃仁各30克，木兰皮、辛夷、甘松香、麝香、零陵香、白僵蚕、白附子、栀子花各15克，猪胰3具。
制　法	猪胰切，水渍6日，使用时以酒揉搓取汁渍药。土瓜根去皮；余药薄切，绵裹，以猪胰汁渍1宿，平旦以煎，入猪脂6000克，微火三上三下，白芷色黄则膏成，去滓，入麝香，收入瓷器中。
用法用量	取脂液涂面。
方义方解	面脂在唐代被作为一种年节礼品，每到腊日，君王或长辈用它赏赐大臣或晚辈，而大臣或晚辈也可以把配制精细的面脂进贡给皇帝或馈送长辈。唐代诗人王建在一首《宫河》中写道："月冷天寒近腊时，玉街金瓦雪漓漓，浴堂门外抄各人，公主家人谢面脂。"这是一首近乎纪实的作品，给我们展示了一幅生动的唐代风俗图。要调制面脂，首先要掌握炼脂，否则就直接影响面脂的质量。据《千金要方》介绍：炼猪脂应该在严寒的冬天，最好在12月里，挑选极其肥厚腻的猪脂，用水浸漂七八天，每天都要换水。七八天后取出沥干，切成小块，放入锅中熬炼，等到猪脂中的油基本上已经熬出，捞去油渣，等它冷透，再浸入水中，以备取用。所有的动物脂肪，都可以采用这个方法。本方所用的猪脂，也就是这种炼熟的猪脂。本方中用白芷、冬瓜仁作主药，能滋润肌肤，悦泽容颜；辅以猪脂、猪胰、萎蕤、当归、土瓜根营养皮肤，除皱防裂；靡芜、木兰皮、栀子花清热祛湿浊；桃仁、川芎可活血通络，辅以细辛、辛夷以促进皮肤的新陈代谢。诸药合用，可使脸面光泽，肌肤柔嫩，并能舒展皱纹，令人年轻。
功　效	悦泽人面，耐老容颜。

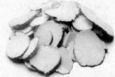

白芷

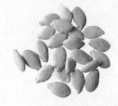

冬瓜仁

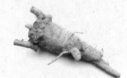

商陆

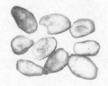

白附子

川芎

麝香面膏

组成	麝香15克，猪胰3具，蔓荆子90克，瓜蒌瓤150克，桃仁90克，酥90克。
制法	猪胰切，桃仁用汤浸去皮尖。各药细研，均用绵裹以酒2000毫升，浸3宿。
方义方解	本方实际上由《千金要方》中的"令人面洁白悦泽颜色红润方"演变而来。方中用麝香芳香透络，流通血脉，祛除面部色素沉着；猪胰与酥甘润柔滑，能够滋养肌肤，延缓皮肤衰老；蔓荆子"为油入面膏，去黑䵟皱纹（《本草图经》）"，也是一种营养皮肤的佳品；瓜蒌瓤是"悦泽人面（《名医别录》）"的妙药，它能使人面黑变白，光润不皴；桃仁则富含油脂，能活血行瘀，滋润皮肤，又能祛除黑晕雀斑。本方选药精当，配合巧妙，是一个行之有效的美容护肤良方。
功效	治面黑晦、无光，令洁白滑润，光彩耀人。

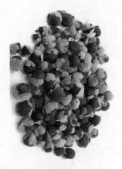

蔓荆子

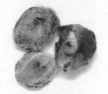

麝香

千金悦泽方

组成	猪胰5具，芜菁子60克，瓜蒌子150克，桃仁90克。
制法	将猪胰切成小块（勿用铁刀），桃仁泡浸去皮，与芜菁子、瓜蒌子一同放入石臼中，加入适量的黄酒，捣烂如泥即成。
用法用量	每天用药涂面。不要风吹日晒。
方义方解	方中猪胰是面脂、澡豆中的常用之药，古代医籍称："猪胰盖是甘寒滑泽之物，甘寒则津液生，滑泽则垢腻去"，"其能专在去垢腻，可用以浣垢衣，俗名猪胰子"，由于"涤垢"作用显著，常用于美容；芜菁即诸葛菜，其子称芜菁子，能滋润肌肤，消除色素沉着所致的斑点，延缓皮肤的衰老。瓜蒌子、桃仁均富含油质，有润泽肌肤、祛除垢浊，去黑斑、粉刺之作用。所以本方对营养不足所致的面色萎黄最适宜。
功效	令人面洁白悦泽，颜色红润。

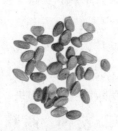

瓜蒌子

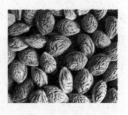

桃仁

第十章 部位养生

猪蹄浆

组 成	大猪蹄1具。
制 法	将猪蹄收拾干净，放入锅中，然后加水和清浆水1000克，不要太满，用小火炖煮，等到皮酥骨烂，滤去杂质即成。
用法用量	白天用上物洗面和手，晚上用此药调和澡豆涂在面部，第2天早上用浆水洗去。
方义方解	此方出自《千金要方》。方中主物猪蹄，性味甘咸平，可补血，通乳，能"填肾精而健腰脚，滋胃液以滑皮肤，长肌肉可愈漏疡，助血脉能充乳汁（《随息居饮食谱》)"。清浆水由粟米加工而制成的，也具有滋养、增白作用，有"白人肤体如帛"之功效。两味合用则可补血养血，营养肌肤，减少皮肤皱纹。
功 效	令面部皮肤、肌肉急缩可展，去老人面皮皱纹，使面色光润细腻，并有防冻抗裂作用。

头发眉毛保健

头发保健，又称头发健美或美发。中国人美发的标准是：发黑而有光泽，发粗而密集，发长而秀美。故未老发早灰白，发枯焦稀疏、脱发等均属病态。头发除了是健康的标志外，它本身还有保护头部和大脑的作用，同时健康秀丽的头发又有特殊的美容作用，使人显得精神饱满，容光焕发。

《千金方》言：头发与元气、宗气、营气密切相关，三者的功能状况或供给保持动态平衡才会令人头发正常美观。一气不足就会直接影响到另两者的运行或功能；二气受损就会导致人头发的损害，导致失去正常结构和性质，不同程度的病状就会表现出来。所以，为了防患于未然，我们要调理好三者。

※ 梳理、按摩

《千金方》主张"发宜多梳"，梳头能疏通气血，散风明目，荣发固发，促进睡眠，对养生保健有重要意义。梳头的正确做法应是：由前向后，再由后向前；由左向右，再由右向左，如此循环往复，梳头数十次或数百次，最后把头发整理，把头发梳到平整光滑为止。梳发时间，一般可在清晨、午休、晚睡前，或其他空余时间皆可。梳头时还可结合手指按摩，即双手十指自然分开，用指腹或指端从额前发际向后发际，做环状揉动，然后再由两侧向头顶揉动按摩，用力均匀一致，如此反复做36次，至头皮微热为度。梳理和按摩两项，可以分开做，亦可合在一起做。

现代研究指出，勤梳理，常按摩有五大好处：第一，能疏通血脉，改进头部的血液循环。第二，能使头发得到滋养，头发光润，发根牢固，防止脱发和早生白发。第三，能明目缓解头痛，预防感冒。第四，有助于降低血压，预防脑血管病发生。第五，能振奋阳气，健脑提神，解除疲劳。

※ 洗、烫宜忌

现代研究认为，经常洗发可保持头部清洁，清除头皮表面代谢产物、细菌和微生物的繁殖，有利于保持头发的明亮光泽。但洗发不宜过勤，洗发过勤对于保养头发反而不利，因为皮脂每天顺着头发分泌大量脂酸，除有润发作用外，还有抑菌作用。洗头过勤会把对头发有保护作用的皮脂洗去，缩短头发的正常寿命，严重的还可招致毛发癣菌感染。一般而言，干性头发，宜 10 ~ 15 天洗一次；油性头发，宜 5 天洗一次；中性头发，宜 7 天洗一次；年老体虚者，沐发次数可适当减少。洗发水温不宜太凉或太热，37℃ ~ 38℃为佳。水温太低，去污效果又差；水温过高，损伤头发，使其变得松脆易断。对于洗发剂的选择，干性和中性头发用偏于中性的香皂或洗发护发精，油性头发可用普通肥皂、际黄皂，或偏于碱性的洗发剂。婴幼儿皮肤娇嫩，老年人皮肤干燥，可用脂性香皂洗发。

烫发能保持美观的发型，故在成年妇女中颇为流行，但烫发所用的化学药水，对头发有一定的损伤，再加上电热处理，头发易变黄、变脆、易断，失去光泽和弹性。因此，烫发不宜过勤，以 4 ~ 6 个月 1 次为宜。干性头发不可勤烫，孕妇、产妇、小孩皆不宜烫发。

※ 饮食健发

《千金方》言："五脏所合法：肝合筋，其荣爪。心合脉，其荣色。脾合肉，其荣唇。肺合皮，其荣毛。肾合骨，其荣发。"五脏不可食忌法：多食酸则皮槁而毛夭，多食苦则筋缩而爪枯，多食甘则骨痛也发落，多食辛则肉胝而唇寒，多食咸则脉凝而色变。

《千金方》认为："肝藏血，发为血之余；肾藏精，其荣在发。肝肾亏虚，气血不足，头发失荣则脱落。"它告诉我们，头发靠肝脏血液的濡养；肾脏的旺盛表现在头发上，人一旦气血不足，头发就会脱落。所以，养发还要先养肝肾。肝肾功能正常的人，气血充足，头发长的就浓密，不易脱发，相反肾脏虚弱的人，肾气不足，头发稀少，容易脱落，此时应注意养肝肾。日常饮食宜多样化，合理搭配，保持体内酸碱平衡，对于健发、美发，防止头发早衰有重要作用。可适量食用含蛋白质、碘钙、维生素 B、A、E 等较丰富的天然食物，如：鲜奶、鱼、蛋类、

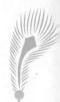

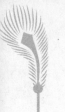
豆类、绿色蔬菜、瓜果、粗粮等。同时，可根据情况适当选用健发营养食品。

※ 药物美发

以中医基本理论为指导，运用中药进行美发保健，也是常用的一种有效方法。药物美发既有美发保健作用，又有健发治疗作用。美发药品又可分为外用和内服两类。

外用类：根据不同情况选用相应的中药洗浴头发，直接作用于皮肤组织和头发，以达到健发目的。外用药物有润发、洁发、香发、茂发、乌发，防治脱发等作用。

内服类：根据辨证施治的原则，配制成不同剂型，经口服而达到美发的目的。它主要通过调整整体机能，促进气血运行，而起到健发作用。具有健发作用的中药很多，例如，胡麻、油菜籽、榴花、核桃、椰子浆、猕猴桃、槐实、桑葚、黑大豆等。内服药也有很多剂型，如汤剂、膏剂、酒剂、丹剂、丸剂等，可以选择地用。《千金方》在这方面有很多记载，现仅举几例。

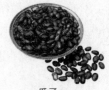

桑葚

瓜子散

组　　成	瓜子、白芷、当归、川芎、炙甘草各60克。
制　　法	上五味，捣筛为散。
用法用量	饭后服1克左右，日3次，酒浆汤饮。
功　　效	经常服用有活血补血，美发荣肤作用，可防衰抗老，预防头发早白。

瓜子

黄精酒

组　　成	黄精、苍术各200克，枸杞子、侧柏叶各25克，天门冬150克，糯米10斤。
制　　法	先将黄精等煮汁，和曲、糯米如常法酿酒。亦可用黄精1/10量，浸泡在10斤白酒中，封固7天后饮之。
用法用量	每次饮1小盅，1日2次。
方义方解	天门冬、黄精能补脾润肺，益气生津；枸杞子能滋肾补髓，养肝明目；苍术、和曲均能健理脾胃；侧柏叶气味芳香，可凉血生肌，祛风湿，外擦可治秃发。
功　　效	益脾祛湿，乌毛发，润血燥。凡属气虚湿阻而复见阴虚血燥之象，症见形盛面肢浮胀，发枯变白，肌肤干燥易痒，心烦急躁而少眠者，即可常饮此酒。

※ 让你的眉目传情

《千金方》言："美眉者，足太阳之脉血气多，恶眉者，血气少也。"由此可见，眉毛的浓密、长粗、润泽，直接反映了足太阳经血气旺盛；眉毛稀短、细淡、易脱落，那么说明足太阳经血气不足。眉毛浓密，则其肾气充沛，身强体壮；而眉毛稀少，则说明其肾气虚亏，体弱多病。肾气充足，那么性欲自然就强。

有首古诗这样说："水是眼波横，山是眉峰聚"，诗人把眼睛比作秋水，把眉毛比作水边的风景，没有了风景也就不能显现出水的柔美，也就是说眉毛对人的重要性。眉毛长、浓密的女性，说明她足太阳经血气旺盛；眉毛短少、脱落的人，说明她血气较弱；此外，眉毛经常脱落，特别是眉毛外外侧脱落的人，有可能患上甲状腺功能减退和脑下垂体功能减退症。《千金方》中记载不少生眉方，现仅举1例。

乌麻花散

组　　成	乌麻花适量。
制　　法	7月采乌麻花，阴干，研细末，用生乌麻油浸渍。
用法用量	用油涂眉部。
方义方解	方中乌麻花即是黑芝麻花，与黑芝麻油同用，具有补养作用，有补血、润燥、生发养发之功效。
功　　效	用于血虚眉发脱落者。

眼睛保健

眼睛的功能与脏腑经络的关系非常密切，它是人体精气神的综合反映。《千金方》言："五脏六腑之精气，皆上注于目，而为之睛，睛之窠者为眼，骨之精为瞳子，筋之精为黑眼，血之精为其络窠，气之精为白眼，肌肉之精为约束窠契，筋骨血气之精而与脉并为系，系上属于脑，后出于项中，故邪中于项，因逢身之虚，其入深则随眼系以入于脑，入于脑则转，转则引目系急，急则目眩以转矣。邪中其睛，则其睛所中者不相比则睛散，睛散则歧，故见两物。目者五脏六腑之精也，营卫魂魄之所荣也，神气之所生也，故神劳则魂魄散，志意乱，是故瞳子黑眼法于阴，白眼赤脉法于阳，故阴阳合揣（《灵枢》作俱转）而精明矣。目者心之使也，心者神之舍也，故神分精乱而不专……"。可见《千金方》把养目健目作为养生中的一项重要内容，并积累了不少行之有效的方法和措施，兹简述如下：

※ 运目保健

运目，即指眼珠运转，以锻炼其功能，可采取多种方法进行。

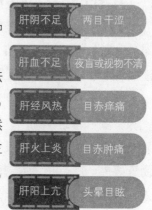

肝阴不足	两目干涩
肝血不足	夜盲或视物不清
肝经风热	目赤痒痛
肝火上炎	目赤肿痛
肝阳上亢	头晕目眩
肝风内动	两目斜视

运睛：此法有增强眼珠光泽和灵敏性的作用，能祛除内障外翳，纠正近视和远视。具体做法是：早晨醒后，先闭目，眼球从右向左，从左向右，各旋转10次；然后睁目坐定，用眼睛依次看左右、左上角、右上角、左下角、右下角，反复四五次；晚上睡觉前，先睁目运睛，后闭目运睛各10次左右。

远眺：用眼睛眺望远处景物，以调节眼球功能，避免眼球变形而导致视力减退。例如，在清晨、休息或夜间，有选择地望远山、树木、草原、蓝天、白云、明月、星空等。但又不宜长时间专注一处，否则反而有害，所以《千金要方·七窍病》把"极目远视"同"夜读细书，月下看书"以及"久处烟火，泣泪过多"等，并列为"伤明之本"。

除上述运目方法外，还可进行眨眼、虎视、瞪目、顾盼等，这些锻炼方法可使眼周围的肌肉得到更多的血液和淋巴液的营养，保护眼睛，增强视力。

※ 按摩健目

按摩是古人保养眼睛的一项重要措施。现介绍如下三种方法：

熨目：其做法是：双手掌面摩擦至热，在睁目时，两手掌分别按在两目上，使其热气煦熨两目珠，稍冷再摩再熨，如此反复3～5遍，每天可做数次，有温通阳气，明目提神作用。

捏眦：即闭气后用手捏按两目之四角，直至微感闷气时即可换气结束，连续作3～5遍，每日可做多次。

点按穴位：用食指指肚或大拇指背第一关节的曲骨，点按丝竹空、鱼腰，或攒竹、四白、太阳穴等，手法由轻到重，以有明显的瘐胀感为准，然后再轻揉抚摩几次。此法有健目明目，治疗目疾的作用。在古代眼保健的基础上，近代创造了不少新的眼保健法，如"眼保健操"，对保健青少年的视力，预防眼睛疾病，有积极意义。

闭目养神：《千金方》主张"目不久视""目不妄视"，因为久视、妄视耗血伤神。因此，《类经》强调："心欲求静，必先制眼，抑之于眼，使归于心，

千金方养生智慧

则心静而神亦静矣"，说明养目和养神是密切相关的。在日常生活或工作、学习中，看书、写作、看电视等时间不宜过久，当视力出现疲劳时，可排除杂念，全身自然放松，闭目静坐3～5分钟；或每天定时做几次闭目静养。此法有消除视力疲劳、调节情志的作用，也是医治目疾有效的辅助方法。

此外，随时注意眼睛的保护，不要在光线昏暗处或强光下看书读报，不可在卧床和乘车时读书。在夏季烈日下或冬季在雪地中长时间行走时，宜戴深色眼镜，以保护眼睛。

※ 饮食健目

饮食保健对增强视力也是至关重要的。一般而言，多吃蔬菜、水果、胡萝卜、动物的肝脏，或适当用些鱼肝油，对视力有一定保护作用，切忌贪食膏粱厚味及辛辣大热之品。同时，还可配合食疗方法，以养肝明目。例如，草决明兔肝沥：兔肝1～2副，草决明10～12克。加工煲汤，食盐调味，饮汤食肝。可补肝养血，清肝明目；又如，菊花粥：菊花10～15克，粳米30～60克。先用粳米煮粥，粥成调入菊花末，再煮一二沸即可。有养肝明目之效，对一些高血压患者尤宜。

※ 药物健目

中药健目分外用和内服两类，具体方法很多，可根据不同情况，选择适用。现仅举数例：

补肝散

组　　成	青羊肝1具（去上膜，薄切之，以新瓦瓶子未用者，净拭之，纳肝于中，炭火上炙之，令极干汁尽，为末），决明子9克，蓼子（熬令香）1.2克。
制　　法	上药治下筛。
用法用量	每服1克，食后以粥饮送下，1日2次。稍加至3克，不过2剂。服之1年，能夜读细书。
方义方解	此方出自《千金要方》卷六。决明久能益精光，蓼实温中明目，青羊即杀羊，青盲明目之专药，皆《本经》主治，不专滋阴补肝，兼能散血舒筋，同气相感之妙用。
功　　效	肝虚失明。

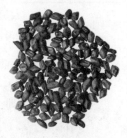

决明子

洗眼汤

组　　成	秦皮、黄柏、决明子、黄连、黄芩、蕤仁各9克，栀子7枚，大枣5枚。
制　　法	上八味药碎成小块。
用法用量	以水400毫升浸，煎取120毫升，澄清，仰卧洗目，每日1～2次。
方义方解	此方出自《千金要方》卷六。方中黄连、黄芩、黄柏泻火解毒；秦皮清肝明目，退翳消肿；栀子泻三焦之火，决明子泻肝胆之风热；蕤仁祛风散热，养肝明目，善治目赤肿痛。综合诸药，皆为入肝泻火，清热解毒要药，故此方泻肝明目之功甚佳。但诸药苦寒，能从火化，耗伤阴血，故复配大枣甘润滋养，可免伤阴耗血之弊。对病毒性、细菌性角膜炎、结膜炎等均可使用。
功　　效	清热解毒，泻肝明目。治肝经实热上冲。眼赤热痛，羞明眵多，目生障翳，舌质红，脉弦数者。

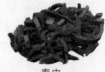

秦皮

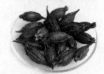

栀子

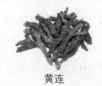

黄连

补肝丸

组　　成	兔肝2具，柏子仁、干地黄、茯苓、细辛、蕤仁、枸杞子各3.75克，防风、川芎、薯蓣各3克，车前子4克，五味子2.25克，甘草1.5克，菟丝子2.7克。
制　　法	上为末，炼蜜为丸，如梧桐子大。
用法用量	最初每次用酒送服20丸，随后可逐渐增加到40丸，每日两次。
方义方解	此方出自《千金要方》卷六。于前补肝丸中除去青葙、桂心、葶苈、杏仁、茺蔚、黄芩、地肤、泽鸡、决明、门冬十味，添入山药、柏仁、川芎、甘草。较前补肝丸用法稍平而补肝之功最稳。肝肾精血不充、兔肝有同气相感之力，细辛、防风开发经络之滞，则诸药得上注于目也。
功　　效	治肝痹所损导致的眼暗不明、视物不清、遇寒流泪等。

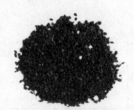

车前子

菟丝子

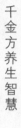

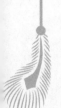
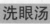

千金方养生智慧

神曲丸

组　　成	神曲 120 克，磁石 60 克，光明砂 30 克。
制　　法	上三味，为末，炼蜜为丸，如梧桐子大。
用法用量	每服 3 丸，日三服。
方义方解	此方出自《千金要方》卷六。方中磁石镇摄安神为君；光明砂清心安神为臣；重用神曲健脾和胃为佐。三药相配，能镇摄浮阳，使心肾相交，精气得以上输，心火不致上扰，可使目花耳聋、心悸失眠症状改善。
功　　效	重镇安神，潜阳明目。治肾阴不足，心阳偏亢，眼目视物昏花，耳鸣耳聋，心悸失眠；亦治癫痫。

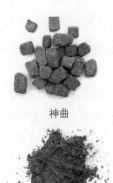

神曲

磁石

此外，还可结合气功健同。平时，要注意卫生，避免病邪感染，养成良好的生活习惯，防止情欲过极，耗伤精气。

耳的保健

《千金方》曰："耳者肾之官，肾气通于耳，耳和则能闻五音矣。肾在窍为耳，然则肾气上通于耳，下通于阴也。"

外耳	中耳	内耳
平时看到的耳朵其实只是耳朵最外面的接收装置——耳郭，其功能就是将虫、尘埃和其他杂物粘住，阻止其进入听觉器官内部。	从外耳往里就是中耳，其功能就是传导声音。中耳包括鼓室、咽鼓管等，咽鼓管为中耳与鼻咽部的通道，中耳与外界空气压力可通过咽鼓管取得平衡。	人的内耳有一个很像钢琴键盘的东西，就是听觉中心。内耳由一系列复杂的管腔所组成，亦称迷路，位于颞部，有骨迷路和膜迷路之分。

人体的疾病，可由耳朵发出信号，比如肾气亏损时能引起耳鸣、耳聋，患有动脉硬化的人也会发生耳聋。这些，都告诉我们注意爱惜身体的同时也要保护好自己的耳朵，这样才会益寿延年。

耳朵是最容易被忽略的部位，但又是不能被忽视的部位。因为它不仅关系着人的形象，同时还关系着人的健康。保养耳朵能畅通人的气血，从而能使面部肌肤保持红润，起到了美容的效果，也达到了养生的目的。

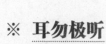
※ 耳勿极听

所谓极听，有主动和被动之分。前者是指长时间专心致志运用听力去分辨那些微弱、断续不清的音响；后者为震耳欲聋的声响超过了耳膜的负荷能力。极听损伤人的精、气、神，从而影响耳的功能。特别是长期在噪声环境中，对听力会产生缓慢性、进行性损伤，久而久之，可发生听力下降或耳聋。因此，在有噪音环境中工作和学习应做好必要的保护性措施，如控制噪声源，做好个人防护等。孕妇和婴幼儿尤应注意避免噪音的影响。

※ 按摩健耳

按摩保健是健耳的一个重要方法。摩耳功法可分如下几步：

1. 按摩耳根　用两手食指按摩两耳根前后各 15 次。

2. 按抑耳轮　以两手按抑耳轮，一上一下按摩 15 次。

3. 摇拉两耳　以两手拇食二指摇拉两耳郭各 15 次，但拉时不要太用力。

4. 弹击两耳　以两手中指弹击两耳 15 次。

5. 鸣天鼓　以两手掌捂住两耳孔，五指置于脑后，用两手中间的三指轻轻叩击后脑部 24 次，然后两手掌连续开合 10 次。此法使耳道鼓气，以使耳膜震动，称之为"鸣天鼓"。

耳部按摩可增强耳部气血流通，润泽外耳肤色，抗耳膜老化，预防冻耳，防治耳病。

※ 药物健耳

《千金方》中记载耳部病症 18 种，共收集用方 55 首，其中外治方 46 首，内服方 9 首。外治方中治耳聋方 31 首，治耳鸣方 1 首，治耳脓方 6 首，治耵聍方 1 首，治异物入耳方 8 首（灸法 3 首，熏法 1 首）。现仅举 2 例：

羊肾汤

组　　成	羊肾 1 具，白术，15 克，生姜 18 克，玄参 12 克，泽泻 6 克，芍药、茯苓各 9 克，淡竹叶 20 克，生地黄 18 克。
制　　法	先取羊肾、淡竹叶用水 4000 毫升煎煮，取汁 2000 毫升，入他药再煎，取汁 600 毫升，分三次服用。
功　　效	此方为益肾聪耳方，主治肾热，面黑目白，肾气内伤，耳鸣吼闹、短气、四肢疼痛，腰背相引，小便黄赤等。如病不见好转，三天后再服一剂。

磁石汤

组　　成	磁石、白术、牡蛎各 15 克，甘草 3 克，生麦门冬 18 克，生地黄汁 200 毫升，芍药 12 克，葱白 12 克，大枣 15 枚。
制　　法	除地黄汁外，其他药切碎。用水 1800 毫升，煮取 600 毫升，分 3 次服用。
方义方解	本方出自《千金要方》卷六。肾开窍于耳，肾热则风生于下，风生则激于上，故欲治肾热，先须镇摄真精，所以首推磁石，《本经》专主耳聋；佐以牡蛎，兼地黄、门冬，则滋益精气；芍药收敛营血；白术、甘草杜风实脾；葱白散邪通阳；大枣助诸经，补身中不足也。
功　　效	主治肾热，背急挛痛，耳脓血出，或生肉肿塞，不闻人声。

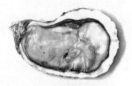

牡蛎

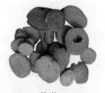

芍药

鼻的保健

　　鼻是呼吸道的门户。《内经》指出："肺气通于鼻"。从生理结构上讲，外与自然界相通，内与很多重要器官相连接。鼻腔上部与颅脑相近，在下鼻道内有鼻泪管与眼睛相通，后鼻孔的鼻咽部与咽喉相接，气管与食管在此分道，中耳与两边耳咽管相连。因此，鼻的很多疾病常影响相邻器官的健康。从鼻的作用来看，鼻为呼吸道的出入口，既是人体进行新陈代谢的重要器官之一，又是防止致病微生物、灰尘、脏物等侵入的第一道防线。鼻腔内有鼻毛，又有黏液，故鼻内常有很多细菌、脏物，有时会成为播散细菌的疫源。因此，鼻的保健十分重要，应从多方面着手。

※ "浴鼻"锻炼

　　鼻与外界直接相通，增强鼻对外界的适应力，才能提高其防御功能。所谓"浴鼻"锻炼就食用冷水浴鼻和冷空气浴鼻。若一年四季坚持不懈锻炼，可有效地改善鼻黏膜的血液循环，增强鼻对天气变化的适应能力，能很好地预防感冒和呼吸道其他疾患。

※ 按摩鼻部

　　鼻的保健按摩分擦鼻、刮鼻、摩鼻尖三个动作。用两手大指的指背中间一节，

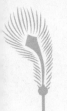
相互撩热后，摩擦鼻梁两侧24次；用手指刮鼻梁，从上向下10次；分别用两手手指摩擦鼻尖各12次。本法可增强局部气血流通，使鼻部皮肤津润光泽、润肺、预防感冒。

※ 气功健鼻

健鼻功出自《内功图说》，分三步进行锻炼。两手拇指擦热，揩擦鼻头36次，然后静心意守，排除杂念。二目注视鼻端，默数呼吸次数3～5分钟；晚上睡觉前，俯卧于床上，暂去枕头，两膝部弯曲使两足心向上，用鼻深吸清气4次，呼气4次，最后恢复正常呼吸。本法可润肺健鼻，预防感冒和鼻病，还有健身强体的作用。

※ 药物健鼻

平常鼻腔内要尽量保持适当湿度，若过于干燥易使鼻膜破裂而出血。在气候干燥的情况下，可配合药物保健，如在鼻内点一些复方薄荷油，或适量服用维生素A、D等，以保护鼻黏膜。还可服些中药，《千金方》中共记载鼻部病症19种，共收集用方55首，其中外治方39首，内服16首。外治方中治鼻塞、清涕方3首（灸法1首），治鼻塞方6首，治鼻不利方1首，治鼻息肉方13首（灸法2首），治鼻齆方8首，鼻生疮方8首，治鼻衄方19首（灸法3首）。现仅举2例：

通草散

组　　成	木通、细辛、附子（炮，去皮、脐）各等分。
制　　法	上药研为细末。
用法用量	绵裹少许，纳鼻中。
备　　注	《备急千金要方》卷六。本方在原书中无方名，现据《三因极一病证方论》卷六补。
功　　效	治鼻齆，气息不通，不闻香息。

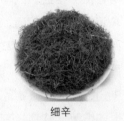

细辛

槐叶汤

组　　成	槐叶50克，葱白（切）12克，豉1.6克。
用法用量	上以水1000毫升，煮取600毫升，分温三次温服。
方义方解	方出《千金》卷六。方中以槐叶清解蕴热，葱、豉解散风毒也。
功　　效	此方为疏风通鼻方，主治鼻窒，鼻塞不通者。

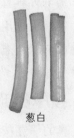

葱白

另外，在养成正确擤鼻涕的习惯，即用拇指和食指捏住鼻子，用力排出鼻涕。不可压住一侧擤鼻涕，这样会使另一侧鼻腔内鼻涕吸入体内。克服挖鼻孔、拔鼻毛或剪鼻毛等不良习惯。鼻毛和鼻黏膜是鼻功能的主要结构，损伤之后，不但伤害鼻腔，还可导致其他疾患。

四肢、手足保健

四肢、手足是人体运动的重要器官，机体生命力的强盛与否，与四肢手足的功能强弱密切相关。一般而言，四肢发达，手脚灵活，则人体的生命力旺盛；若四肢羸弱，手足行动迟缓，说明生命力低下。故强身保健应重视四肢手足的摄养。

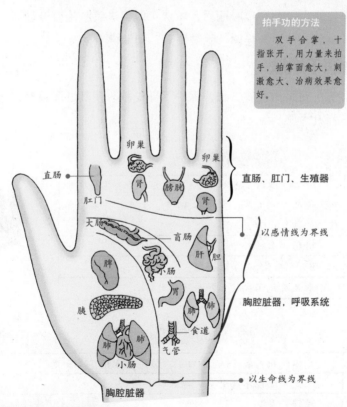

拍手功的方法

双手合掌，十指张开，用力量来拍手，拍掌面愈大，刺激愈大、治病效果愈好。

※ 上肢和手的保健法

人类在劳动、学习、生活和娱乐中，几乎样样事情都离不开上肢和手的功能。在人的感觉器官中，双手与外界直接接触的机会也最多，被污染的机会也最多；手又是手三阴经脉与手三阳经脉交接之处。因此，做好上肢和手的健康保护和卫生保健，对于防病健体是非常有意义的。

上肢以动为养：上肢经常运动，就是最好的保健方法。运动的方法比较多，如摇肩转背、左右开弓、托肘摸背、提手摸头等。平常我们所进行的运动保健，大多都须有上肢的运动才能完成。这里介绍一种甩动法：双手轻轻握拳，由前而后，甩动上肢，先向左侧甩动，再向右侧甩动，然后两肢垂于身体两侧甩动。各24次。本法有舒展筋骨关节、流通经络气血、强健上肢的作用，可预防肩、肘、腕关节疾病，还可调节气血，防治高血压。

按摩保健：手部按摩和上臂按摩结合在一起做。具体作法：双手合掌互相摩擦至热，一手五指掌面放在另一手五指背面，从指端至手腕来往摩擦，以局部有热感为度，双手交替。然后用手掌沿上肢内侧，从腕部向腋窝摩擦，再从肩部沿上肢外侧向下摩擦至腕部，一上一下为1次，可做24次；另一上肢同法。按摩时间可安排在晚上睡前和早晨醒后，本法可以促进肌肤的血液循环，增进新陈代谢及营养的吸收，使肌肉强健，除皱悦泽，柔润健手防治冻疮。

※ 药物润手嫩肤

《千金方》对采用药物方法，保护手部皮肤，使其滋润滑嫩、洁白红润的方法很多。下举几方：

千金手膏方

组　　成	桃仁、橘核、赤芍各20克，杏仁（去皮尖）10克，辛夷仁、川芎、当归各30克，大枣、牛脑、羊脑、狗脑各60克。
制　　法	诸药加工制成膏。
用法用量	洗手后，涂在手上擦匀，忌火灸手。
功　　效	本品有光润皮肤、护手防皱之效。

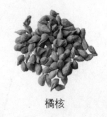

橘核

治手足冻伤方

组　　成	川椒、川芎各15克，白芷、防风各3克，姜5克。
制　　法	上述药物以水4升煎，取浓汁备用。
用法用量	洗涤手足。
方义方解	本方出自《千金要方》。方中川椒、川芎辛温走窜，而无阴凝黏滞之态，可活血通经，祛寒止痛；白芷、防风祛风止痒；姜辛热，通经散寒活血，促进血液循环。
功　　效	治手足冻伤。

三物黄芩汤

组　　成	黄芩 6 克，苦参 12 克，干地黄 24 克。
制　　法	将上药水煎，去渣取汁。
用法用量	饭前服用，每日 3 次。
方义方解	本方出自《千金方》。方中黄芩、苦参清热燥湿，凉血解毒，"疗皮肤瘙痒，血风癣疮，顽皮白屑（《滇南本草》）"；干地黄清热凉血生津。三药合用，可清热凉血，养血，祛风除湿，善治湿热郁结肌肤引起的手足疮疖肿裂疼痛。
功　　效	治疗手足疮疖肿皲裂热痛。适于手足瘢裂灼热疼痛，口干舌燥，舌质红，苔黄厚之人。

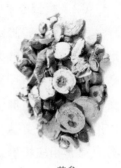

苦参

手足皲痛方

组　　成	川椒、猪羊脑髓不拘量。
制　　法	川椒以水煮之，去渣；猪羊脑髓杵烂。
用法用量	手足浸渍于椒汤中，半食顷出令燥，须臾再浸，候干涂猪羊脑髓。
方义方解	此方出自《千金方》。方中川椒即四川所产的花椒，又称"蜀椒"，这里用椒汤浸入，可以祛寒止痛，并有开腠理、通血脉的作用，外涂猪脑髓或羊脑髓能使皮肤得到滋润，皲裂可以愈合。
功　　效	主治手足皲痛，极效。

※ 下肢和脚的保健法

　　腿脚乃全身的支柱，担负全身的行动的重担。中医学认为双脚是运行气血、联络脏腑、沟通内外、贯穿上下的十二经络的重要起止部位。足三阴经和足三阳经相交接在脚上。因此，腿脚保健关系到整体，对人的健康长寿至为重要。历代养生家特别强调下肢和脚的调摄，总结出了一系列行之有效的保健措施，如运动、按摩、保暖、泡足、药疗等。

　　下肢宜勤动：步态稳健，行走如飞，被视为健康的标志，步履蹒跚，行动迟缓，则食衰老的表现，故俗话说："人老腿先老"。为此人们把炼"脚劲"和"腿劲"作为健康长寿的方法。下肢运动的方法比较多，如跑步跳跃、长途跋涉、爬山、散步等均可采用。

　　腿足常按摩：下肢按摩可分干浴腿法和擦脚心法。（1）干浴腿法：平坐，两手先抱一侧大腿根，自上而下摩擦至足踝，然后再往回摩擦至大腿根，一上一下为 1 次，做 20 次，依同法再摩擦另一腿。其作用是：腿力增强，关节灵活，预防肌肉萎缩、下肢静脉曲张等病。

（2）擦脚心法：每晚洗脚后临睡之前，一手握脚趾，另一手摩擦足心100次，以热为度，两脚轮流摩擦。本法具有固真元、暖肾气、交通心肾、强足健步、防治足疾等作用。现代研究认为，五脏六腑在脚上都有相应投影。脚上又有大量神经末梢，经常按摩可使神经更加活泼，神经和内分泌活动更加协调，大脑和心脏功能增强，记忆力提高，解除疲劳，还可防治局部和全身性很多疾病。

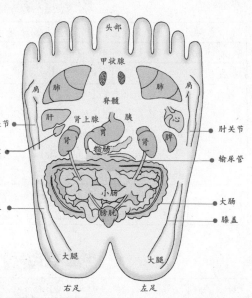

足膝宜保暖：脚下为阴脉所聚，阴气常盛，膝为筋之府，寒则易于挛急，所以足膝部要特别注意保暖，以护其阳气。现代研究认为，脚远离心脏，血液供应少，表面脂肪薄，保温力差，且与呼吸道，尤其是鼻黏膜有着密切的神经联系。因此，脚对寒冷非常敏感。当气温降到7℃以下时，就开始发凉，进而反射性地引起鼻黏膜血管收缩。试验证明，将双足放在4℃冷水中，三分钟后就会出现流涕和喷嚏。所谓"寒从脚下起"即此意。研究又表明，人的双脚皮表温度为28℃～33℃时，感觉最舒服。若降到22℃以下时，则易患感冒等疾病。在寒冷的天气要保持足膝部良好的血液循环和温度。鞋袜宜保暖、宽大柔软舒服，鞋子要防水，透气性能好，并要及时更换。脚部保暖对于预防感冒、鼻炎、哮喘、心绞痛等有一定的益处。

足宜勤泡洗：用温水泡脚，促进血液循环，对心脏、肾脏及睡眠都有益处。《琐碎录·杂说》说："足是人之底，一夜一次洗"，说明人们早就把"睡前一盆汤"看作养生保健的措施之一。古今中外许多长寿老人和学者，都认为常洗脚非常有利于健康长寿。如民间歌谣说："春天洗脚，升阳固脱；夏天洗脚，暑湿可祛；秋天洗脚，肺润肠濡；冬天洗脚，丹田温灼；睡前洗脚，睡眠香甜；远行洗脚，解除疲劳"。如果洗脚和按摩合在一起做，效果更好。

药物护足：秋冬季节，足部常因经脉阻滞，肌肤失养，皮肤枯燥，而出现皲裂。用散寒活血，润燥养肤的中药，外涂足部，可收到良好的防治效果。

附录

流传很广的小偏方

内科

初期感冒： 葱白（连须）、生姜片5钱、水一碗煎开、加适量红糖趁热一次服下（葱姜不需服下），并马上睡觉，出汗即愈。

多日感冒： 白天用法同第一条，另外，要在晚上睡觉前，用大蒜头捣成糊状，敷两足心（涌泉穴，每足心敷黄豆粒大即可），用布包好，次日晨揭去，连用2～3天即愈。

头痛（各种头痛均可）： 生白萝卜汁，每次滴鼻孔两滴（两鼻孔都滴），一日两次，连用4～5天，可除根。忌吃花椒、胡椒。

头晕（头昏眼花、晕眩）： 鸭蛋一个、赤豆20粒，搅匀蒸熟，早晨空腹服，每日1次，连用7天有特效。忌吃酒、辣。

失眠、多梦： 睡前用半脸盆热水，加一两醋双脚浸泡20分钟，并生吃葱白1～2根。

干咳（感冒或其他原因引起均可）： 生黑芝麻3钱（约一调羹），冰糖适量，共捣碎开水冲早晨空腹，3天痊愈，少吃鱼类。

有痰咳（包括急性气管炎、支气管炎、儿童气管炎）： 白萝卜二两，鸭梨二两，一起切碎加水一碗煮熟加适量冰糖食用，一日二次连用3天。清热化痰。可与第九条同用。

老气管炎（慢性气管炎）： 取冬天打霜后丝瓜藤一两、甘草一钱，水一碗煎汤一次服下，一日二次，连用半月至20天，可根治。忌烟酒、辣物，最好与第九条同用。

长期咳嗽（肺气肿及气管炎等引起咳嗽）： 明矾一两，研成粉用醋调成糊状，每晚睡前取黄豆大一团敷足心（涌泉穴，两足都敷），用布包好，次日晨揭去，连用7天有特效。

哮喘（儿童哮喘同）： 干蚯蚓半斤，炒黄研成粉，用白糖水冲服，一次6克（约半调羹粉）一日二次，服完即愈。忌吃辣物。

附录

内科

胃痛、吐酸、胃下垂、胃窦炎：大蒜头一次一两连皮烧焦，再加一碗水烧开、加适量白糖空腹食用，一日二次，连用7天可根治。

胃、十二指肠溃疡：鸡蛋壳30个炒焦研成粉，麦面粉半斤炒焦，一起抖匀，早晚饭前用。开水冲服，一次6克（约半调羹），一日二次，一般一服药可愈，重病需二服。

高血压、高血脂：芹菜籽一两，用纱布包好，放10斤水煎汤，早、中、晚饮1杯。不怕辣者，可早中晚食生蒜2头，有降血压、血脂特效。

心脏病、冠心病：花生壳一次一两，绿豆5钱，煎一碗汤服下，一日二次，需半月。

肠胃炎、腹泻：每次用麦面粉半两炒焦，加适量白糖用开水调匀，饭前服，一日二次，2～3天有特效。忌吃柿子、香蕉、油腻。

消化不良（儿童消化不良同）：鸡内金4两炒黄研成粉，饭前用白糖水冲服，一日二次，一次6克（约半调羹）、儿童减半、一剂服完即可，忌吃田螺。

胸闷气胀：白萝卜籽5钱，煎一碗汤服，一日三次，连用3天有消积顺气之功效。

神经衰弱：猪脑1两，加入蜂蜜一调羹，蒸熟吃，一日一次，连吃5～10天。

贫血：杀鸡、鸭时，将鲜血流在一张干净白纸上，晒干揉成粉，用葡萄酒调服，一次半调羹粉，一日二次，连服半月。忌海带。

内热口干：芦根、绿豆各5钱，加一碗水煮开、加适量冰糖，去芦根吃豆喝汤，日服二次，连服3天。生津润肺，降火解热。

慢性肝炎：每次用白茅根二两，烧一碗水服汤，一日三次，一般需服半月，忌辣物。

胆、肾、尿道结石：用鸡内金、玉米须各50克，煎一碗汤一次服下，一日2～3次，连服10天。忌吃肝脏、肥肉、蛋黄。

急、慢性肾脏炎：4两重左右黑鱼一条，去鳞、肠等，绿茶叶6克，包入鱼肚内用线捆好，加一碗水煮熟，吃鱼喝汤，一日一剂，连吃10～15天。忌酒、盐、香蕉、房事。

胆囊炎：冬瓜籽、绿豆各5钱煎一碗汤，一次服下。一日三次，连用10日。

糖尿病：猪胰一条，冬瓜皮1两，加水煮熟，少加些油、盐和调料（勿加酒、糖）吃下，一日一剂，连吃20天。

记忆力差：鹅蛋一只，打入碗内加适量白糖搅匀，蒸熟早晨空服，连吃5天，有清脑益智功能，对增强记忆有特效，忌吃海带、花椒、动物血、酒、绿豆。

小便不通：杨柳树叶1两，煎一碗汤一次服下，一日二次，2～3天即可通尿无阻。

小便失禁（尿急、控制不住）：鸡肠一服，洗净晒干，炒黄研成粉，用黄酒送服，每次1钱，一日三次，服完即愈。忌姜、辣。

尿频（小便次数多）：生韭菜籽3两，研成粉，每次6克用白开水送服，一日二次，一般需服2～10天。忌浓茶、牛奶。

便秘（大便燥结、排便困难）：用煮熟的南瓜一碗，加入猪油5钱和适量的盐吃下，一日一次，一次见效，3日可愈。

痢疾、泄泻：每次用大蒜两头，连皮放火内烧焦，再煮一碗水空腹喝，一日二次，连用3天可消炎解毒，治久泻不愈特别有效。

打鼾：花椒5～10粒，睡前用开水泡一杯水，待水凉后服下（花椒不服下），连服5天，以后再也不打鼾。

打嗝：用手指甲一小条，点燃闻味，即止。

晕车：乘车时切一片生姜含口中，或用一块膏药贴在肚脐上（此条孕妇禁用），对于晕车较严重者，可两方同用，有特效。

中风：每日喝1两生芹菜汁，病轻者服半月，病重者服一月可愈，忌吃羊肉、鸭血。

神经病（又叫癫痫、羊癫痫、疯狂病、狐大仙）：干桃花3两，用刀切成细末，分成十份，每次一份，在发病时用淡明矾水送服，一日二次，5天一疗程，连用3疗程。

甲状腺功能亢进症：黄药子9～12克，用三碗水煎成一碗，每日一次；另可用50克泡1斤白酒，日服1两，5～8周代谢率明显降低。

慢性肠炎：鸡蛋清1只，白酒半两，混合，每晚睡前服。

小儿感冒（包括婴儿）：生姜5钱，水半碗煎开加入红糖服下，一日二次，2天可愈。

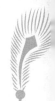

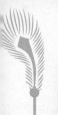

儿科

百日咳（及婴儿气喘）：大蒜一头，去皮捣烂加白糖3钱，过半小时后用开水一两冲，两天可治小儿咳嗽、婴幼儿气喘，有特效。

小儿遗尿：生葱白一根，捣烂，每晚睡前敷肚脐，用布包好，次日晨揭去，连用3～5天，可治愈。

夜啼：大人用一小撮绿茶放口内嚼碎，每晚睡前敷小儿肚脐，用布包好，次日晨揭去，连用3天。

婴幼儿腹泻、腹胀：大蒜一头，连皮烧焦，再与半碗水烧开，加适量白糖服汤，一日一次，一般两三天即可消食止泻。

盗汗（成人盗汗同）：老豆腐半斤，切片贴锅内烧成巴，再加水一碗，白糖适量，烧汤连巴一同食用，每晚睡前服，3天痊愈。

打蛔虫：生南瓜籽20粒，去壳饭前空服，一次吃下，第二天虫子即可随大便排出。

经常肛门痒：伤湿解痛膏一块，每晚睡觉前贴肛门上，次日晨揭去，连用三天。

小儿厌食（不思吃饭）：山楂3钱，鸡肫皮1钱，加半碗水煮熟饭前吃完，一日二次，连吃三天，有开胃、助消化之功效。

腹痛（成人腹痛同）：用一片桔皮敷在肚脐上。再用半斤盐炒热（不要太烫），敷在桔皮上，可立即止痛。

误食杂物：韭菜半斤，不要切碎，炒熟多加些猪油，一次吃光，杂物可随大便排出。

磨牙：每晚睡前吃一块生桔皮，连吃2～3天，可治小儿及成人睡觉磨牙。

流口水（成人、老人睡觉流口水方法同）：泥鳅半斤，去内脏晒干，炒黄研成粉，用黄酒冲服，一次二钱，一日一次，服完即可。

儿童缺钙：每次用虾皮5钱，海带1两，一起煮汤，加油盐食用，一日一次连用半月。

腮腺炎：醋和墨汁按1∶1配好，用毛笔蘸此，涂于患处，每天5～6次，一般两三天腮部肿胀自消。

小肠气：生姜汁5钱，先给患儿洗澡，待周身出汗时，用姜汁擦患部，一日二次，连用三、四天，以后不再复发。

考场镇静良方：学生进考场如临战场，往往由于过度紧张，使自己产生心慌、怯场现象，从而不能正常发挥而名落孙山。现介绍一种单方：酸枣仁、绿豆各一两，煮一碗汤一次吃完，一日二次，此方要在考试前两天开始服，至考试结束，有镇静安神功效。

关节炎、肩周炎（包括风湿性、类风湿性关节炎）：食用细盐1斤，放锅内炒热，再加葱须、生姜各3钱，一起用布包好，趁热敷患处至盐凉；一日一次，连用一星期，有追风祛湿之功效。

劳伤腰痛：艾叶一两，炒黄的蟹壳一两，浸白酒一斤，三日后用酒涂腰部，一日2～3次，7～10天，可治多年腰痛。

肾亏腰痛：丝瓜籽半斤，炒黄研成粉。白酒送服，每次1钱，一日二次，服完即愈。此方还可治妇女产后腰痛。

坐骨神经痛：食用细盐一斤，炒热后加艾叶一两，用布包好敷患处至盐凉，一日一次，连用5～10天。（盐可每天反复使用）。

颈椎痛：羊骨头（生的，煮过均可）二两，砸碎炒黄，浸白酒1斤，三日后擦颈部，一日三次，一般不过15天，可以根治。

骨刺（骨质增生）：狗骨头三两，砸碎炒黄浸白酒1斤，三日后用酒擦患处（最好带吃此酒一盅），一日三次，需用半月可愈。

腿抽筋：桑树果一两，煎一碗汤一次喝下，一日二次，5天痊愈。

四肢麻木：老丝瓜筋一两，煎一碗汤一次服下，一日二次，连服一星期，有特效。

内、外痔疮：大田螺每天一只，将盖去掉。放入冰片1钱，5分钟后取田螺水涂肛门，每天2次，7天痊愈。忌吃酒、辣物。

打针结块：将土豆切成厘米分厚的薄片，敷在患处，再用热毛巾捂，一日二次，一次20分钟，2～3天肿块消散。

狐臭：胡椒、花椒各50粒，研成粉，再加入冰片6克，用医用酒精调匀，每日取一小团涂患处并用胶布贴好，一日换一次，连用半月可根除。

口眼歪（面部神经麻痹）：黄鳝血涂面部，向左歪涂左边，并用手掌从左向右反复抹，每次2分钟，一日二次，向右歪则反做，连用三四天即正。

脱肛（解大便时肛门脱下）：每次用韭菜半斤，水2斤煎开洗肛门，一日二次，洗三天。

落枕（睡觉时由于枕头或姿势不适，而引起的颈痛）：韭菜汁加热擦颈部，日擦七八次。2～3天可治好。

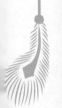

外科

戒烟：干南瓜藤一两，煎一碗汤加适量红糖一次服，一日三次，7天后永不想抽烟。

戒酒：活黄鳝一条，放一瓶白酒内浸二天后饮此酒，1次1~2两，一日三次，将酒服完后永远不想再喝一滴酒。

喝酒不醉：葛根1钱，在喝酒前泡一杯开水喝下再喝酒，酒精可解，所以人不会醉。

疥疮（老烂脚）：豆腐渣炒热，敷患处，用布包好，日换一次，可治愈烂脚久不收口。

淋巴结核：田螺壳炒黄研成粉，用芝麻油调匀敷患处，日换一次，连用7~10天。

长寿保健药酒：磁石、何首乌、大枣、核桃、枸杞各一两，浸白酒或黄酒二斤，两天后按常日酒量吃此酒，如常饮能使老人面部红润，增强抗病力，有延迟衰老功效。

皮肤科

皮肤痒：鲜韭菜、淘米水，按1：10重量配好，先泡两小时再连韭菜一起烧开，去韭菜用水洗痒处或洗澡，一次见效，洗后勿用清水过身，一日一次，连洗三天永不再痒。

牛皮癣、顽癣（银屑病）：侧柏叶、苏叶各200克，蒺藜40克，共研粗末，装纱布袋内，用水6斤煮沸后小火煮30分钟，洗涂患处，日3次。

神经性皮炎（或过敏、或季节性发生）：老豆腐三、四两炒焦，用芝麻油调匀涂患处，一日3次，三、四天有特效。

湿疹(皮肤起红点、水泡、发痒)：用绿豆3两炒焦研成粉，用醋调匀涂患处，一日二次，连涂一星期可根治。忌花椒、胡椒。

风疹块、痱子：鲜韭菜汁每天涂患处，一次即明显见效，一日三次，2~3天即愈。

白癜风：乌梅30~50克浸泡在95%酒精100毫升中，2周后过滤再加二甲亚矾5毫升，每日擦患处3次，每次用力擦5分钟。

手气、脚气：生大蒜头两只，去皮放入半斤醋内泡3天，再用大蒜头擦患处，每日3次。连用7~10日，有消炎和杀死细菌之特效。

手汗、脚汗太多：明矾5钱，热水2斤，一起溶化浸手脚，一次10分钟，浸后让其自然晾干，一日一次，5天后手脚汗正常。

手足开裂、粗糙：生猪油二两，加白糖1钱。捣匀擦手脚，一日2~3次。一般7天可愈，再擦几天以后永不复发。

皮肤科

冻疮未破：尖头辣椒5钱，白酒或酒精半斤一起放入瓶内浸3天后，在冻疮初起，皮肤红肿发热时涂患处，一日五次，有特效，连用十天至半月痊愈除根，来年永不再发。

冻疮已破：陈旧棉花（越陈旧越好）烧成灰，用麻油调匀涂患处，一日三次。

鹅掌风、灰指甲：醋1斤熬至半斤，加入去皮大蒜头一只，二日后用醋每天浸手二次，一次10分钟，浸后再用清水洗净，7天即可。

疮、疔、疖：用生土豆捣烂，涂患处用布包好，日换一次，一般5天即可。

鸡眼、瘊子：先将患处外部老皮消去，再涂上清凉油，用香烟火熏烤，至疼时稍坚持后拿掉烟火，一日二次，5天可脱落不发。

烫伤：可选用蛋清、白糖水、醋、蜂蜜在烫伤时马上涂伤处，就不会起泡又易好。

流火、丹毒（多患于下肢、皮肤红、肿、热痛并伴有寒战、高热、头痛）：用鲜丝瓜叶汁拌金黄散成糊状，外涂患处，内服三妙丸中成药有奇效。

蚊虫咬伤（红肿、痒）：可选用大蒜、生姜擦或用醋、牙膏、盐水、香烟灰加水调匀涂，均可立即见效止痒、解毒消肿。

妇科、男性科

妇女白带（白带多、有异味）：生鸡蛋一只，从一头敲一小洞，将7粒白胡椒装入蛋内，用纸封好蒸熟，去胡椒吃蛋，每日一只，连吃一星期。忌吃猪血、绿豆。

月经不调（来经提前或推迟均在7天以上）：干藕节半斤，炒黄研成粉，白酒送服，一日三次，一次6克，服完即可每月来经。

血崩（月经量太多）：黑木耳3两，炒干研成粉，红糖水送服，一次3钱，一日二次。

闭经（少女18岁后和非怀孕妇女二月以上不来月经）：茄子切片晒干，炒黄研成粉。黄酒送服，一日二次，一次5钱，十天可愈。

痛经（来经时腹痛）：用丝瓜筋一次一两，烧一碗汤服，一日二次，7天痊愈。

外阴痒：葱白连根一两，花椒10粒，一起煎水一碗，洗阴部，每天二次，共洗3天。

产后缺乳：莴苣籽5钱，煎汤一碗，加白糖一次服下，一日二次，5天后乳汁充足。

产前知男女：将孕妇清晨第一次小便滴入两滴医用酒精，变红者为男，无变化为女。

女不孕：生鸡蛋一只开一小孔，放入红花0.5钱左右，再蒸熟吃蛋，每天一只，连吃一个月（要在月经干净后开始吃）。

子宫、卵巢肿瘤：红花6克，黑豆30克，水煎服，去红花食黑豆与汤，日2次。

妇科、男性科

男不育： 每天用麻雀一只，去掉毛和内脏，将菟丝籽6克放入麻雀肚内，包好蒸熟后吃麻雀，连用半月，可治男子婚后久不生育。

阳痿（男子阳茎不能勃起）： 磁石（吸铁石）15克，公鸡5只，浸白酒一斤，三日后按常日量吃酒，一般需吃半至一月（磁石可反复使用）。如不吃酒人，每日炒二只公鸡吃，连吃半月至一月，完全恢复性功能。

遗精（睡觉做梦流精）： 猪腰子一个，切开放入韭菜籽6克，用线扎好蒸熟，再切碎加油盐吃，一日一个，连吃四、五个腰子。

早泄（男子在房事时过早）： 韭菜籽半斤，炎黄用黄酒送服，一次6克，一日三次，服完即痊愈。

小肠气： 食盐半斤炒热，加入花椒20粒，用布包好，敷患处至盐凉，一日一次，最好睡前用，连用4、5天有特效。

男子性功能减退（不属于阳痿，只是性功能减弱力不从心，多见于年老体弱者，也有房事过度引起的）： 活大青虾或白虾一两，白酒1斤，浸5天后按常日酒量吃酒，酒完后将虾炒吃。连用半月，有补阴壮阳、补充男性激素、增强性机能之功效。

前列腺炎： 麝香0.5克，白胡椒7粒，研成细末，装瓶备用。将脐用酒精洗净，将麝香放入肚脐内，再将胡椒粉盖在上面，后盖圆白纸一张，外用胶布贴紧，每隔7～10日换药1次，10次为1疗程。

前列腺肥大： 冬瓜籽30克，黑木耳15克，秦皮15克，水煎服，日2次。

五官科

牙痛（神经性、过敏性、蛀牙痛均可）： 花椒10粒，白酒一两，将花椒浸在酒内，十分钟后用酒口含，几分钟即见效，一日2次每次10分钟，3～4天痊愈。

牙周炎、牙龈炎： 用一只鸡蛋清加等量白酒搅匀喝一口，含口中，5分钟后吐掉，一日二次（一日一只蛋），2～3天消炎止痛。

牙出血（经常出血或刷牙引起）： 花椒10粒，醋60毫升，浸2天后口含，一次3分钟，一日2次，连用5天有特效。

电光性红眼病： 用人乳滴入眼内，闭眼10分钟，一日二次，一次二滴，有特效，忌辣。

结膜炎（非电光红眼病）： 用绿茶水，每日洗眼3～5次，一般2～3天有消炎抗菌之功效。忌吃酒、辣物。

流泪眼、沙眼： 干桑叶1两，加一碗水烧开，每日洗眼3～5次，连用一星期。

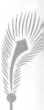

囟会
当阳
上星　五处
头临泣神庭
头维
额厌　　太神
眉冲　曲差
阳白　攒竹
鱼腰印堂
晴明　鱼竹眉尖
上关　　　　空竹子
下关承泣　　后
巨髎　　上迎香　正
颊髎　巨髎　迎香
地仓　　水沟　大迎
口禾髎　　　颊车
　　承浆　扶承浆
人迎　　　扶突
水突　　廉泉
缺盆　　气舍　天鼎
肩髃　　　　　　气户
抬肩　　气舍　缺盆
云门　俞府　天突　库房
中府　彧中　璇玑
神藏　华盖　周荣
天泉　灵墟　紫宫　屋翳
天府　　神封　玉堂　胸乡
天池　　步廊　膻中　膺窗
侠白　　期门　中庭　天溪
青灵　　　鸠尾　乳中　乳根
日月　　巨阙　不容
尺泽　曲泽　　腹通谷　上脘　承满
少海　　　阴都　中脘　梁门
　　　腹哀　石关　建里　关门
孔最　　胃仓　商曲　下脘　太乙
手逆注　章门　水分　滑肉门
郄门　带脉　脐中四边　神阙　天枢
二白　大横　中柱　肓俞　外陵
间使　　　阴交　大巨
内关　　腹结　石门
列缺　　四满　止泻　水道
经渠　　气穴　关元　维胞
太渊　　大赫　中极　气提五枢
　　　气冲　曲骨　子宫　急脉
维道　横骨气　阴廉
　　府舍　　冲　足五里
四缝　　　髀关
　　　　　迈步
箕门
四强　阴包　伏兔
百虫窝　阴市
髋骨　　髁骨
血海　梁丘
鹤顶　　内膝眼
　　　　犊鼻
阴陵泉　（外膝眼）
地机　足三里
阑尾
中都　上巨虚
漏谷　条口　丰隆
蠡沟　下巨虚
三阴交
交信
内踝尖
商丘　　中封　解溪
八风　太冲　照海　冲阳　陷谷
行间　然谷
历兑　大都　太白　公孙
隐白　　　内庭（八风）
　　　　　大敦　气端

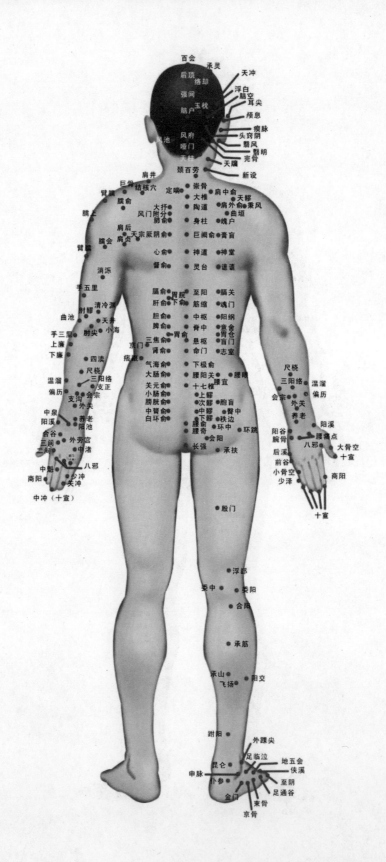